高等职业教育公共管理与服务类专业系列教材
智慧健康养老服务与管理专业改革创新教材

老年服务沟通技巧

第2版

主　　编　刘文清　潘美意
副主编　赵　晴　陈晓岚
参　　编　吴俊映　孙剑宏

机械工业出版社

本书共6个单元，主要内容包括认识老年服务沟通的过程，与老年人有效沟通的要领，老年服务中的语言和非语言沟通，与老年人沟通中的倾听与会谈，家庭养老、社区养老及其老年服务沟通，以及机构养老与沟通。

本书内容阐述翔实，举例生动，体例布局力求新颖，强调理论与实务结合。每单元均有单元导读、学习目标、学习情境、情境分析、相关知识、情境反馈、课堂练习、案例分析、单元小结、实践强化等栏目，内容丰富，形式多样，趣味性强，便于学生自主学习。

本书可作为高职高专智慧健康养老服务与管理专业及公共管理与服务大类相关专业的教材，也可作为成人高校教学用书以及企业培训和参考用书。

本书配有丰富的教学资源，包含党的二十大相关精神、实务案例的讲解与分析以及素养类扩展阅读，以二维码形式呈现，其余电子课件等资源可登录机械工业出版社教育服务网（www.cmpedu.com）注册下载。

图书在版编目（CIP）数据

老年服务沟通技巧/刘文清，潘美意主编．—2版．—北京：机械工业出版社，2023.8（2024.6重印）

高等职业教育公共管理与服务类专业系列教材　智慧健康养老服务与管理专业改革创新教材

ISBN 978-7-111-73656-1

Ⅰ.①老⋯　Ⅱ.①刘⋯　②潘⋯　Ⅲ.①老年人—家庭—护理—人际关系学—高等职业教育—教材　Ⅳ.①R473.2

中国国家版本馆CIP数据核字（2023）第149690号

机械工业出版社（北京市百万庄大街22号　邮政编码100037）
策划编辑：宋　华　　　　　　　　责任编辑：宋　华　邢小兵
责任校对：梁　园　刘雅娜　陈立辉　封面设计：土　旭
责任印制：任维东
河北鹏盛贤印刷有限公司印刷
2024年6月第2版第2次印刷
184mm×260mm・11.75印张・302千字
标准书号：ISBN 978-7-111-73656-1
定价：39.80元

电话服务　　　　　　　　网络服务
客服电话：010-88361066　机　工　官　网：www.cmpbook.com
　　　　　010-88379833　机　工　官　博：weibo.com/cmp1952
　　　　　010-68326294　金　书　网：www.golden-book.com
封底无防伪标均为盗版　机工教育服务网：www.cmpedu.com

序

　　进入新世纪以来,随着我国人口老龄化形势的日益严峻,老年人的服务需求越来越多样化,养老服务成为关乎老年人晚年生活质量及每个家庭福祉的民生事业。以习近平同志为核心的党中央,高度关注人口老龄化问题,并对加快发展养老服务业做出了系统安排和全面部署。自2013年,《中华人民共和国老年人权益保障法》《国务院关于加快发展养老服务业的若干意见》颁发实施以来,国务院各部门密集出台了近40项政策规定和标准规范。2021年,国务院印发《"十四五"国家老龄事业发展和养老服务体系规划》,指出要实施积极应对人口老龄化国家战略,推动老龄事业和产业协同发展,构建和完善兜底性、普惠型、多样化的养老服务体系,不断满足老年人日益增长的多层次、高品质健康养老需求。党的二十大报告中也指出,推进健康中国建设,把保障人民健康放在优先发展的战略位置。可以看出,党和国家高度重视老龄事业和养老服务体系的发展,也共同擘画了我国未来养老服务行业发展的蓝图。

　　"十四五"时期,我国开启全面建设社会主义现代化国家新征程。党中央把积极应对人口老龄化上升为国家战略,在《中华人民共和国国民经济和社会发展第十四个五年规划和2035年远景目标纲要》中做了专门部署。我国老年人口规模大,老龄化速度快,老年人需求结构正在从生存型向发展型转变,老龄事业和养老服务还存在发展不平衡、不充分等问题。为应对这些新的变化趋势,我国提出推进养老服务社会化的政策。

　　社会化养老服务一方面带来全社会共同参与养老服务的良好局面,另一方面也面临着人才严重短缺的困境。目前,我国养老服务人才队伍的问题突出表现在人才严重短缺、队伍不稳定、文化程度偏低、服务技能和专业知识差、年龄老化等方面。这些困难严重制约着我国养老服务水平的提高,严重影响老年人多样化的养老服务需求的实现。人口老龄化社会迫切需要大量专业化的养老服务与管理专业人才。

　　"行业发展,教育先行",人才队伍建设离不开教育,大力推进智慧健康养老服务与管理相关专业的发展是未来一个历史时期民政部和教育部的重点工作之一。在这样的社会背景下,由全国民政行指委老年专指委、中国养老产业和教育联盟、机械工业出版社组织全国多所大专院校联合开发的"高等职业教育公共管理与服务类专业系列教材 智慧健康养老服务与管理专业改革创新教材",旨在以教材推进课程建设和专业建设,进而提高老年服务与管理人才培养质量。

　　在编写思想上,本系列教材以二十大精神为指引,深入贯彻落实党和国家关于老龄事业和养老服务业发展的规划和安排,坚持立德树人,助力行业高质量发展;充分体现工学结合的

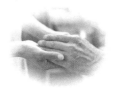

教学改革思路，突出"做中学、做中教、教学做合一，理论实践一体化"的特点；体现专业教学要求和养老护理员、健康照护师等职业标准；注重职业精神、素养（尊老敬老、爱岗敬业、爱心奉献等）和能力的培养，以及健康心理、完善人格、良好卫生与生活习惯的养成。

在编写形式上，本系列教材应用创新的编写体例：采用情境导入、案例分析、项目式编写模式，紧密联系生产生活实际；设计新颖、活泼的学习栏目，图文并茂，可读性强，利于激发学生的学习兴趣。

在编写内容上，本系列教材立足智慧健康养老服务与管理岗位需求，内容涵盖智慧健康养老服务与管理岗位人才需要掌握的多项技能，包括老年服务沟通技巧、老年服务伦理、老年服务礼仪、老年健康照护、老年常见病的预防与照护、老年康复护理、老年心理护理、老年运动与保健、老年活动策划与设计、老年膳食与营养配餐、养老机构运营与管理、健康养老大数据应用等多个方面。

在配套资源上，本系列教材力求为用书教师配备演示文稿等资源，并依托养老专业教学资源库，在重点知识处嵌入二维码，呈现教学资源库成果，以利于教师教学和学生学习。

"十年树木，百年树人"，人才队伍建设非一朝一夕可实现。在此，我要感谢参与编写本系列教材的所有编写人员和出版社，是你们的全心投入和努力，让我看到这样一系列优秀教材的出版。我要感谢各院校以及扎根于智慧健康养老服务与管理人才培养一线的广大教师，是你们的默默奉献，为养老服务行业输送了大量的高素质人才。当然，我还要感谢有志于投身养老服务事业的青年学子们，是你们让我对养老服务事业的发展充满信心。

我相信，在教育机构和行业机构的共同努力下，在校企共育的合作机制下，我国的养老服务人才必定不断涌现，推动养老服务行业走上更加规范、健康、持续发展的道路。

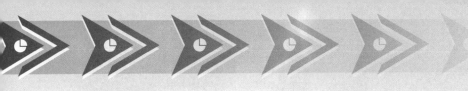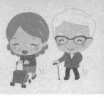

前　言

　　老年服务是一个人本服务的过程，不论是进行生活照料、康复护理等生存型服务，还是进行健康管理、营养服务、精神慰藉等改善型服务，抑或是进行老年文体、老年教育等享受型服务，主动的沟通意识和有效的沟通技巧都是老年服务者应该具备的重要技能和基本素养。党的二十大报告指出，要推进健康中国建设。实施积极应对人口老龄化国家战略，发展养老事业和养老产业，优化孤寡老人服务，推动实现全体老年人享有基本养老服务。重视心理健康和精神卫生。本书以二十大精神为指引，在修订过程中深入贯彻落实，通过重点剖析沟通过程的元素、沟通行为的类别、沟通过程的障碍与技巧等内容，揭示和挖掘老年服务中有效沟通的方法和价值，优化服务内容，提高服务质量，重视老年人心理健康和精神卫生，为推进健康中国建设贡献力量。

　　本书具有以下特点：

　　1. 职业素养深度融入。在编写过程中，积极贯彻党的二十大精神，以"立德树人"为根本目标，通过介绍中华孝道文化传统、党和国家关于养老事业发展的大政方针、行业个人优秀事迹等内容，将思政元素巧妙融入课堂教学，重视培养学生良好品德和职业素养，用社会主义核心价值观铸魂育人。

　　2. 体系安排符合高职教育特点。本书主要针对高职院校的学生，重点强调理论联系实际技能的培养。因此，本书主要梳理沟通理论的基本概念和基本原理，而对于具体的沟通业务，则以理论"必需、够用"为度，使理论部分尽量简明扼要、通俗易懂。

　　3. 体例新颖独特。本书各单元均有单元导读、学习目标、学习情境、情境分析、相关知识、情境反馈、课堂练习、案例分析、单元小结、实践强化等栏目。开篇均设有"单元导读"和"学习目标"，使学生首先明确本单元的基本内容、知识点、技能点和基本素质要求；在导入正文之前，通过一个典型的"学习情境"模块和相应的问题引入，吸引学生对本模块内容的关注，激发学生思维，使其对沟通要领、常见问题有一个初步、形象的认识，从而产生学习兴趣。在单元内部穿插了"相关知识"栏目，尤其是其中的小案例、小资料，增加了内容的可读性和知识的新颖性，开拓了学生思维，对书中的重要观点起到了画龙点睛的作用。课后的"案例分析"栏目及相应的"案例讨论题"供师生共同分析讨论，从而产生互动，使学生对理论知识进行消化和理解。"课堂练习"栏目和相应的实训内容为学生提供了参与实践、提高应用能力的机会，有助于加深学生对理论知识与实践运用相结合方法的理解。

　　4. 案例生动。为了提高教学效果和学习效率，本书将人际沟通、管理沟通等方面的基本理论与方法紧密结合，配有生动有趣的沟通实例讲解，努力做到情景交融、形象生动。

　　本书由广东开放大学、广东理工职业学院刘文清、潘美意任主编，赵晴、陈晓岚任副主编，参与编写工作的还有：中山市启创社会工作服务中心吴俊映，中国社会工作联合会社会工作师委员会孙剑宏。特别感谢中山市启创社会工作服务中心的社工们为本书的编写提供了很多实务案例。

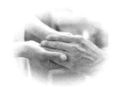

本书的编撰出版，得到了参编院校领导和机械工业出版社的大力支持和帮助，特此表示衷心的感谢！

另外，在本书编写过程中参阅了国内外大量的文献资料，限于篇幅，在此不能一一罗列，编者就此向著者表示诚挚的谢意。

由于水平有限，书中差错在所难免，谨请广大读者海涵并予以批评指正，希望各位专家学者和高职院校的同仁不吝赐教。

编　者

二维码索引

名称	图形	页码
拓展阅读：总书记的"尊老"情		39
拓展阅读：中华敬老文化传统		97
拓展阅读：以孝亲敬老弘扬社会主义核心价值观		119
拓展阅读："二十大"布局养老事业发展		126
实务案例：运用具体化沟通技巧深入了解老人需求		103
实务案例：与失智老人家属沟通的技巧		134
实务案例：与独居老人沟通的技巧		137
实务案例：与患有认知障碍征老人沟通的技巧		144
实务案例：与养老机构老人沟通的技巧		158

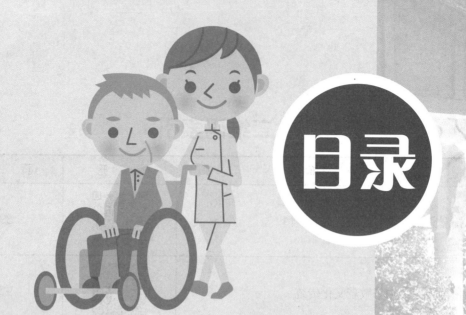

目录

序
前言
二维码索引

学习单元一　认识老年服务沟通的过程............ 1
模块一　老年服务沟通过程的元素............ 1
模块二　老年服务沟通行为的类别............ 9
模块三　化解老年服务沟通的障碍............ 15

学习单元二　与老年人有效沟通的要领............ 26
模块一　老年人的身心变化及沟通障碍............ 27
模块二　与老年人有效沟通的技巧............ 34

学习单元三　老年服务中的语言和非语言沟通............ 43
模块一　老年服务中的语言沟通............ 44
模块二　老年服务中的身体语言沟通............ 53
模块三　老年服务中的环境语言沟通............ 63

学习单元四　与老年人沟通中的倾听与会谈............ 74
模块一　初识老年人沟通中的倾听............ 75
模块二　识别与克服倾听的障碍............ 81

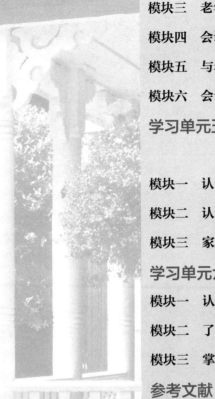

模块三　老年服务中有效倾听技巧 …………………… 86
模块四　会谈的影响因素及准备工作 …………………… 93
模块五　与老年人会谈的过程 …………………………… 99
模块六　会谈中的其他问题和处理技巧 ………………… 108

学习单元五　家庭养老、社区养老及其老年服务
　　　　　　　沟通 ……………………………………… 116
模块一　认识家庭养老 …………………………………… 117
模块二　认识社区养老 …………………………………… 123
模块三　家庭与社区养老服务沟通 ……………………… 131

学习单元六　机构养老与沟通 ………………………… 145
模块一　认识机构养老 …………………………………… 146
模块二　了解机构养老老年人的需要 …………………… 153
模块三　掌握机构养老的沟通技巧 ……………………… 161

参考文献 ………………………………………………… 178

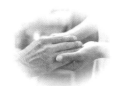

学习单元一　认识老年服务沟通的过程

单元导读

老年服务是一个人本服务的过程，不论是进行生活照料、康复护理等生存型服务，还是进行健康管理、营养服务、精神慰藉等改善型服务，抑或是进行老年文体、老年教育等享受型服务，主动的沟通意识和有效的沟通技巧是老年服务提供者应该具备的重要技能和基本素养。因此我们对服务沟通这一项行为须有一个基本的认识，通过了解沟通过程的元素、沟通行为的类别、沟通过程的障碍这三个模块，挖掘老年服务中有效沟通的方法和价值，达成服务人员与服务对象的良好互动关系，以提供优质的服务。

学习目标

知识目标
1. 能识记沟通的内涵。
2. 能分析沟通过程的几大元素。
3. 会辨识沟通行为的类别。
4. 会找出服务沟通中的障碍。

技能目标
1. 能为服务沟通全过程做好准备。
2. 能让服务沟通的各个元素发挥作用。
3. 能灵活选用有效的沟通行为。
4. 能化解服务沟通中的障碍。

素质目标
1. 明确老年服务过程中沟通的重要性。
2. 具备服务沟通的常识。
3. 形成主动沟通、主动化解沟通障碍的意识。

模块一　老年服务沟通过程的元素

学习情境

养老院不久前住进来一位新成员陈奶奶，年龄72岁，老人入院以来一直情绪低落、食欲不振，整天愁眉苦脸、唉声叹气，又不愿与其他人交流。作为养老院护理员的小刘，打算与陈奶奶建立良好的互动关系，帮助陈奶奶建立对护理员和新环境的信任。小刘一直在心里琢磨着她跟陈奶奶的沟通角色定位,思考着自己与陈奶奶需要用哪种方式进行沟通,考虑着在与陈奶奶沟通过程中会有哪些障碍因素需要化解。

情境分析

古语有云:百善孝为先;夫孝,德之本也。孝道文化是我国优秀传统文化中的重要组成部分。在养老服务沟通中,良好的沟通是孝道文化的表现形式之一。沟通是富有人性化的一项技能,对于老年服务提供者来说,沟通无处不在、无时不有,是提供服务的主要方式,也是衡量服务关系有效程度的关键。面对陈奶奶情绪低落无法面对新环境的情况,护理员只有通过良好的沟通互动来了解原因,才能进而制订沟通和活动方案让陈奶奶接受和信任身边的人和环境。为了完成这样的沟通目的,也为了下一步能找到产生沟通障碍的原因,我们需要一步一步地来发掘剖析沟通过程中的各种元素和环节。

沟通的定义有很多种,在老年服务的工作领域,我们可以这样定义沟通:它是为了一个设定的目标,把信息、思想和情感在个人或群体间通过一定的渠道和方式进行传递,以求相互之间达到信息和情感的通畅、交流和理解的双向互动过程。沟通的过程是这样的(见图1-1):信息的发送者获得了一些观点、想法或者资料,并有进行发送和传递的需求,发送者把所要发送的信息译成接收者能够理解的一系列符号(编码),比如图片、文字或语言,通过一定的渠道和方式(媒介通道)发送传递出去;信息的接收者通过相应的方式接收到信息后,进行解读并转化为主观的理解(解码),之后会向发送者做出反应和反馈;发送者则通过反馈来了解其想传递的信息是否被对方准确地接收。而这些过程会受到沟通所处的背景,比如心理背景、文化背景、社会背景等的影响,同时沟通的进行过程都会受到噪声的干扰。

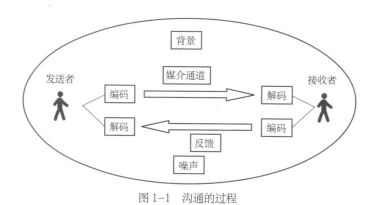

图1-1 沟通的过程

相关知识

一、信息的发送者和接收者

信息的交流和互通需要有两个或者两个以上的人或组织完成。在老年服务的沟通当中也是如此,在交流和互通的过程中,拥有信息并试图发送信息的人,我们称之为信息的发送者,如同服务者将自己的思想、情感或者信息传递给老年人,那么服务者就是信息的发送者。相应地,接收信息的人就是信息的接收者,如同老年人接收到服务者传递过来的思想、情感或者信息,此时老年人就是信

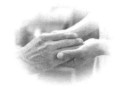

息的接收者。由于交流和沟通是互动的，就如老年人也需要将自己接收到的信息进行理解后反馈给服务者，这时候发送者和接收者的身份是可以相互转换的，并不是固定不变的。在老年服务沟通过程中，确定好发送者和接收者相当重要，角色身份不同，沟通中的技巧选择也是不同的，这对整个服务沟通过程的信息交流和沟通有效度都起着重要的作用。

二、沟通中的编码和解码过程

编码是将想法和感觉转变成为符号的过程，符号将抽象的想法和感觉的传递变得具体和可能。这些符号包括了文字、数字、图画、声音或者肢体动作等语言和非语言。编码过程在老年服务沟通中是相当重要的，如果编码不清楚，或者由于表达能力、知识结构或文化差异等问题，编码出现偏差，那么将会影响接收者对信息的理解，整个沟通过程就会陷入混乱之中。服务者如果没有表达清楚，老年人就会听不懂或者产生误会，甚至出现服务者词不达意，表达与本意不符的情况，引起老年人的反感和抵触。

解码就是把接收到的符号转化为原有信息所表达的想法和感觉的过程。在这个过程中，接收者利用自己具备的知识、经验以及文化背景来转化接收到的符号信息，达到理解信息内容和含义的目的。如果沟通是顺畅的，也就意味着发送者所传递的信息经过编码和接收者解码后，理解的信息与所传递的信息完全吻合，编码与解码完全"对称"。而如果双方因为缺乏共同背景、经验、知识、态度和文化，或双方编、解码的代码系统不一致，则在解读信息与正确理解其内在意义的两个过程中就会出现误差，容易造成沟通失误或失败。

三、沟通的媒介和渠道

媒介和渠道是信息发送者的消息最有效地传递到重要的接收者所需借助的手段和方法。比如在与老年人面谈的时候，口头交流所采用的口头语言表达形式就是沟通媒介和渠道。有时不用语言表达，只通过面部表情或者身体其他部位的一个小动作，就能传达服务者的意思和情感，此时表情和动作等身体语言就是沟通媒介和渠道。当我们通过写信的方式与老年人交流时，书面的信件或者电子邮件就是沟通的媒介和渠道。

需要注意的是，沟通媒介的选择并不单一，在同一次沟通中也并不总是使用同一种沟通媒介。不同的信息内容与不同的条件要求不同的媒介渠道，有时我们也会同时或先后使用两种或多种沟通媒介进行沟通。比如在机构养老服务中，需要让机构中所有老年人都知晓的重要事情，单靠口头通知是不够的，我们可能会先口头沟通，然后书面跟进。而口头沟通时往往还会运用两种或两种以上的沟通媒介，如身体语言和道具等。每一种沟通媒介和渠道都有各自的特点和利弊，因此，在选择沟通媒介时往往要因时、因地、因人而异，根据当时当地的具体情况来选择恰当的沟通媒介，根据老年人的心理和生理特点来选择合适的沟通媒介，沟通媒介的选择对于老年人服务沟通的效果十分重要。

四、沟通中的反馈过程

沟通过程是一个交互作用的过程，沟通双方需要不断地将自己对接收到的信息的反应反馈给对方，使对方了解自己所发送的信息产生的作用，了解对方是否接收和理解了信息，以便发送者对接收者是否正确理解了信息进行核实，从而根据对方的反应调整自己的信息发送过程，以便达到预期的沟通目的。没有反馈的沟通过程容易出现沟通失误或失败。有效的、及时的反馈是极为重要的。

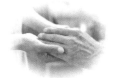

在进行老年护理服务过程中,服务者需要老年人的及时反馈以调整护理的方法,并把老年人的反馈及反应加以归纳、整理,再及时地反馈回去。在没有得到反馈之前,信息发送者无法确认信息是否已经得到有效的编码、传递和解码、理解。

需要注意的是,一方面,反馈并非总是能自觉发生的,也不总是一次性完成的。可能出现以下三种情况导致反馈没有发生:信息发送者没有要求反馈;信息接收者认为信息已经完全理解,没有必要反馈;信息接收者由于各种原因不愿意进行反馈。因此,如果在老年服务过程中,服务者想要与老年人成功地进行沟通,认为老年人及时进行反馈是必要的、重要的,可以通过询问等方式引导老年人进行反馈。另一方面,信息的反馈有时并不是一次就能成功的。如果发送者发现传达的信息没有被接收者理解,可能会进行第二次甚至更多次的编码和发送。反过来,如果接收者发现发送者收到自己的反馈后,再发送回来的信息表明自己的理解有误,那么可能会在调整解码和编码之后,进行第二次或更多次反馈,直到确认自己对信息的理解正确无误为止。沟通的成功有时候需要多次反馈。在老年服务过程中,老年人由于生理和心理的特征与服务提供者区别较大,这就要求老年服务提供者耐心细致地引导反馈、接收反馈并进行重新编码再发送,再接收反馈,如此循环,以达成服务沟通的准确性和有效性。

与信息的传递一样,反馈的发生有时是无意的。比如我们有时候不自觉流露出的表情、下意识的习惯性动作等,都会给沟通相对方返回许多启示,而相对方不一定能正确解读,可能就会因此产生误会。因此,在服务的沟通过程中,无论是信息的发送者还是接收者,都需要尽量控制自己的行为,有意识地纠正行为偏差,使沟通中的信息传递和反馈处于自我意识下的可控制状态,以确保信息传递和反馈无偏差或无多余信息。

五、沟通所处的背景

沟通背景主要指沟通发生时的情境。在沟通过程中,背景可以给出很多的信息,同时也可以改变或强化信息所蕴含的意义。因此,在不同的沟通背景下,即使是完全相同的沟通信息,也有可能获得截然不同的沟通效果。从某种意义上讲,沟通既是由信息发送者和接收者双方把握的,也是由背景环境控制的,它总是在一定的背景下发生,任何形式的沟通,都会受到环境因素的影响,在老年服务的沟通过程中尤其如此。不同的老年人有时候会面对同一种服务需求,但是不同的老年人因为所处的沟通背景不同,服务所处的客观环境不同,服务者对老年人采用的沟通方式是存在重大区别的。一般来讲,我们要关注的、对沟通过程发生影响的背景因素主要有以下几种:

1. 心理背景

心理背景是指沟通双方的情绪和态度,包含两个方面的内容:一个是双方当下的心情、情绪;另外一个是主体对于对方的感受和态度。当老年人或者服务者处于兴奋、激动的状态时,沟通行为表现出来的往往是积极的一面;而当双方处于悲伤、焦虑状态时,表现出来的往往是不愿意沟通,思维可能产生混乱和压抑的状态。另外,心理背景还表现在信息的发送者和接收者之间是否存在敌意、关系是否友善亲密、双方是否互相信任等,这些都会影响沟通的效果。

2. 社会背景

社会背景指信息接收者和发送者的社会角色关系,还有对沟通间接发生影响的其他个体或人群关系。对不同的社会角色,应该有不同的沟通方法。因为对应每一种社会角色关系,人们都有一种特定的沟通方式预期,只有沟通方式符合这种预期时,人们才能接纳这种沟通。比如尊老爱幼是我

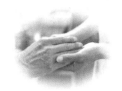

们普遍的价值表现,对待老年人我们会以谦恭和尊敬的态度去与其沟通,当我们用相反的态度和沟通方式去对待老年人时,不仅沟通实现不了,而且也是不符合道德预期的。

3. 物理背景

物理背景是指沟通发生的场所。不同的物理背景往往造成不同的沟通气氛,特定的物理环境能造就特定的沟通氛围。比如社区工作者或机构养老工作人员在与老年人进行沟通时,会选择光线充足的地方,使交谈双方能清楚地看到对方;对于身体虚弱或者性格内向的老年人,会选择光线柔和、远离噪声、安静清洁的环境,尽可能避免外在环境对老年人的干扰;对于有听力障碍的老年人,会选择安静的沟通环境,并且缩短双方的交谈距离。

4. 文化背景

文化背景指沟通的双方各自长期积淀的、较为稳定的价值取向、思维模式、心理结构的总和。不同文化背景在沟通中既会发生激烈碰撞,也会相互交融,它潜在而深入地影响着沟通主体的沟通过程与沟通行为。某些养老机构提倡的多元文化护理,就是强调文化背景在老年服务沟通中的包容、交融,根据进入养老机构老年人的信仰、风俗、语言和习惯来制订实施多元文化护理措施,不以服务者的习惯作为标准,以克服老年人因从熟悉的环境进入陌生环境而失去交流符号和手段所产生的思想混乱和心理紧张,通过这种文化背景的融合和尊重,来帮忙解除老年人的焦虑、烦躁、冷漠等情绪反应。

六、沟通中的噪声

沟通噪声是指一切影响沟通的消极、负面的阻碍因素,它存在于沟通过程的各个环节,会给信息的沟通交流造成失误和失真。在沟通理论中,按照沟通过程的几大要素,沟通噪声主要包括发送噪声、传输噪声、接收噪声、系统噪声、环境噪声、背景噪声及数量噪声七大噪声。

1. 发送噪声

发送噪声,顾名思义,发生在前面所述的沟通过程中的信息发送环节。发送噪声主要有两种情况,一是编码噪声,比如编码错误,或编码能力不佳、逻辑混乱等。二是发送噪声,是信息发送者在信息编码的过程中,受到个人兴趣、情绪、思想、愿望等的影响和左右,而对应该全部发送的信息进行了主观的增删、过滤,从而影响了传送信息的完整性、准确性和及时性。

2. 传输噪声

沟通的传输噪声发生在沟通过程的信息传递过程当中。在传递通道中,由于通道的选择、质量和稳定性产生一些问题,因而产生噪声,甚至发生信息遗失。比如信件和文件在传递过程中丢失,或者在请人传话时,传话者对信息进行了重新编排或没有表述清楚,都属于传输噪声。

3. 接收噪声

沟通的接收噪声是信息接收者在接收信息的过程中发生的。接收噪声也有两种情况:一是选择性知觉接收噪声。信息接收者受自身心理结构、心理需求、意向系统、文化教育水平、理解能力、心理期望、社会角色地位、人生阅历等因素的影响,自觉不自觉地对所接收信息做出了增删、过滤,从而影响准确、全面、及时地沟通;二是接收、解码能力噪声。这是因接收者接收、解码能力不足而引起的。比如同样一个信息,在大家均能理解的情形下,可能有人由于个人知识、经验、理解能力等问题,而不能准确把握和理解。

4. 系统噪声

沟通的系统噪声指的是沟通的信息代码系统噪声。通过前面的学习可以知道,沟通必须借助于一种或多种双方均能编码和解码的信息代码系统如语言、文字等才能进行。如果沟通双方所用的信息代码系统不一致，甚至完全不同，而同时缺乏转换机制，那么就会对沟通造成负面影响。

5. 环境噪声

环境噪声指的是在沟通过程中，影响沟通效果的所有外在环境干扰因素。与背景噪声不同的是，环境噪声中的"环境"指的是客观外在的环境，特指物理环境，而不是社会和个体的背景环境。比如在老年服务沟通中，当服务人员与老年人进行语言沟通时，周围人声嘈杂或者有突发事件发生，从而影响沟通效果甚至中断沟通过程；又如，在昏暗的光线下，服务人员对老年人居住环境的检查和观察受影响等。

6. 背景噪声

沟通的背景噪声是在沟通过程当中，由于沟通背景因素而产生的。比如不同的心理、社会、文化背景组合，对同样的沟通信息，解码结果也会有所不同。在老年服务过程中，由于沟通双方的年龄、经历、信仰、习惯、语言等不一致，如果不清楚老年人的沟通背景，在选择切合服务者与老年人的沟通方法与模式中出现失误和偏差，那么服务沟通就会出现许多背景噪声。

7. 数量噪声

数量噪声是在沟通过程当中所传递的信息量过大或者严重不足，而使沟通的接收者无法及时全部接收、无法分清主次、无法及时进行充分理解，或者因信息量太小，而使沟通双方浪费大量的时间和财物成本在没有价值的信息内容上。在老年人服务沟通中，数量噪声也是经常存在的，经常会使服务者感觉吃力不讨好或者老年人对信息无反馈，这就使得根据老年人的生理特点、心理特点和实际需求选择沟通信息的数量变得十分重要。

▶ 情境反馈

通过对沟通过程知识的学习，我们可以尝试来解决学习情境中的问题。首先要明确，养老护理员和陈奶奶的沟通过程中，涉及的过程要素有以下几个：第一个要素是作为信息发送者和接收者的护理员和陈奶奶，双方的角色是可以互换的，并不是一成不变的，而当双方的角色发生转变时，沟通方式的选择也是不同的。第二个要素是沟通的编码和解码过程。护理员在与陈奶奶进行良好沟通时，双方对信息的理解和对信息的组织，如果这两个过程是一致的、对称的，那么与陈奶奶的沟通就会比较顺畅。第三个要素是沟通的媒介。护理员可以通过面谈、闲聊等方式与陈奶奶进行初次沟通，并且通过语言、面部表情、肢体动作等表示对陈奶奶的理解和关爱，以消除陈奶奶的不信任感。第四个要素是反馈。针对陈奶奶的情况，护理员要重视与陈奶奶沟通过程的反馈，引导其进行反馈，开辟各种渠道接收反馈信息，只有这样才能了解陈奶奶的真实想法和情绪低落的原因，增加双方的互动，有利于以后服务沟通的顺利进行。第五个要素是沟通的背景。陈奶奶的低落抑郁可能是进入陌生环境后老年人的情绪反应，文化背景已经成为影响陈奶奶融入新生活的一个因素，因而积极主动地了解陈奶奶的习惯、习俗、信仰以及以往的生活经历，就成为护理员的首要任务。营造良好的心理背景，消解不良的沟通背景，这是达成双方良好沟通的基础。第六个要素是噪声。护理员应该谨慎对待这些会给信息的沟通交流造成失误和失真的噪声。在与陈奶奶建立良性互动沟通的过程中，充分考虑沟通双方的年龄、经历、信仰、习惯、语言等不一致因素，考虑老年人在理解能力、信息代码系统的构建、对新事物的接受能力等方面的特征，谨慎选择沟通信息的传递方式和沟通环境，减少在沟通过程中噪声产生的影响。

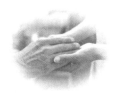

课堂练习

练习一：

请大家辨认出以下沟通过程中的发送者、接收者、信息、媒介以及反馈的过程，填表1-1。

小王是社区老年服务中心的工作人员，为了积极帮助老年群体，了解和关注社区老年人的健康管理需求、康复指导需求和平时生活需求，她和社区工作人员组成家访组，在社区内进行家访服务工作。因几次到陈奶奶家里家访的时候陈奶奶不在家，于是小王通过电话与陈奶奶进行联系。小王与陈奶奶约定好了家访时间。

在约定日期的前一天，陈奶奶到服务中心找到小王，说她女儿要带她去医院检查牙齿，需要另外改期，小王和陈奶奶又约定了另外一个家访时间。

表 1-1 沟通过程元素

第一个沟通过程				
发送者	接收者	信息	媒介	反馈
第二个沟通过程				
发送者	接收者	信息	媒介	反馈

练习二：

请大家根据媒介在沟通中的特性描述，依据程度的强弱辨别以下几种沟通媒介，将对应的数字填入方框中。

   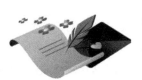

1. 电话交谈　　2. 面谈　　3. 电子邮件　　4. 书信　　5. 手机短信

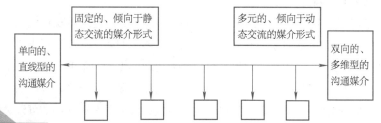

案例分析

案例一：

社区为老年人开办了计算机入门兴趣班，很多老年人非常感兴趣，纷纷报名参加。小赵担任这

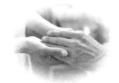

个兴趣班的指导老师,热心且耐心负责,教老年人基本的计算机操作和应用,比如打字、发邮件、上通信软件等,每周一次课。有一次在讲授如何看图片、新建和删除文件的课程后,小赵发现有个关于新建文件的方式还没有讲清楚,为了不拖延到下周,他决定写一封电子邮件发给班上的35名学员进行课外辅导。小赵非常仔细地、一步一步地配合屏幕截图精确地向老人们解释应该怎么做。发送完邮件后,小赵认为一切都妥当了,如果这次课外辅导效果好的话,还可以继续使用电邮的方式进行。但是小赵却发现,只有一两位学员反馈说能够按照他的指导成功完成操作。然而,很多人没有看邮件,或者反映看不懂。很多老人一个接一个地打电话向小赵询问。当小赵告诉他们电子邮件里已经发给他们完整的一步步完成操作的指导时,很多老人是这么说的:"哎呀,我误删了""我不知道怎么打开来看,图片显示不出来""我看不懂啊,还是不会操作""我按照指导操作了,但是不成功,图标不知道哪里去了"。小赵一天就接了20多通电话,一个一个地在电话中指导,小赵讲得口干舌燥,好像效果也不好,有的老年学员连续打了几个电话也没能成功解决问题。小赵也觉得很郁闷,他在想:发邮件的方法是不是无效的?我是不是不应该发这个邮件呢?电话辅导是不是也是无效的呢?那我应该如何进行课外辅导呢?

启示与分析:

这个案例涉及的是沟通过程要素中的沟通媒介。小赵在对老年人进行课外辅导的时候选择了两种沟通媒介,第一种是电子邮件,这一媒介应该说是有自身的优势的,能够很迅速地、及时地把信息发送给老年人,小赵只需操作一次就能大范围地传播信息,并且能保留较长时间,方便老年学生们进行多次读取。第二种媒介是电话,当老年学生们读不懂邮件的时候,选择电话进行沟通,这一媒介相比电子邮件有更加直接的双方交谈的优势,并且是即时的,能及时地进行问题的解决。但是在案例中,这两种媒介的选择却对沟通的有效性产生了负面影响,小赵选择的沟通媒介和渠道是失败的,我们可以这样来分析这个问题。

首先是电子邮件。在这个邮件中,沟通的信息对于老年人来说是复杂的,它是一个技术性的解释,老年人接受新事物的速度相对比较慢,对计算机技术的理解也需要更多的时间和讲解。要想通过电子邮件讲解,应该面对有一定计算机基础的,或者是接受能力较强的接收者,才能凸显这一媒介的沟通优势。而面对老年学生们,显然这一媒介的选择是不恰当的。其次是电话沟通。一对一交流的时候,电话的优势比较明显,但是小赵面对的是多位老年学生,如果每一个人都通过电话的方式进行辅导,而每一个人无法通过一次电话辅导就能解决问题,那么这种媒介就缺少了效率,沟通效果也不佳,无法达到沟通目的。

当我们在选择媒介的时候,要考虑接收者的特点、需求、所处的客观环境以及信息的特点、轻重缓急的排序等因素,因此对于小赵来说,帮助老年学生们解决这一计算机技术问题,电子邮件和电话这两种媒介并不宜成为首选,但是可以作为辅助的媒介和渠道。通过手把手地教授更适合老年学生们。更进一步考虑,如果面对的老年学生人数较多,可以采取分组的方式,通过先让组里的一位学生学会如何操作,再以组为单位进行传授;如果再有疑问,则可以通过电子邮件和电话的方式进行辅导,以此提高沟通效率和沟通效果,保证每一位老年学生都能准确接收和理解信息。

案例二:

相传,古代一位名叫维多利亚的女王,与其丈夫相亲相爱、感情和谐。但是女王每天忙于公务,

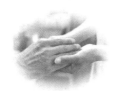

出入社交场合,而她的丈夫却和她相反,对政治不太关心,对社交活动也没有多大的兴趣,因此两人有时也会闹些别扭。有一天,女王去参加社交活动,等到回家时已是夜深,回到住处,只见房门紧闭,女王走上前去敲门。

房内,女王的丈夫问:"谁?"

女王回答:"我是女王。"

门没有开,女王再次敲门。

房内又问:"谁呀?"

女王回答:"维多利亚。"

门还是没开。女王徘徊了半晌,又上前敲门。

房内仍然是问:"谁呀?"

女王温柔地回答:"你的妻子。"

这时,门开了,丈夫伸出了热情的双手。

思考:女王在房门外所说的几个身份指代的都是同一个人,但是为何与丈夫的沟通结果却是不一样的?

启示与分析:

这个小故事涉及了沟通过程要素中的沟通背景问题。请大家回顾一下本模块学习的内容,我们知道,任何沟通过程都是处在一定的背景之下的。同一对象在不同的背景里往往表现为不同的角色,彼此的关系也就跟着变化。背景可以给出很多的信息,同时也可以改变或强化信息所蕴含的意义。在不同的沟通背景下,即使是完全相同的沟通信息,也有可能获得截然不同的沟通效果。故事中丈夫对女王的不同态度,显示了心理背景对沟通的影响,心理背景是指沟通双方当下的心情、情绪,也是主体对于对方的感受和态度。虽然女王所说的几个称呼指代的是她自己,但是对其丈夫而言,女王、维多利亚并不符合他的沟通预期,而妻子这一角色是他最能接受和最喜欢的情感态度,因而这三个身份角色中,最后一个妻子的身份角色对沟通具有正面效果。

模块二 老年服务沟通行为的类别

学习情境

王大爷85岁,左耳几乎无听力,右耳听力下降,但还有一些听力。如果在他注意力不集中的时候叫他,他是无反应的,另外王大爷的口音较重。有一天,王大爷想买一些水果,委托养老院的工作人员小刘帮他购买。王大爷跟小刘说了想买什么水果、买多少,但是小刘听错了,也没有跟王大爷核实,就跑出去买了。买回来以后王大爷认为小刘买错了,重新向小刘叙述了自己的需要,小刘听了以后向王大爷核实,但是王大爷好像也没有听清小刘的复述,两人非常费劲地跟吵架似的交流着,还用手进行比画。好不容易小刘认为自己完全领会了,但是第二次出去买回来后,小刘还是没能买对王大爷要求的种类和数量。王大爷非常生气,认为小刘不负责任,这点小事都办不好,转身气冲冲地就走了。小刘很委屈,认为是王大爷不讲理,自己好心好意尽

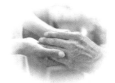

全力去做好这件事却换来指责,他不知道自己错在了哪里,究竟应该怎么办,以后如何同王大爷进行交流。

情境分析

在这个学习情境中,我们看到小刘的困境,也感知到老年服务沟通是一个复杂的过程,沟通的过程受到很多要素的影响,它的形式和类型也很繁多。因此了解和认识沟通行为的类别,对于老年服务提供者理解沟通的障碍,找到有效沟通的基本准则和态度,是有一定的借鉴和工作价值的,能促进服务提供者与服务使用者——老年人建立有效的工作关系,提供有质量的服务。

曾经有一家著名的公司在面试员工的过程中,会让10位应聘者同时在一个空荡的会议室里一起做一个小游戏,很多应聘者在这个时候都有些不知所措,不知道游戏的用意何在。当应聘者做游戏的时候主考官就在旁边看,他不在乎应聘者说的是什么,也不在乎说的正确与否,他在看应聘者"听、说、问"这三种行为是否都出现了,并且这三种行为是否成一定比例出现的。如果一个人要表现自己,话会非常多,始终在喋喋不休地说,那么这个人将是第一个被请出考场或者淘汰的。如果应聘者坐在那儿只是听,不说也不问,那么也将很快被淘汰。只有在游戏的过程中"听、说、问"都有一定比例地出现,面试官才会认为应聘者具备良好的沟通技巧。同样地,如果能对沟通行为的种类有较为客观和全面的了解,结合具体的老年人的实际,采用合适高效的沟通行为,也许小刘就不会这么苦恼了,也就能比较好地达到沟通目的了。

在认知沟通行为种类之前,我们还必须明确,分类的标准并不单一,每一种分类都有各自的标准,这个标准实际上提供了一个工具,让我们在老年服务沟通过程中,可以结合不同的标准和实际的客观情况,选择合适的沟通行为,或者是不同标准的沟通行为组合。

相关知识

一、语言沟通与非语言沟通

(一)语言沟通

语言沟通有口头沟通和书面沟通两种方式,分别是以口头语言和书面形式进行的信息传递和交流。口头沟通包含我们熟悉的谈话、讨论、演讲等方式,它是最直接的沟通行为,信息可以在短时间内进行传递,反馈信息也能及时地获取。养老机构工作人员向老年人做自我介绍、讲解注意事项时,如果老年人对工作人员口头表述的事情不清楚或者有误解,工作人员可以及时进行解释和纠正。但是需要注意口头沟通有随意性较大、信息不可存储备查等缺点。

书面沟通行为包括我们熟知的书信、文件、报刊、备忘录等形式。相比口头沟通,书面沟通显得更加规范、正式和完整。沟通的信息能被完整保存,便于事后备查;易于复制,便于大规模地传递传播;沟通双方能对信息进行不断修改,较为真实地还原沟通信息的本意。对于听觉缺失、失语,或者其他不适用于语言沟通的老年人,书面沟通是经常使用的沟通行为。但是书面沟通也有自身的短板,比如因为耗费的时间较长,导致时效性不足,信息的记录和传递受沟通主体的文化修养、价

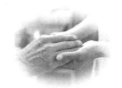

值观念影响较大,对具体情况和客观环境的适应性不够灵活。

(二)非语言沟通

非语言沟通是指除语言以外的,包括姿态、表情、眼神、手势、声音、服饰、情境等多种沟通和信息表达方式。在老年服务沟通中,非语言沟通与语言沟通是相互补充的,能强化语言沟通的效果。美国口语学者雷德蒙·罗斯认为,在沟通活动中,人们所得到的信息总量的65%的信息是非语言符号传达的,其中仅仅是面部表情就可传递65%中的55%的信息。美国传播学家艾伯特·梅拉比安曾提出一个信息冲击力公式:信息的全部表达=7%的语调+38%的声音+55%的表情。

老年服务沟通的非语言内涵是十分丰富的,包括目光、表情、手势和身体运动等肢体语言,音调、语速等副语言以及空间距离和环境等环境语言。在老年服务沟通中,服务提供者说话语气要平和、沉稳,切忌生冷、粗暴,语气语调不宜过高;要求态度从容、镇定,倾听时应面带关怀亲切的微笑;当老年人备受病痛折磨时,收敛笑容,给予关注、同情的目光,表情自然而不做作;与听力障碍的老年人沟通时,面向老年人,让其能看到交流者的面部表情和口型,加强眼神交流和肢体语言的表达,如老年人希望得到回应时,可将面部表情适度增加、点头幅度可加大等,这些都是非语言沟通的实现方式。

二、单向沟通与双向沟通

单向沟通和双向沟通分类的标准是沟通过程是否有反馈。单向沟通是指发送者和接收者两者的角色地位不发生改变,信息接收者只接收信息而不向发送者做出反馈。单向沟通中,双方无论语言或情感上都不需要信息的反馈。比如在养老机构中负责人下达指令,在社区或者养老机构的公共场所中发布的通知等。单向沟通的优势在于信息传递的速度较快且较有效率,信息的发送者不会受到信息接收者的影响;但是因为没有反馈的发生,信息的准确度不足,信息发送者无法获知信息接收者是否已经接收到及正确解读了信息,因而可能会在沟通中产生一些抵触情绪或是信息的执行出现偏差,作为信息接收者的平等感和参与感就显得不足。同样地,因为接收者和发送者之间没有互动交流,所以这种类型的沟通行为显得呆板,不利于信息接收者自信心的增强,不利于双方建立相互信任的感情。

双向沟通中信息发送者和接收者的角色是不断变换的,在这一过程中,反馈经常发生,信息发送者发出信息后,也接收反馈意见,在必要的时候进行信息的传递和交流,直至确认双方的理解一致为止。相比单向沟通(见表1-2),双向沟通的信息准确度较高,接收者有反馈意见的机会,能够产生平等感和参与感,增加自信心和责任心,有助于建立双方的良性互动,减少沟通障碍的出现,及时化解双方的矛盾。但是信息传递的速度会变得较慢,信息发送者的控制程度较低。在老年服务沟通中,双向沟通行为普遍存在,也是比较有效的沟通方式。通过双向沟通,工作人员可以明确老年人的真正需求,比如老年人在养老机构要求更换床位或者更换室友,但是机构暂时无法满足老人的需要,这时候就需要工作人员不断进行调节和协商,最后达成一致的意见,不至于产生太大的矛盾。除此之外,面谈、座谈会、讨论等形式也属于双向沟通行为。

表 1-2　单向沟通与双向沟通的对比

沟通行为	单向沟通	双向沟通
所需时间	少	多
信息准确度	低	高
参与感、平等感	弱	强
反馈	无	有
主体置信程度	低	高
过程噪声	小	大
发送者控制度	大	小

▶ 情境反馈

在学习情境中，王大爷听力下降，带有较重的口音，这时候如果小刘单纯地使用语言沟通中的口头沟通，那么一定会出现王大爷听不到和小刘听不清楚的情况，这种情况是不利于沟通信息的接收和理解，容易导致信息内容失真——小刘没能买到王大爷想要的水果。因此，除口头沟通以外，小刘还需要借助书面沟通和非语言沟通行为来加以辅助，作为必要的补充，以帮助沟通信息的传递和理解，比如可以用书面方式向王大爷进行确认，或者用肢体语言向王大爷表示自己的理解，求得证实。

另外，在情境中，我们还可以看到，在小刘第一次跟王大爷沟通中，他并没有进行反馈，听王大爷说完就出去买水果了，仅凭自己的理解，而没有向王大爷核实求证。这里小刘使用的是单向沟通方式，从而造成信息的准确性不足，王大爷作为信息发送者也无法知道小刘作为信息接收者是否已经接收到和正确解读了信息，导致小刘在执行过程中出现偏差。因此，小刘在这个具体的沟通情境中，更加需要的是双向沟通，面对老年人的感官能力下降，服务者更应该有耐心，在必要的时候不断进行信息的传递和交流，直到确认双方的理解一致为止。

三、直接沟通与间接沟通

直接沟通与间接沟通的分类标准为是否需要第三者传递。直接沟通是信息接收者和发送者进行信息传递时不需要第三者传递，比如面对面的交流和打电话交流。这一沟通行为方便人与人之间情感的交流，在老年服务中占据主导地位，沟通较为迅速，双方能较快地建立互相理解的关系，能获得准确的信息，比如对老年人的家访、疾病询问、面谈等。但是这一沟通形式也需要沟通双方在时间和空间上保持一致性，否则直接沟通的实现就会较为困难。

相反，间接沟通是需要经过第三者的中转才能将信息从发送者传递给接收者，这一沟通形式不受时间和空间的限制。但是因为需要第三方，所以人力和时间的成本较高，而且多了信息传递层级，容易出现信息过滤和信息失真的情况，沟通双方信息传递的准确度不及直接沟通高。

四、正式沟通与非正式沟通

正式沟通与非正式沟通的分类标准是发生的情境是否具有规范性和结构性。正式沟通指按照规定的路线和程序进行的信息传递交流，而非正式沟通指在组织结构外的渠道所进行的信息传递和交流。作为老年服务工作人员，在工作中离不开这两种沟通。在正式沟通过程中，如参加会议、工作汇报、每周例会、与其他机构公函往来等，信息呈现的是层层传递，有正式的渠道，有约束力和规范性，具有一种权威性。在沟通信息方面，语言用词会更准确，并会注意语法的规范化，对于衣着、姿势和目光接触等也会十分注意。

在非正式沟通过程中，比如小群体闲谈、服务人员之间的饭间闲聊、与老年人休憩间闲聊等，沟通双方会更为放松，行为举止和对信息的解读也更接近其本来面目，更能讲出真实所需和真实所想。沟通者对于词语信息的使用都比正式沟通随意，沟通发生的地点也会比较随意。沟通双方的心理紧张度较低，整个沟通过程也相对轻松。但是非正式沟通难以控制，传递的信息不确切，容易失真和被曲解。

课堂练习

练习一：

请大家辨认以下行为属于哪种（些）类别的沟通行为：

1. 新加入志愿者协会的小陈到养老院的第一天，向服务对象郑奶奶做自我介绍："奶奶，您好！我是小陈，今年25岁，我是来陪护您度过愉快周末的蓝天志愿者。"

2. 护理员丽丽在与李阿婆进行交流时，非常注意运用合适的语速，并且在交流中经常使用语言的停顿，她认为语速快一些时可以化解一些尴尬的场面或者岔开话题，分散老人的注意力，语速放缓时可以用来思考和关注李阿婆的反应。

3. 王姐是养老机构的工作人员，负责老年人的膳食营养搭配，下个月要更换菜单，她需要征求老人的口味意见，所以她挨个房间去进行询问，收集了老人们的意见。

4. 社区工作人员小黄广受社区老年人的欢迎，老人们对她的评价是：和蔼可亲，平易近人，脸上常带微笑，让人能感受到亲切感。小黄是这样认为的，因为她的服务对象大部分缺乏安全感，希望得到别人的关怀及接纳，所以在表情上的关怀和关注，能让他们感受到一种真挚的关心。

5. 社区老年人服务中心想要征询老年人对中心工作的意见和建议，进行满意度调查。因此在社区贴出通知告示，告知社区中的老年人到中心填写问卷并领取小礼品，同时也在中心门口和康乐广场放置了意见簿，老人们有什么意见可以及时地写在意见簿上。

练习二：

请大家分组根据下列两种要求各设计15分钟的小剧本，创设情境并进行角色扮演，一组扮演护理人员，另外一组扮演老年人，表演后互换角色，最后进行思考讨论。

角色扮演：

1. 向老年人进行自我介绍，耐心地倾听老年人谈话，不直呼老年人姓名，恰到好处地触碰，平易可亲的面部表情。

2. 耐心不足，责问老人，在老人视线内与他人耳语，打断老人谈话，面部表情和肢体语言不恰当。

思考与讨论：

1. 各组相互间对表演是否到位进行评价。

2. 扮演老年人的小组成员谈谈自己在两种不同角色扮演中的感受。

3. 这两种表演分别给老年人的感觉有何不同？在服务老年人的过程中，应该避免什么样的沟通行为？在服务沟通中，老年人更能接受什么样的沟通行为？

练习三：

通过以下游戏活动，感知单向沟通和双向沟通的区别和效果：

游戏步骤：

1. 游戏分两组同时进行，每一组两位参与者，一位参与者描述下图人物，每个人物描述时间约两分钟，另一位参与者在画板上写下人物姓名。
2. 第一组：写名字的人不可以询问，听完描述后有30秒的思考时间；第二组：写名字的人可以询问，描述的人可以回答，可以提出至多两个问题。
3. 两组参与者同时在画板上写下人物的姓名。
4. 比较两组的准确度。
5. 参与游戏的两组分别谈谈在参与过程中的感受。
6. 全体学员进行如下思考和讨论。

人物1：秦始皇　　人物2：孔子　　人物3：霍金　　人物4：雨果

思考与讨论：

1. 这两组的沟通行为，哪一组是单向沟通、哪一组是双向沟通？为什么？分别有什么特征？
2. 哪一组的沟通更为顺畅、沟通效果更好？
3. 有什么方法可以改进这个游戏的沟通方式？

▶ 案例分析

78岁的老李是退休教师，在某养老院已住了12年，由于中风导致半身瘫痪，经过较长时间的治疗和康复训练，可借助助行器移动。近期检查发现患有白内障，养老院领导与社区医院取得联系，医生向老李及其女儿介绍了手术治疗的情况，他的女儿主张及早动手术，医生同意择期手术，但老李犹豫不决。由此造成胃口不好，向照护人员诉说心神不宁、入睡困难、易惊醒，并多次向照护人员、社区医生询问手术的危险情况。照护人员发现老李看起来很痛苦，面部表情疲倦、紧张，经常皱眉叹气，说话频率加快、急促。小张是老李的照护人员，这天，老李对小张诉说了他的顾虑。

小张："李老师，早上好！这几天感觉还好吧？"

老李："好什么？这几天我不知道是怎么过的，整天在想手术的危险性。关于这种病，手术成功的可能性有多大呢？手术后视力能否变好？不做手术是否要好些？我的女儿要我做手术，但她对手术结果的态度模棱两可，唉！我真不知该怎么办才好！"

思考：小张此时需要采用什么样的沟通行为跟老李实现良好沟通呢？以下有四种沟通方案，请评价四种方案的优劣。

A方案：李老师，您应该决定做手术才对。那里的医生医术高明，一定能治好您的病，您可以放心。

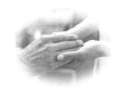

B方案：我们这几天为了您的病情多次到社区医院，已做了最大努力。您不应该不相信这个医院，这种情绪对您的治疗很不利，您应该打起精神来。

C方案：您应该感到幸运才对，您毕竟有接受手术治疗的机会。去年有个老人很想手术，但不够条件，据说这种手术在他们那里已经做了上百次，您的担心是没有必要的。

D方案：这场病是您意料之外的事，您能坚强地应对很不容易。现在已经为您提供了手术治疗的条件和机会，您的女儿主张您尽快做手术不是没有道理的。当然，我也非常理解您的担忧和紧张。这家医院已经做了很多次这种手术了，都很成功。我曾经照护过三位与您的情况很类似的老人，我可以详细向您介绍他们手术前后的情况。

启示与分析：

首先分析老李的想法。老李认为眼睛对一个人来说很重要，这个特殊部位的手术不好做，因此他对手术的成功表示怀疑，他很想了解更多、更详细的关于手术的信息。从老李的语言和非语言行为来看，他显得忧心忡忡，非常焦虑，为自己犹豫不决感到不满意，对女儿模棱两可的表态感到不放心。他非常希望得到同情、理解和安慰，希望自己的女儿能更多地关心和重视他，以帮助自己做出决定。从这样的沟通目标出发，我们来评价这四种沟通方法。

A方案这种回答没有满足老人对于信息、情感的需要，也没有满足老人的潜在愿望。只是匆忙地做了一个保证，而这个保证缺乏必要的说明和依据，故显得虚假和不恰当，不能解决老人的问题。

B方案的回答过早地做出了主观判断，即认为老李不应该不相信这个医院。其实老李对手术的担忧并不等同于不相信医院。过早的判断是一种不平等的、教训人的态度，缺乏理解和同情。这种沟通不但不能解决老人的问题，还会给老人造成新的压力。老人可能会产生一种被人误解、委屈的感觉。

C方案的回答，照护人员实际上回避了老人获得信息的需求及希望得到同情、安慰和理解的愿望，是一种没有针对性的回答。老人还可能产生受到讥讽的感觉，因而对照护人员产生不信任。

D方案回答具有移情性，是针对老人的要求、情感需要和内心的愿望所进行的回答，充满了对老人的关注、理解和同情，故能有效地缓解老人的焦虑。

模块三　化解老年服务沟通的障碍

> **学习情境**

李阿伯80岁了，妻子已经过世，本人身体尚好，能够自理。他有两个儿子和一个女儿，都已经结婚成家，并和李阿伯分开居住。由于工作的原因，他们都很少有时间来看望李阿伯，所以几个孩子一起为李阿伯雇了一位钟点工，每天来为他做饭、打扫卫生。社区工作人员也定期跟李阿伯进行沟通，关注他的身体和心理状况，李阿伯也时常到服务中心跟大家一起聊天，一直以来大家相处得非常愉快。

但是最近情况却发生了变化，李阿伯被诊断出患有多发性脑梗，现在处于病情发展的初期。在知道自己患病之后，李阿伯表现得很低落和悲观。社区工作人员告诉李阿伯："别担心，这只是病情的初期，医生说只要按时服药，生活中多多注意，就能够控制病情，减少影响。"但是，

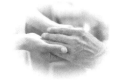

李阿伯听不进去，多次表示自己活得没有意思，经过多次说服和沟通似乎都没能让李阿伯改变态度。

情境分析

沟通障碍是指信息在传递和交换的过程中，由于受到某些因素的干扰影响，而导致沟通失败或产生误解的现象。在人们沟通信息的过程中，常常会受到各种因素的影响和干扰，使沟通受阻。简单地说，比如我们的书写过于潦草，接收信息的人看不清楚而无法理解信息，或者是因为理解能力不强，接收者无法明白发送者的信息，又或者因时间不足、双方有偏见、价值观不一致，导致双方无法达成共识等。在学习情境中，社区的社会工作者与李阿伯属于熟人的关系，双方之间应该已经建立了互信的关系。在沟通障碍发生之前，双方的互动是良好的，但是在李阿伯得知自己患病以后，社区的老年社工无法与李阿伯形成良好的沟通，无法让李阿伯减轻思想负担。化解这个沟通障碍，我们需要从沟通双方的认识和需求、面临的客观环境、与李阿伯的沟通方法入手，去寻求沟通方案和沟通内容的设计。

相关知识

一、发送者和接收者的障碍

在沟通过程中，发送者和接收者这两个要素是沟通障碍发生的环节。比如信息发送者的情绪、倾向、个人感受、表达能力、判断力等都会影响信息的传递效果。当表达能力不佳、信息传递缺失、发送者没有及时和适时发送信息、发送者知识经验存在局限或者对信息进行主观过滤时，都会使沟通发生障碍。从信息接收者的角度看，影响沟通的因素主要有信息解码不准确、对信息进行主观筛选、缺乏对信息的承受力、心理上和观念上的障碍或者是过早地评价而抵触的情绪，这些也是沟通障碍发生时需要重视的因素。在为老年人提供服务过程中，需要认识老年人自身的沟通障碍因素，包括生理和心理两个方面。

在生理方面，生理的退化使老年人的活动能力降低，视力和听力的衰退更带来无助感及无奈感；同时辨识能力降低、定向力变差、记忆力变差，对外界变化的适应能力日趋降低，反应迟钝。老化过程也为老年人带来体态的萎缩、自我形象的降低，造成自卑感或缺乏自信。在心理方面，老年人有很多固有的心理矛盾状况，有专家将其称为"矛盾的夕阳心态"。老年人有丰富的社会生活经验并掌握相当的知识，因此自尊心很强，因退休、年老使老年人在权力与角色方面发生改变，由照顾者变为被照顾者。同时，随着社会的进步、知识更新速度的加快，会使老年人产生自卑心理，这就出现了既自卑又认为自己的看法正确的心理，在沟通中容易固执己见。

曾经有人在某社区做过一项调查，调查了101个家庭，在参与调查的老年人中，仅有三成表示跟子女聊得很好很顺畅，而大部分老年人都觉得自己跟儿女只能说一些不咸不淡的话，甚至如果说多了，儿女们都没有耐心把话听下去。"我们那个年代吃了好多苦，有时候年纪大了就喜欢忆苦思甜，讲多了，他们就不爱听了。"被采访的王大妈说。调查中也发现，老年人的唠叨是最不被年轻人接受的，如今不少年轻人都是"低头族"，在与父母交流的时候，手机成了打发时间的工具。在

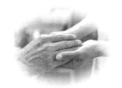

调查中,不少老年人觉得,子女们都没有太多耐心,或所谈话题缺少共鸣。健康、工作、婚恋等是老年人最喜欢跟子女交流的话题,而年轻人最反感老年人反复叮嘱一件事情,"我最怕我妈一件事情反复说很多次,比如提醒我一定要吃早饭,虽然这是为我好,但每天都说,我就不想听了。"小徐说。此外,孙辈的教育以及婚姻问题等,也是年轻人比较反感的话题。

二、信息的障碍

(一)信息传递失真

请大家在学习信息失真这一沟通障碍之前,先完成课堂练习。练习一:传话比赛。看看比赛的结果如何,体验和思考信息传递过程的失真现象是如何发生的,有哪些因素造成了信息的失真。通过课堂活动体验,我们来进一步学习信息传递失真这一沟通障碍。

在养老机构里,一位老奶奶告诉护理员,她的治疗高血压的药快要服用完了,让护理员告诉管理人员,给她的女儿打个电话,告知家属过来看望的时候带上药。护理员是这样对管理人员说的:"老奶奶血压太高,药快吃完了,打电话给她女儿带药来。"管理人员给老奶奶的女儿打电话,但是电话没人接,管理人员就往家里打电话,孙子接了电话,随后,老奶奶的孙子这样告诉母亲:"奶奶血压太高,没药治了,让你快点去养老院。"女儿一听吓坏了,赶紧赶到养老院,但是发现老奶奶正好好地坐在院子里晒太阳。这个案例呈现的情境跟我们进行的课堂活动有些相似,信息通过层层传递后偏离了它原来的意义,在信息接收者那里信息已经发生了改变,这种信息在传输过程中与原有信号或标准相比所发生的偏差我们称之为失真。

通过思考和讨论,我们能看出,信息失真原因有三种:第一,信息本身的问题,比如信息不明确、单次传递的信息量过大,从而导致不容易传递。如果涉及复杂烦琐的信息,那么我们选用的媒介就不能是单纯的口头传递。尤其是面对记忆力衰退的老年人,接收到信息以后可能会记忆不全,经过传递以后,信息的失真度会越高。第二,由于信息传递环节过多,比如在案例中,信息的传递经过了护理员、管理人员、孙子、女儿,传递过程中环节越多,传递的信息就越不准确,会使信息逐渐远离原来的面目。如果能缩减传递层级,护理员直接打电话给老人的女儿,或者老人直接打电话给女儿,也许就不会发生这种啼笑皆非的事情。第三,信息传递速度过快。信息传递的速度和失真程度是成正比的,当信息传递速度过快时,反馈并不能及时跟上,很多时候会忽视对信息的理解深度的把握。就像在课堂活动中大家体验到的,这个活动是个比赛,速度是评价标准之一,而且规定大家在传递信息过程中不能有反馈,所以导致在速度优先的情况下,准确度会有所降低。在老年服务沟通中,我们宁可牺牲一些效率,也要保证信息的完整性和真实性。

要想化解信息传递过程中的失真,关键在于对信息反馈的不断确认。在反复确认和良性沟通的情况下,就会减少信息传递失真的存在。比如通过与老年人面对面的谈话,与老年人家属的电话确认以及传真、电子邮件等工具的共同确认。同时尽可能减少信息的传递层级,挑选合适的信息量向老年人进行传达,不超出老年人的能力范围。

(二)对信息的主观理解

在沟通过程中,信息内容反映的是我们对某一情境、人物或事情的主观和个人化的感受、理解和看法,我们对沟通信息的内容理解在某种程度上是主观的。我们在工作生活中经常碰到的情况是某一字词所表达的意义是因人而异的,总是影响到沟通双方对信息的理解和解释,当使用的是对方

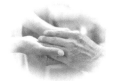

不熟悉或者不理解的信息符号时,看不懂或者听不明白的人就无法了解沟通信息的真实含义。在老年服务沟通中,这种对信息的主观理解障碍更是随处可见,老年人跟服务提供者成长和生活的年代不同,不同的老年人所在的地域也是不同的,老年人长期生活的环境和生活习惯的不同等因素,都会造成对信息的主观理解有差异。

在福利院里,两位同样有中风病史的老年人要进餐,工作人员把饭菜盛出来放在桌上,准备喂两位老人吃饭,这时候一个电话打进来,工作人员有急事要处理,走的时候跟两位老人说了声抱歉,并说:"你们先吃着,很快我就回来。"这时候一位老人就有了怨言:"你瞧,这是什么态度?我的手抖得抓不住勺子、筷子,怎么自己吃饭啊?就这样走掉太不负责任了。"另外一位老人自己费劲地用勺子舀了饭菜,艰难地送入口中,边咀嚼边笑眯眯地说:"我可不这么看,工作人员这是给我们机会进行康复锻炼呢,手越抖越得锻炼,越不锻炼就抖得越厉害啊,自己吃饭就是香。"同样的事情,不同的老年人有不同的看法和观念,沟通效果也是不同的,对信息的主观理解差异要求老年服务者从具体服务对象入手,了解老年人的情绪状态、观念态度、需求和动机,承认并容许这种差异存在,通过换位思考的方式站在具体服务对象的立场去选择沟通的信息和方式方法,以减少这种沟通障碍的发生。

三、环境的障碍

服务沟通所处的环境也会对沟通效果起相应的作用,这包括与老年人的沟通时机、场所、光线、周围气味、空气等环境因素。在一家养老机构中,管理人员想要通知其管辖区域里的一位老年人第二天进行康复锻炼的事宜,她选择晚上老年人快要就寝的时间,跟打着瞌睡的老人说了这件事情。第二天当她敲开老人的房门,告诉老人现在就要出发时,老人觉得很诧异,询问这是要去干什么,这名管理人员也觉得很无奈,明明昨晚已经通知的事情,老人家怎么就忘记了。我们可以试想一下,如果这个通知选择在早上老年人精神很好、注意力集中的时候发出,可能就没有这么尴尬,这是沟通时机不恰当造成的沟通障碍。同样地,在老年服务中,我们经常会与老年人进行面谈沟通,当老年人有听力障碍或者视力障碍的时候,我们会选择光线好、安静的环境。或者当涉及隐私问题时,就不宜选择在公众场合进行,尽量选择合适的面谈场所,降低或排除环境中的噪声,视情况关上房间门,还应该向老年人说明用意,经过老年人的同意再进行,以此降低老年人的焦虑,表示对其尊重。关于环境沟通方面的技能,我们在第三单元将会详细介绍。

四、与老年人沟通内容不当

老年人的沟通大多数是比较被动的,他们对陌生人是存在戒心的,有些老年人可能因为脑血管病、老年痴呆等影响了理解力及表达力,造成沟通动力和意愿不足,老年忧郁症也会影响沟通意愿,老年人的反应能力相对比较慢,因而对沟通内容也相对比较敏感,服务者在与老年人沟通过程中,沟通内容的选择不当会影响沟通的效果。比如没能找到老年人喜欢的话题,对话交流变成一问一答的采访式交流;触及老年人悲伤的事情而使沟通中断甚至使老年人反感;或者初次见面就谈论隐私的问题,老年人感到不适甚至产生抵触。

社区老年服务中心的一位新晋工作人员,第一次对独居老人进行家访时,见到老人非常热情,有了如下对话:"老伯您好!您一个人在家吧?我是服务中心的×××……"老伯听力有些障碍:"啊?你是谁?怎么知道我一个人在家?"工作人员的声音提高了八度,因为紧张,语速也很快:"您误会啦,我不是坏人,社区服务中心有您的资料,您××岁了,现在独居……"没等说完,老伯生气地说:"你走吧,我不会开门。"嘭的一声把门关上了。这位工作人员第一天上班就吃了闭门羹,这跟他选择的初次见面的沟通内容是有关的。

在沟通内容方面,首先是初次见面的自我介绍,说话的语速应尽量放慢,而且要注意语调。很多老年人因年龄关系听力下降,要根据与老年人交流的情况看对方的反应,视情况判断对方的需要,避免对所有老年人说话都大声喊;但同时也应该让老年人明确自己的身份,建立初次见面的信任感,需简单自我介绍,明确要说什么。其次是话题的选择,尽量选择老年人喜欢的话题,避免提及老年人不喜欢或是会让老年人产生情绪波动的话题,如果在最初交流时不能准确把握,则宜选择一些安全话题,如可以和老年人说说自己的情况,或是给老年人讲一些有趣的生活见闻等,慢慢了解老年人感兴趣的内容。最后是交流内容的拓展,如果想了解对方的感觉及需要,应选择开放式提问,抓住关键词,比如问"您感觉怎样?""您感觉哪里不舒服?""您觉得怎样做会好一些?"这样可以给老年人自由发言的机会,拓宽交谈范围。

五、与老年人沟通方式不当

有位老年人到某康复中心替老伴询问骨折后的康复训练和医养康复的收费和训练问题,两位负责接待的工作人员在表示欢迎以后,一位工作人员就继续忙自己手头的事情,没有跟老人有更进一步的沟通,这位老人心里非常不舒服,感觉好像被冷落一样。另外一位工作人员端来了热水,请老人入座,拿来了康复中心的康复项目简介,递给老人:"大叔,您看看,这是我们中心的康复项目简介。"老人摇摇头:"我眼睛老花得厉害,没戴眼镜看不到。"老人心里又添了堵,心想:如果我能看得明白,还要来咨询干什么。工作人员还是很有耐心地回答完老人的所有问题,最后老人选中了一个康复套餐。这时候,老人接了孙子的电话,挂了电话后,满脸笑容地对工作人员说起他的孙子有多么懂事体贴。但是这时候,这位工作人员在忙着填写单据,低头只顾自己填写,没有对老人的谈话做出反应,只是应付性地"嗯,嗯"表示听到了。老人放下资料,起身就走,跟工作人员说:"我取消订单吧,在这里做康复不舒服。"工作人员突然丈二和尚摸不着头脑,不知道老人为何改变了主意。

康复中心的工作人员与老年人的服务沟通障碍,是因沟通方式不当造成的。在为老年人进行服务的过程中,除了口头语言以外,老年人对肢体语言等非语言沟通方式是比较看重的,老年人对服务者的反应和反馈也是比较看重的,会在乎服务者是否尊重和耐心理解自己的所说和所需。所以对于服务者来说,说什么样的内容很重要,但是如果非语言沟通运用不当,对沟通效果也会起反作用。相反,如果能比较有效地选择正确的沟通方式,那么会对服务沟通中传递的信息有正向加强的作用。上例中从老年人走进康复中心开始,对其中一位工作人员打招呼就受到了冷落,就算口头上表示了欢迎,但是在肢体语言上释放出了不欢迎的信息,引起老年人的不快。老年人由于视力听力衰退,反应速度变慢,在沟通方式的选择上,书面沟通、口头沟通等语言沟通形式的选择不当也会引起沟通障碍。康复中心工作人员拿出项目简介给老人看,如果没有口头讲解的话,双方的沟通是会中断的,也会引起老年人的心理不适,感觉没有被重视。最后在填写订单的过程中,工作人员忽略了老人喜悦的讲述,在沟通形式上表现出回应冷淡,使老人非常生气,感到不被尊重。

大多数老年人都较为被动,自信心也稍显不足,对人存有戒心,如果能在语言沟通和非语言沟通的形式选择上,以积极主动的态度和信息的传递去接触他们,保持微笑,用心交流,眼睛多注视对方的眼睛,视线不游离,使他们感觉到关心、感觉到受关注,这种沟通障碍就能得到化解。对于

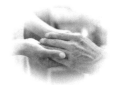

有语言障碍的老年人，必要时应想方设法与老年人共同商定替代手段，如利用手势、文字或图画、符号等替代常用语言。

情境反馈

　　经过这一模块的学习，我们可以了解到，在模块初始的学习情境中，李阿伯和社区工作人员沟通障碍的产生有四方面的原因：第一是李阿伯本身的心理因素。当得知自己患病以后，心理负担非常大，自信心受到很大的打击，对未来的生活感觉没有希望，也不积极寻求治疗，觉得自己是将死之人；第二是信息反馈的终止。对社区工作人员的劝慰，李阿伯听不进去，没有进行真实而积极的反馈，社区工作人员没有及时调整沟通的方案，同时也没有主动地引导反馈，没有通过不停地反馈和确认来让信息顺畅地进行传递。第三是沟通内容的选择。社区工作人员向李阿伯强调了医生的说法，但是这种内容对于李阿伯来说是没能够达到说服和劝慰功能的，所以无法打动李阿伯，进而使之放下心理负担。第四是沟通方式的选择。只是单靠社区工作人员口头上进行劝慰已被证实是不奏效的。在老人心情低落、抑郁难过的时候，通过语言和非语言沟通给予老人肯定和扶持是很关键的。

　　由此，如果社区工作者想化解这个沟通障碍，那么可以做如下考虑。设身处地地去了解李阿伯的想法，对其焦虑表示认同和理解，引导他进行真实想法的反馈和宣泄，由此掌握李阿伯的心理根源。通过类比，比如跟李阿伯说，之前也碰到类似的病例，医疗效果非常好。如果李阿伯沉浸在这个病患的悲痛中，那么就要换一种方式，不能继续围绕这个病例进行解释和说服。在沟通过程中，社区工作人员也应注意发送和接收信息角色的切换节奏，因为我们大脑在接听信息时的思考速度比表述时的速度要快许多，不要随意打断对方，需保持适度的沉默或停顿，以便让对方整理好思绪，把意思表达充分。在非语言沟通方面，可以轻拍对方的手或肩等肯定式的肢体语言，以安抚其情绪。同时也应观察老年人的肢体语言，一般通过面部表情、身体姿势、肢体动作来替代言语，表明其反对、徘徊、肯定的态度，并时刻留意老年人的身心变化，随机应变。另外，动员李阿伯的儿女多进行陪伴也是沟通方式多样化的选择，当老年人感觉脆弱悲伤时，儿女和家人的陪伴是最宽慰的一种沟通形式。

课堂练习

　　练习一：传话比赛

　　练习目的：感知、体验沟通过程的障碍，认识信息传递过程中的失真现象，找到造成障碍的原因，并能在老年服务沟通中找到克服障碍的方法。

　　练习方法：

　　1. 由两个以上的组参加，每组15人以上，每一组的成员排成一排，每个组隔开一定距离。

　　2. 由教师把准备好的一句话写在纸上，交给每个组的第一个人，阅读理解两分钟。

　　3. 第一个人把纸上的话复述给第二个人，第二个人复述给第三个人，以此传递下去，最后一个人把听到的话写在纸上并交给教师。

　　4. 教师拿到每组最后一个人的答案后进行公布，然后公布自己事先准备好的那句话，看看哪个组传话的速度最快，准确率最高。

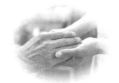

比赛要求：

1. 由教师在比赛前宣布比赛方法、要求以及比赛结果评价的标准（速度和准确率），每位成员都应该按照要求进行。

2. 传话过程中，第一个人拿到纸条后不能向教师提问；向第二个人传话过程中，不能让第三个人听到，后面亦然。

3. 传递话语只能讲一次，不能进行解释。

4. 听取话语的人不能向前面的人提问，或者要求复述。

5. 传完话的人之间不能进行讨论和喧哗，避免影响后面的传话者。

思考与讨论：

1. 请速度快且准确度高的一组谈谈比赛过程中的难处和经验；请准确度最低的一组谈谈准确率不高的原因。

2. 在整个传话过程中，每个人的角色是什么？作为信息发送者和接收者，如果要让沟通顺利进行，应该做好什么事情？

3. 信息出现失真，跟发送者和接收者是否相关？跟参与的人数是否相关？

4. 如果让比赛重来一次，为了提高准确率，大家会如何修改比赛要求？

练习二：根据指令写出名字

练习目的：认识信息发送者和接收者对信息的接收、理解、认知的不同造成的沟通障碍，理解沟通过程中反馈的重要性，找到化解该障碍的方法。

练习方法：

1. 选择4位参与者到黑板或画板前。

2. 教师口头发送指令，让参与者在黑板上画一根垂直的大约10厘米的直线，在直线的上方和下方写上自己的姓和名字。

3. 教师只发送一次指令，参与者听完指令后不可以进行询问，根据指令写出姓名以后即回到座位。

4. 教师检查参与者是否正确解读了指令。在直线的上方和下方都要写上各自的姓和名字，而不是"分别"写上。正确的写法是直线的上端和下端都应该有姓和名字。

思考与讨论：

1. 请书写有误的参与者谈谈自己的感受和想法。

2. 为何发送者与接收者对信息的理解有误？障碍出现在哪里？

3. 如果要克服这个沟通障碍，需要添加哪一个过程？该怎么做？

练习三：角色扮演

练习目的：感知各个不同角色在沟通中的实际需求和沟通目标，学会选择恰当的沟通内容和沟通方式来表达自己的诉求；同时也能理解别人的立场和需求，在理解的基础上选择别人能接受的方法方式进行说服和沟通，克服沟通障碍实现良好的沟通，建立与受众的良性互动关系。

练习方法：

1. **背景**：私人飞机坠落在荒岛上，只有6人存活。这时逃生工具只有一个只能容纳一人的橡皮气球吊篮，没有水和食物。

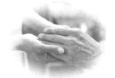

2. 6个角色如下:

A. 孕妇:怀胎8个月。

B. 发明家:正在研究新能源(可再生、无污染)汽车。

C. 医学家:研究艾滋病的治疗方案,已取得突破性进展。

D. 宇航员:即将远征火星,寻找适合人类居住的新星球。

E. 生态学家:负责热带雨林抢救工作。

F. 流浪汉:经历各种生活艰辛,生存能力强。

3. 6位参与者分饰6个角色,其他人为评委。

4. 6位参与者针对由谁乘坐气球先行离岛的问题,各自陈诉理由。先复述前一人的理由再陈述自己的理由。

5. 复述别人逃生理由的完整度与陈述自身理由充分的人可先行离岛,由评委进行筛选。

思考与讨论:

1. 说服力最强的人在陈述的时候具有什么特点?

2. 请几位评委说说自己对6位扮演者的沟通能力的看法。

3. 说服力最弱的人在陈述的时候出现了哪些问题?

4. 陈述时出现的问题可以怎样修正才能使效果达到更佳?

▶ 案例分析

陈老伯是退休党员干部,今年80岁,生活尚能自理。与老伴结婚60年来,二老一直居住在一起,两人感情十分深厚,5个子女长大后都已单独居住。但陈老伯的老伴在几个月前突然去世,子女便请了一个保姆来照顾他,但老人觉得保姆对自己态度不好,所以没多久就辞退了保姆。子女们怕他一人在家无人照顾,也怕他在家中睹物思人,心情过度伤悲,便将他送到了福利院居住。但老人住进福利院后,一改以前开朗的性格,经常一人独坐在一处,很少与其他老人交谈。

陈老伯刚来的时候与另一位新来的老人同住一间房,这位老人听力不好,没办法交流,反应有些慢,还总是把陈老伯的东西误放到自己这边,而且凌晨四点左右就起床,吵得陈老伯没办法正常睡觉,在陌生的环境又没人能诉说,所以刚进福利院的日子对他而言是很难熬的。好在没多久就换了房间,和另两个老人共住一间,相处下来关系还比较和谐。虽说表面上相安无事,但实际生活中还是有许多隐藏的矛盾与不适应。三位老人的生活习惯不一样。另两位老人每天晚上七点就要睡了,早上五点左右就要起床,下楼锻炼身体;而陈老伯则习惯每天晚上要看会儿电视,到晚上九点左右才能睡着,但现在只能靠服用安眠药才能正常入睡。而另两位老人的兴趣和他也不尽相同,平时看的电视节目无法很好地协调。陈老伯喜欢绍兴戏,但其他人喜欢京剧,他往往会为了避免关系紧张而谦让别人,想看却不能看,总觉得心里不太开心。

陈老伯虽然腿脚不便,却很喜欢出去走走。老伴在世的时候总是和老伴到处逛逛,但现在院方不放心,怕他外出时会出事,所以不允许他随便单独出去,一定要有家人陪着并请好假才能出去,为此他觉得十分不自由,很不习惯。以前他是单位的党支部书记,接触的人和事都很多,所以人际交往圈子很广,即使退休了,也活跃于街道、居委会的活动中,直到他由于生病而腿脚不便后,放弃了很多活动,但仍喜欢到公园中和其他老人聊聊天。但到了福利院后,几乎断绝了和外界社会的联系,在这个相对封闭环境中,除了和同房间的老人接触,其他老人大多是不来往的,加上他

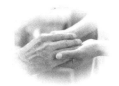

是新来的，更是陌生；而且子女家住得很远，很难来看他一次，感觉一下子身边没什么人了，一种孤独感油然而生。那么多的老人在一起也只是客客气气，没什么深厚的感情，不像以前在家里的时候，社交圈很广，都是几十年的老邻居，彼此十分了解，话题也多，感觉生活很充实。

思考：老年服务提供者应该如何看待陈老伯在福利院里与他人、新环境沟通障碍的问题呢？是什么因素致使他目前的状态跟以往不一样呢？作为福利院的工作人员，可以从哪些造成沟通障碍的因素入手去缓解这种状况呢？

启示与分析：

对于沟通主体来说，陈老伯的首要问题就是刚刚丧妻，这使他的生活发生巨大改变，由于与老伴感情十分深厚，老伴的突然去世对他造成极大的精神创伤。老人往往比较容易掩饰自己，平时生活中表面上看去他的情绪是比较平静的，其实陈老伯是非常悲伤的，只是把它积压在心中，长此以往很容易造成抑郁症倾向。同时，对陈老伯来说，他离开了原有的社交圈子，社交范围突然狭窄了，朋友变少了，必然会产生孤独感；老年人还要适应新的生活模式，更会让他感到不安和无助。

另外是环境背景的变化，由于每个房间的老人生活习惯、家庭背景、个性特点不同，难免在共同生活中产生各种矛盾。如果在了解老人的兴趣、生活习惯及作息时间等情况后再安排房间，也许能更大限度地减少矛盾与摩擦。陈老伯本身有与社会接触的愿望，不满足于封闭的环境。如果到了福利院，能够保持环境背景变化不大，让陈老伯能走出去与其他老人交流互动，那么对他悲伤心理和孤独感的减弱是非常有帮助的，让他觉得自己并没有与社会脱节，仍然与社会保持着良好的沟通。

还有就是陈老伯本身的沟通需求，老人住在福利院，但与子女的联系是必不可少的，适时地让其子女来完成这样的精神和沟通需求是非常有必要的；而不是让他产生一种不满，认为来到福利院就等于与子女相对隔离地生活，进而产生敌意，无法达成良好沟通与互动的目的。

➡ 单元小结

本单元是老年服务沟通技巧的知识和技能基础单元，主要引领大家认识老年服务沟通的全过程。这一单元包含了三个模块：沟通过程的元素、沟通行为的类别、沟通过程的障碍及其化解。主要学习内容包括沟通过程的信息发送者与接收者、沟通的编码和解码过程、沟通的媒介和渠道、沟通中的反馈过程、沟通所处的背景、沟通中的噪声这六个沟通过程要素的功能、作用和角色；按照不同标准划分的语言沟通与非语言沟通、单向与双向沟通、直接沟通与间接沟通、正式沟通与非正式沟通这几种沟通方式在老年服务沟通中的作用和对其进行选择的影响因素；最后是老年服务沟通的几种障碍，包含发送者与接收者的障碍、信息障碍、环境障碍、沟通方式不当、沟通内容不当五种障碍的发生机制、表现和化解的方法。

➡ 实践强化

实训一　沟通方案设计

背景材料：

李大爷，79岁，无子女，某市某国企退休工人，2015年入住市社会福利院，和老伴一起住一间中档价位的宾馆式房间。夫妻二人的退休金有5 000元，但在市区有一套自有产权房屋对外出租，每月租金2 000元左右，因此从未发生过拖欠福利院费用的情况。

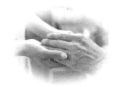

一年前,李大爷的老伴去世了,他把老伴的照片摆在房间里,并拒绝院方安排的其他老人入住这个房间。这样他每月需独自承担4 000元的住宿费,再加上每月1 000元的伙食费,每月共需交纳5 000元。2020年年初,老人身体状况不佳,医疗费用支出上升,他便把自有房屋出售,一次性获得卖房收入80万元。

老人有一个相处多年的男邻居,曾对老人的生活给过诸多照顾,很受老人信任。他多次找上门来,恳求老人把卖房款借给他做生意,并承诺赡养老人,老人便把钱全部借给了他。谁知邻居遭遇了合同诈骗,不仅血本无归,老婆还跟他提出离婚,并把他赶出了家门。老人的钱没了,和这位邻居也失去了联系。

2023年4月,老人开始拖欠福利院的费用。根据养老服务协议,缴费宽限期为1个月,如果2023年5月底老人还是无法补齐4月份的费用,双方协议即告终止。无助的老人一度产生轻生的念头。

以前一直是李大爷的老伴操持家务,老伴去世后,他一个人总是不知道该如何是好。老人有一个侄孙,但双方过去曾有过争执,而且他的房子也没有让这个侄孙继承,所以一直不好意思向对方求助。正是出于这种急于找个依靠的心态,李大爷才孤注一掷,把钱给了承诺要赡养他的邻居。老人现在很懊悔,认为是自己亲手把生活搞得一团糟;也很恐惧,担心自己万一突然生病住院该怎么办。

要求: 假如你是福利院的社会工作者,请根据李大爷的情况,设计一套沟通方案,内容和目的为说服李大爷调整合适价位的房间,引导李大爷走出情绪困境。

提示: 服务过程中,应对困境中的老年人给予充分的尊重。在沟通过程中,可以多提供信息和建议,不过多地探讨解决方案,沟通内容和方法的选择要能促进沟通关系的建立,在不伤害老年人自尊的情况下提出中肯的建议。

实训二　沟通实务训练

小方在一家养老机构工作,院方因为成本问题需要进行费用的调整,事前已经与老年人代表和家属们做好了沟通工作,并取得了支持。但是有一位老人却一直无法理解费用调整问题,几次三番地到办公室大吵大闹,认为费用的调整是不合理的,认为院方贪得无厌,院方管理人员采用了很多方法进行沟通,但他都听不进去,由于他几次三番的大闹,本来已经沟通得很顺畅的其他老人也受到影响,在老人中造成了不良的反响。院长找到在老人中人缘最好的管理人员小方,建议小方通过私下沟通的方式做通老人家的工作。

训练要求:请大家站在小方的立场上,根据本单元学到的沟通过程相关知识和技能,模拟小方作为养老机构院方的代表,与老人及其家属进行面谈的过程。

模拟要点(以下要点仅供参考):

1. 小方的谈话要简短,简明扼要,多进行倾听,做一定的笔记。

2. 在谈话的同时,小方需要留意老人说话的语气、表情及非语言上的信息,明确沟通目的,以便于理解老人并说服老人。

3. 当双方有分歧的时候,以询问的方式确认老人的真正想法,并坦诚表达自己的想法。

4. 运用非语言的方法与老人沟通,例如拍拍老人的肩膀、点头表示认同、握住老人的手等。当老人说话时,不要东张西望,而要目视老人并表现出乐于聆听的样子。

5. 口头上或者肢体语言上给老人适当的肯定,表示对其想法的理解。

6. 在倾听了老人的抱怨后,老人的情绪稍微稳定的时候,向老人解释院方的成本问题,并就以后服务质量的提高等问题征求老人的意见。有时候老人仅可能是因为需要一个倾诉的渠道。

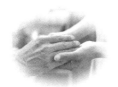

7. 在谈话结束后,把跟老人面谈的内容做适当的整理,作为备案,同时也为以后与老人的良好沟通打下基础。

8. 动员老人的家属在私下也跟老人家进行解释。

实训三　沟通能力测试

评价标准:

非常不同意/不符合(1分);不同意/不符合(2分);比较不同意/不符合(3分);比较同意/符合(4分);同意/符合(5分);非常同意/非常符合(6分)。

测试问题:

1. 我能根据不同对象的特点提供合适的建议或指导。
2. 当我劝告他人时,更注重帮助他们反思自身存在的问题。
3. 当我给他人提供反馈意见甚至是逆耳的意见时,能坚持诚实的态度。
4. 当我与他人讨论问题时,始终能就事论事,而非针对个人。
5. 当我批评或指出他人的不足时,能以客观的标准和预先期望为基础。
6. 当我纠正某人的行为后,我们的关系常能得到加强。
7. 在我与他人沟通时,我会激发出对方的自我价值和自尊意识。
8. 即使我并不赞同,我也能对他人的观点表现出诚挚的兴趣。
9. 我不会对比我权力小或拥有信息少的人表现出高人一等的姿态。
10. 在与自己有不同观点的人讨论时,我将努力找出双方的某些共同点。
11. 我的反馈是明确而直接指向问题关键的,避免泛泛而谈或含糊不清。
12. 我能以平等的方式与对方沟通,避免在交谈中让对方感到被动。
13. 我以"我认为"而不是"他们认为"的方式表示对自己的观点负责。
14. 讨论问题时,我通常更关注自己对问题的理解,而不是直接提建议。
15. 我有意识地与同事和朋友进行定期或不定期的、私人的会谈。

自我评价:

如果你的总分是:

80～90分,说明你具有优秀的沟通技能。

70～79分,说明你略高于平均水平,有些地方尚需要提高。

70分以下,则说明你需要严格地训练你的沟通技能。

选择得分最低的6项作为沟通技能学习提高的重点。

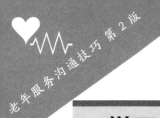
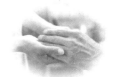

学习单元二　与老年人有效沟通的要领

➤ 单元导读

沟通从心开始

"沟通从心开始",是中国移动的经典广告词。之所以经典,恐怕正是因为抓住了重点:心。我们都太渴望真心真意了。

在快节奏的生活里,尤其是在现代社会,商品经济大潮汹涌澎湃,人们的生活、学习和工作都非常忙碌,封闭了自己,隐秘了自己。夫妻之间、亲朋之间、同事之间以及上下级之间的来往和交流减少了。缺少了沟通与交流,有时候就带来很多的猜疑和误解,人和人的交往会出现屏障,给我们的生活、工作和学习带来诸多不便。这就需要我们拿出一定的时间,用良好的心态,去理解、沟通人际间的关系。

而对老年人来说,随着社会角色的转换,闲暇时间增多了,很容易出现怕孤独、寂寞和空虚的心理。因此,一方面对沟通的需要会相对增加,同时,工作及家庭角色的转变,也会降低自我价值感,导致主动沟通的意愿也有所减弱。另一方面,衰老及疾病等因素又会导致表现力、感知力、理解力、沟通能力有所降低,影响沟通效果,进而影响老年人的身心健康。所以,达成与老年人的有效沟通显得尤为重要。

沟通和理解是需要艺术、需要方法的。与老年人的沟通需要理解、尊重和善待对方。用心去理解、善待和尊重老人,就是送给老人最好的礼物。与老年人沟通,要关注对方,随时随地注意对方的举动,不依赖对方的言语表达,主动捕捉对方的肢体语言。我们只有将心比心,通过心与心的感应,才能使对方的心意畅通地传递过来。心意相通,自然不沟而通。

随着年龄的增长,老年人的机体逐渐衰老,伴着健康状态和社会环境的改变,老年人的心理也会或多或少地产生一些变化,出现一些心理健康问题。这些变化都影响着我们与老年人的顺利沟通。本单元就为我们介绍老年人的身心特点,学习与老年人的沟通技巧,帮助我们更好地实现与老年人的沟通。

➤ 学习目标

知识目标

1. 老年人的身心特点。
2. 有效沟通的基本知识。
3. 阻碍老年人有效沟通的因素。
4. 有效沟通的技巧。
5. 促进老年人沟通能力的活动。

技能目标

1. 了解老年人的身心变化。
2. 掌握有效沟通的原则和技巧。
3. 掌握并发展促进老年人沟通能力的活动。

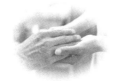

素质目标

1. 正确看待老年人。
2. 重视老年人的沟通需求。

模块一 老年人的身心变化及沟通障碍

学习情境

老年人上了年纪容易耳背。一天上午,王爷爷准备去钓鱼,刚出家门就碰到了隔壁的刘大爷。

刘大爷对王爷爷大声喊道:"钓鱼去啊?"

王爷爷大声回答道:"不是啊,不是啊,我钓鱼去。"

刘大爷点头道:"哦,我以为你要去钓鱼呢。"

情境分析

沟通中"沟"是手段,"通"才是目的。怎样才能实现真正的"通"呢?现代管理学之父彼得·德鲁克说:"人无法只靠一句话来沟通,总是得靠整个人来沟通。"作为年轻人,我们是最具有沟通能力的人群,包括跟未成年的孩子们沟通,也包括跟一些老年人沟通。但在与老年人沟通的过程中,总是会出现各种各样的困难,让人无从入手。跟老人在一起,我们会遇到很多难以解决的沟通障碍。

沟通中,要做到真正的"通",需要沟通双方都真正参与到沟通过程中,需要你对对方做到充分的尊重,做出主动及时的反馈,让对方确定你真正了解了沟通的内容。"通"了,对方就会被你影响,甚至按照你的想法去做。如果没有"通",那就只是被你"沟"了一下而已,没有达到有效沟通的目的。

随着年龄增长,老年人的听力逐渐丧失而易导致老年性耳聋,而听力的下降直接影响口头语言沟通的传递与理解;同时,机体也在逐渐衰老,面临如食欲减退、记忆力和认识功能减退、失眠、视力下降、头发变白、免疫功能低下等问题,这些都是老年人生理方面正常的变化。伴随着健康状态和社会环境的改变,老年人的心理也会或多或少地产生一些变化,出现一些心理健康问题。因此,在我们与老年人沟通的过程中,问题解决不了,顺利的沟通就不可能得到很好的实现,最后就会使人感到沮丧。因此,想要实现与老年人的有效沟通,必须了解老年人的身心特点,再加上一些技巧才能达到想要的目的。

虽然沟通无定法,也没有固定的模式,个人风格不同、面对的对象不同、场景不同,沟通的方法和技巧也应有别。但是仍有一些原则和通用的方法值得我们去努力学习,尽可能保证"沟"而"通"。

相关知识

一、老年人的生理变化、心理变化和常见心理问题

(一)生理变化

1. 身体各系统变化、功能下降

老年人呼吸系统发生变化,因此各种呼吸道疾病会困扰老年人;老年人神经系统的变化会造

成思维变慢、记忆力减退、反应及应变能力减弱；老年人的循环系统会随着年龄的增长而变化，各种心脑血管疾病层出不穷，成为损害老年人健康的一大杀手；老年人消化系统的变化，会造成牙齿松动、味觉下降以及经常便秘；老年人运动系统的变化，会导致骨质疏松、肌肉松弛和关节僵硬等问题；老年人内分泌系统的变化，使内分泌器官都会发生不同程度的萎缩和组织结构的变化，会加重衰老并引起相关疾病的发生；老年人泌尿系统的变化，会使女性出现泌尿系统感染、尿失禁及尿道黏膜脱垂等问题，男性则会出现前列腺肥大及排尿异常等问题。

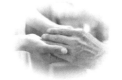

2. 躯体疾病伴发

老年人的身体组织结构发生变化，各系统功能逐渐弱化，机体原来的平衡被破坏，机体表现出组织器官的功能、代谢和结构上的病理变化，并有相应的躯体特征和实验室检查的阳性发现，包括心、肺、肝、肾等疾病以及内分泌、代谢、营养等疾病。

需要注意的是，虽然躯体疾病的概念着眼于生物学的病理变化，然而人的身体和心理不可分割，躯体疾病也不可避免地会引起不同程度的心理改变。由于躯体疾病使机体与外界环境之间产生了障碍，将影响病人的社会适应能力，如老年性痴呆、经期精神紧张、更年期综合征等。因此，患躯体疾病的老年人不但有细胞器官的病理改变，而且总会出现不同程度的心理、行为改变和社会功能障碍。

3. 脑血管病发生的风险明显增高

排除遗传因素，脑血管疾病在55岁以后发病率会明显增加，每增加10岁，脑血管疾病发生率约增加1倍，且男性脑血管病的发生率高于女性。脑血管病除了有较高的死亡率（我国脑血管病死亡率为116/10万，占全部死因的第二位）外，致残率也很高，给患者带来了很多痛苦。大量资料表明，患脑血管病经抢救存活者中，50%～80%留下不同程度的致残性后遗症，如半身不遂、讲话不清、智力减退、关节僵硬、挛缩等，甚至出现痴呆。这些都影响着老年人的沟通能力。

4. 代谢异常

代谢异常指身体或某个器官的功能发生改变所导致的症状或体征改变。老年人的代谢异常直接影响着老年人的认知功能的正常发挥，老年人代谢异常会影响记忆、学习、接收信息、思维以及表达能力的正常发挥，老年人的言语障碍、认知障碍影响着老年人沟通能力的正常发挥。

5. 对于疾病的易感性增加

人到了一定年龄，身体的各部分就会逐渐出现"老化"，对疾病的易感性也就明显增加了。老年人由于免疫功能的下降，得病后的危害程度就更大了。

（二）心理变化

人步入老年阶段，由于生活、工作、经济等条件及社会地位的改变，外加本身机体组织器官的退化性变化引起的生理机能的衰退，特别是脑功能的衰退导致机体调解功能减退，心理上也随之出现老年人特有的变化。

1. 认知和思维的变化

随着年龄增长，感知觉的适应性变化最明显。具体表现为视力明显减退，出现所谓的"老花眼"；听力下降，尤以在70岁以后更加明显；味觉、嗅觉、皮肤觉在60岁以后都有明显下降；记忆力下降，表现为记忆广度、机械识记、再认和回忆等能力均减退；随着年龄的增长，脑组织质量和脑细胞数量减少、萎缩，思维迟缓，但思维的个体差异是很大的。虽然思维速度逐渐变慢，但可以用经验、技能或专业知识来弥补。

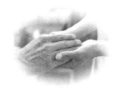

2. 社会角色变化引起情绪变化

由社会人变成自由人,社会角色发生了变化,短期内可能不适应,随之带来情绪上的变化,表现为消沉、郁闷、烦躁等。

3. 人格变化

不安全感主要表现在身体健康、经济保障两方面。由于社会角色的变化而诱发孤独感;由于子女关心照顾得较少,或失去配偶等因素而导致孤独和苦楚。他们的适应性差,对周围环境的态度和方式趋于被动,依恋已有的习惯,对新环境很难适应,拘泥刻板,趋于保守。

(三)常见心理问题

伴随着心理变化,尤其当躯体遭到疾病的折磨需要医治及他人照料时,情绪变化更为突出。焦虑、抑郁和孤独是老年人常见的心理问题。

1. 焦虑

焦虑是个体由于达不到目标或者不能克服障碍的威胁,导致自尊心、自信心受挫,失败感、内疚感增加,所形成的一种紧张不安带有恐惧的情绪状态。心理学家认为,生命的晚期要处理对自我的绝望或自我调整这些问题。老年期是负性生活事件的多发阶段,随着生理功能的逐渐老化各种疾病的出现、社会角色与地位的改变、社会交往的减少,以及丧偶、子女离家等负性生活事件的冲击,老年人经常会产生消极的想法。

日常生活中,我们经常看到有些老年人容易心烦意乱、坐立不安,有时遇到一点小事就会神经紧绷。这种发生在老年人群中的焦虑称为老年焦虑,发展到严重程度称为老年焦虑症,它本身比较容易治疗,但易被忽视,从而导致老年人精神致残甚至出现自杀行为,成为老年健康的一大杀手。如:广州某社区有位老人是外地人,不会讲粤语,与周围邻居交往比较少,也没什么朋友。老人退休后,与公司同事的关系渐渐疏远,平时生活中来往的朋友比较少,子女已经在外地成家立业。老人患有高血压、心脏病等慢性疾病,他的妻子也由于腰椎间盘突出症而做了手术,身体比较虚弱,行动不便。近来,因为房屋漏水问题,导致卧室无法居住,并且呈现出逐步蔓延扩大的趋势,使得夫妻两人非常焦虑,引发了头疼、失眠、食欲下降等一系列问题,老人的妻子甚至产生了轻生的念头。

因子女离家、人际交往圈子缩小、慢性疾病的折磨以及家庭生活事件的刺激,给这位老人及其妻子的心理及精神造成了很大的影响,他们每天对住房的安全、卫生非常担忧,为找不到很好的解决办法而烦恼不已,甚至影响了睡眠及身体健康。

2. 抑郁

抑郁是由于对事情的演绎过于悲观所引起的一种情绪状态。老年人随着年龄的增加,生理、心理功能退化,要应对多种慢性疾病;再加上如丧偶、子女不理解等应激事件的刺激,有些老年人对事物的消极认知和应对方式等都会引起抑郁情绪。抑郁是老年人常见的情绪和心理失调的症状,随着老年人的逐渐衰老,情绪变化也日益明显,有的老年人甚至产生轻生的念头。

如:李老太太今年70多岁,往日精神头儿还不错的她近半年变得不爱运动,动作缓慢僵硬,很少的家务劳动需很长时间才能完成,也不爱主动讲话,每次都以简短低弱的言语答复家人。面部表情变化少,有时双眼凝视,对外界动向常常无动于衷,只有在提及她故去的老伴时,她才眼含泪花,说现在许多事情自己都做不了,想不起怎么做,头脑一片空白。老年抑郁症可以单独发生,也可以继发于各种躯体疾病,如高血压、冠心病、糖尿病和癌症等。一些患者在家庭刺激下诱导发病,也有许多患者发病没有明显的病因。

需要注意的是，抑郁症是自杀的高危因素，要小心处理。患有极重度抑郁症的老年人，如果有自杀倾向，紧急之时要马上叫救护车送去医院监视和治疗。

3. 孤独

人到老年，离开了熟悉的工作岗位，离开了原来朝夕相处的群体；无子女或因子女独立成家而身处空巢家庭；自身体弱多病，行动不便，降低了与亲朋来往的频率；性格孤僻，丧偶或身体心理及其他原因导致行动交往不方便，使老年人感到空虚寂寞，心理上往往产生隔绝感或孤独感，进而感到烦躁无聊。有的老年人因患脑梗死、脑萎缩而行动不便，心理上产生自卑感，不愿意出门，怕见熟人，自感低人一等，整天待在家里，像与世隔绝一样，这样未免会从心理上产生一种从未有过的孤独感。如：离婚后独自居住的71岁的赵大爷一直一个人生活，两个女儿都在外地打工，生活很单调。为排遣孤独，赵大爷一年时间，拨打110报警电话1 000余次，都是因为没带钥匙、东西坏了等事情，小区邻居表示，赵大爷除了拨打110外，平时还喜欢在门卫室和工作人员聊天。

老年人最怕的就是这种精神上的孤独和寂寞，因此他们盼望着能归属于一定的群体，能继续参与一定群体的活动；也盼望得到人们的关爱，希望能够与他人增加交流，以排遣寂寞、解除孤独。

二、与老年人沟通的障碍

在与老年人沟通时，需要以老年人为中心，充分理解老年人，顺应老年人的沟通能力，努力达到沟通目的。除了需要了解老年人的身心状态和生活习惯，还需要了解老年人常见的沟通障碍。

（一）老年人常见的沟通障碍

正常老化对沟通的影响有如下几点：

1. 用字较困难及缺乏变通性

产生此类影响的主要原因是大脑的退化，大脑功能减退。如有时老年人想说话却要想很久才能说出来，刚吐字时还清楚，说久了就听不清楚在说什么了。

2. 说话的速度变慢，缺乏流利性

老年人受大脑反应速度变慢的影响，会出现说话速度变慢、口齿不清、言语含糊等状况。建议老年人平时要多活动活动手，进行弹琴、手上滚球、简单手工、练习书法等活动，以延缓语言能力的衰退。

3. 视力变差使得老年人在非语言传达的接收上受到影响

4. 对高音频的声音敏感度或接收力降低

老年性耳聋首先表现为对高频声音敏感度的降低，听力减退从高频开始，常听不到一些如"吱吱"等频率比较高的声音，随后逐渐听话不便，特别对低声的言语，需用手掌挡在耳后倾听。老年性耳聋者常会有听觉重振的感觉，即听到别人大声说话，或是听见比较高调的声音，都觉得很吵。高声会使患者病变的耳蜗产生共鸣，患者就会感觉耳部振动特别厉害，因而觉得不舒服。

据悉，老年性耳聋还表现为语言分辨率与纯音听力不成比例，即能听见声音，但无法分辨别人到底在说什么，年龄越大此种现象越明显。

情境反馈

随着人们年龄的增长，到了老年，机体的每个器官都会逐渐老化，功能也随之衰退，听力减退很明显，老年生理性耳聋是整个听觉系统内各种功能障碍的结果。

老年人不仅对声音的感知能力下降，而且由于内耳的变化，也严重损害了语言的可懂度或称为"语言识别率"与"语言理解能力"。随着年龄增大，听觉器官逐渐老化而出现的听力障碍，

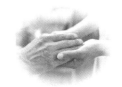

称为老年性耳聋。老年性耳聋是以双耳听力对称性下降，高频听力减退显著和语言分辨能力差为特征的感应性耳聋。除老化因素外，老年性耳聋还与遗传因素、长期高脂肪饮食、接触噪声、多年吸烟饮酒、使用了易损伤听力的药物、精神压力和代谢异常等有关，高血压、动脉硬化、高脂血症和糖尿病等都是加速老年性耳聋的重要危险性因素。65岁以上的老年人中约1/3有听力下降现象，75岁以上的老年人几乎一半有听力障碍。

情境中的对话虽然颇具幽默效果，但是事实上，老年性耳聋妨碍了老年人与他人的沟通，常导致老年人孤独、抑郁，甚至加速认知功能的减退。

5. 发音不正确

这可能跟脑部神经调节的问题有关系，也可能是舌头神经失灵造成发音不准，说话听不清，多见于脑血管病，如脑椎基动脉供血不足、脑梗死、脑占位病变等。

6. 发声改变导致整体的沟通效率降低

人到老年后，声音也会开始变粗、变嘶哑，甚至有时候在电话里分辨不出是老年男性还是老年女性。进入60岁后，几乎每个老年人都会出现声音的变化，只是大多数人不去特别关注。如果是正常的生理性变声，对健康没有很大的影响。

（二）引起老年人沟通障碍的因素

生理因素：视力、听力衰退，反应速度减慢，说话气力不足，影响沟通效果。记忆力差而反复唠叨，容易导致对方厌烦，若对方表现出这种情绪，会使老年人有所顾虑而不敢畅所欲言。

心理因素：缺乏自信或对别人缺乏信任感，不敢与人沟通；自视过高、轻视别人，不屑与人沟通。

媒介因素：因方言或与年代相关的特色词汇而让对方难以理解。

疾病因素：脑血管病、老年痴呆等疾病会影响理解力及表达力，抑郁症会影响沟通意愿。

环境因素：不合时机、场所嘈杂狭窄、光线过强或过暗、周围气味难闻、空气污浊等。

知识链接

一、老年人的疾病特征

（1）对老年人来说，疾病很少是单一的，也就是说，往往是不同生理系统的疾病同时存在。比如由高血压引起的脑卒中，肺气肿、冠心病，还可以见到胃溃疡等。所以，老年人在医院被诊断出五六种疾病的情况是很多见的。

（2）潜在性疾病众多而其症状却不稳定、不明显。由于潜在性疾病的存在，往往发现一种疾病的同时，也可以把潜在性疾病诊断出来。

（3）在老年人中，某些疾病的症状极不典型。例如中年人经常会出现伴有剧烈胸痛发作的心肌梗死，但老年人几乎没有这种症状，常常只是轻度的胸前不适感，这往往容易使疾病在不被察觉中而渐渐地严重和恶化。

（4）老年人的疾病多是慢性疾病，在治疗上也比较困难。一种疾病的出现，可以合并其他系统的疾病，例如糖尿病的存在容易引起动脉硬化和高血压等疾病。

（5）由于老年人各种生理功能减退，某些老年性疾病症状常常不典型、不明显，病情可突然发生变化。

二、老年抑郁量表

1982年布林克等人创制老年抑郁量表（GDS）作为专用于老年人的抑郁筛查表。

由于老年人躯体主诉多，因此许多老年人的躯体主诉在这个年龄阶段属于正常范围，但往往却被误诊为抑郁症。设计 GDS 是为了更敏感地检查老年抑郁患者所特有的躯体症状。每个条目都是一句问话，要求受试者回答"是"或"否"。30 个条目中，10 条用反序计分（回答"否"表示抑郁存在），20 条用正序计分（回答"是"表示抑郁存在）。每项表示抑郁存在的回答得 1 分。

布林克建议按不同的研究目的（要求灵敏度还是特异性）用 9～14 分作为存在抑郁的界限分。一般地讲，在最高分 30 分中得 0～10 分可视为正常范围，即无抑郁症；11～20 分为轻度抑郁；而 21～30 分为中重度抑郁。

指导语：选择最切合您最近一周以来的感受的答案。（是，否）

（1）你对生活基本上满意吗？（否）
（2）你是否已放弃了许多活动与兴趣？（是）
（3）你是否觉得生活空虚？（是）
（4）你是否常感到厌倦？（是）
（5）你觉得未来有希望吗？（否）
（6）你是否因为脑子里一些想法摆脱不掉而烦恼？（是）
（7）你是否大部分时间精力充沛？（否）
（8）你是否害怕会有不幸的事落到你头上？（是）
（9）你是否大部分时间感到幸福？（否）
（10）你是否常感到孤立无援？（是）
（11）你是否经常坐立不安、心烦意乱？（是）
（12）你是否希望待在家里而不愿去做些新鲜事？（是）
（13）你是否常常担心将来？（是）
（14）你是否觉得记忆力比以前差了？（是）
（15）你觉得现在活着很惬意吗？（否）
（16）你是否常感到心情沉重、郁闷？（是）
（17）你是否觉得像现在这样活着毫无意义？（是）
（18）你是否总为过去的事忧愁？（是）
（19）你觉得生活很令人兴奋吗？（否）
（20）你开始一件新的工作很困难吗？（是）
（21）你觉得生活充满活力吗？（否）
（22）你是否觉得你的处境已毫无希望？（是）
（23）你是否觉得大多数人比你强得多？（是）
（24）你是否常为些小事伤心？（是）
（25）你是否常觉得想哭？（是）
（26）你集中精力有困难吗？（是）
（27）你早晨起来很快活吗？（否）

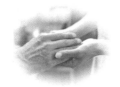

（28）你希望避开聚会吗？（是）

（29）你做决定很容易吗？（否）

（30）你的头脑像往常一样清晰吗？（否）

检查者指导：该量表可用口述或书面回答两种方式检查。如用书面形式，须在每个问题后印上是/否的字样，让受试者圈出较贴切的回答。如口头提问，检查者可能要重复某些问题以获得确切的"是"或"否"的回答。痴呆严重时GDS效度下降。GDS在其他年龄段同样适用。

评分：每条目后括号内的回答表示抑郁，与其一致的回答得1分。0～10分，正常；11～20分，轻度抑郁；21～30分，中、重度抑郁。

课堂练习

1. 请大家分组说说常见的老年病都有哪些。

2. 张老太60多岁了，体弱多病，因没医保而使晚年愈发丧失安全感，心理非常脆弱。虽然家人非常仔细地照顾她，但是张老太在家里经常苦恼，甚至吃喝拉撒都会让她苦恼，家人为此烦恼不已。

请问：你觉得张老太心理发生了怎样的变化？如果你准备为这家人提供服务，你会怎么做？

案例分析

材料一：

中央电视台多个频道曾播出公益广告《老爸的谎言》，空荡荡的屋子里，电话响起，年老的父亲告诉女儿自己很忙，一切都好。可转过身却是老人孤寂地外出，独自照顾生病的老伴。

老爸在与闺女的对话中这样说：

"喂，闺女啊。哦，我跟老朋友出去玩了。你放心吧。我啊，吃得饱，睡得香，一点都不闷。你妈……妈妈没在啊，她出去跳舞了。没事没事，没事儿的，你放心吧。你啊，好好工作啊，不要担心我们俩。你忙啊，就挂了吧。"

广告结尾发人深省地反问："老爸的谎言，你听得出来吗？"呼吁儿女关爱父母，别爱得太迟，多回家看看。

材料二：

当前，我国已经进入人口老龄化快速发展阶段。据2020年第七次人口普查数据显示，我国60岁以上人口超过2.6亿，其中60～69岁的低龄老人占老年人口的55.83%，预计到2025年60岁以上人口将突破3亿。届时，我国每4个人中就有一个老年人。当子女由于工作、学习、结婚等原因离家后，空巢老人将越来越多，这已经成为一个不容忽视的社会问题。对此，儿女应该在情感上保持体贴父母的习惯，即使"离巢"，也要增加与父母的联系和往来的次数，以避免父母空巢综合征的发生。

材料三：

积极应对人口老龄化，加快发展养老服务业，不断满足老年人持续增长的服务需求，既是社会广泛关注的问题，也引起了党中央和政府的高度重视。2019年，中共中央、国务院印发了《国家积极应对人口老龄化中长期规划》，近期至2022年，中期至2035年，远期展望至2050年，是到本世纪中叶我国积极应对人口老龄化的战略性、综合性、指导性文件。2021年，国务院印发《"十四五"国家老龄事业发展和养老服务体系规划》，推动老龄事业和产业协同发展，构建和完善兜底性、普

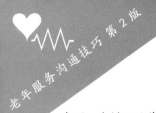
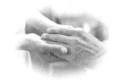

惠型、多样化的养老服务体系，不断满足老年人日益增长的多层次，高品质健康养老需求。2022年，党的二十大报告中指出，实施积极应对人口老龄化国家战略，发展养老事业和养老产业。

请问：
1. 材料一和材料二中，空巢老人会面临哪些问题？
2. 结合三份材料，谈一谈我们该如何关爱老年人。

模块二　与老年人有效沟通的技巧

▶ 学习情境

邓爷爷，60多岁，住在养老机构。虽然邓爷爷算是年龄比较小的老人，但因为身体原因，长期坐在轮椅上，身体比较肥胖，并且随身带着尿袋。因为老人说话地方口音很重，而且吐字不清，加上老人身上总会有一股尿的味道，在养老院里老人总是一个人坐着发呆。护工大多忙着照顾老人的起居，很难有精力陪老人聊天。邓爷爷担心自己成为别人的负担，很少主动提要求，对院内的很多服务都非常配合，只是饭吃得很少，一天都吃不了一碗米饭。

后来院里来了一批志愿者，有一位志愿者专门负责跟邓爷爷聊天。那位志愿者一直很有耐心地坐在邓爷爷面前，听邓爷爷讲那些过去的故事。第一天邓爷爷跟志愿者兴致勃勃地讲了他的经历。第二天，志愿者如期而至，同样耐心地倾听邓爷爷的故事，邓爷爷把他的故事又讲了一遍，志愿者并没有说他已经讲过了，而是继续认真倾听，不时点头、提问，鼓励邓爷爷继续讲述他的故事。陪邓爷爷的那两天，护工惊喜地发现，邓爷爷第一次一顿饭能吃满满一大碗米饭。

▶ 情境分析

照顾老人或者与他们很好地交流常常需要独特的沟通技巧和策略。随着年龄的增加，老年人机体各组织器官生理功能衰退，导致机体调节功能不强，抗病能力减退，易受疾病困扰。同时，老年人的心理也随着生理、社会生活的变化发生变化，认知、人格都会发生变化，老年人的社会圈子日益狭小，心理上容易孤单无助，难以沟通。

虽然老年人的生理因素、心理因素、社会环境因素以及沟通媒介因素等影响了与老年人的沟通，但是此时的老年人却非常需要沟通，需要被倾听，需要倾诉，需要他人的理解、关爱和尊重。正如上文案例中的邓爷爷，虽然非常配合院里的服务，但是常常一个人待着的邓爷爷，其实特别需要别人的关注，特别需要人陪伴，需要与人沟通。但是如何"沟"而"通"，即怎样做到有效沟通，还需要学习，向上文中的志愿者学习。在与老年人聊天中做到有效沟通，往往是治愈老年人心理或情绪问题的一剂良药，能够在服务中达到事半功倍的效果。

▶ 相关知识

一、与老年人有效沟通的基本知识

有效沟通指为了一个目标（目的或任务），把信息、思想和情感在个人或群体间传递，理解他

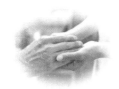

人并被他人所理解，最终达成共识的过程。沟通不局限于语言，还有手势、动作来表达事实、感觉和意念。从沟通组成看，一般包括三个方面：沟通的内容，即文字；沟通的语调和语速，即声音；沟通中的行为姿态，即肢体语言。这三者的比例为：文字占7%，声音占38%，行为姿态占55%。有效的沟通应该是更好地融合这三者。

与老年人的有效沟通是一种特殊的人际沟通，是指沟通一方用语言、手势、行为、神态等方法与老年人进行信息交流和情感交流，收集老年人资料、确立问题、提供信息和情绪支持。

与老年人的有效沟通能否成立关键在于以下三个方面：

1. 沟通技巧

首先，沟通人员与老年人沟通的态度是否积极，语气是否礼貌；是否足够重视与老年人之间的关系；沟通中行为举止是否得体（如着装、语言行为和非语言行为）；是否说明沟通的目的；是否对老年人难以理解的问题做出及时的解释；是否谈论老年人感兴趣的话题等，这些都影响着良好沟通关系的建立。

其次，在收集老年人信息方面是否比较全面，在信息反馈和关心老年人方面是否娴熟。沟通心态是否从"以自我为中心"向"以老年人为中心"转变，沟通内容是否服从沟通目标，是否从"问题"模式向"生理——心理——社会"模式转变。

再次，是否熟悉沟通目标，能否控制沟通过程，在沟通时间、沟通情绪及结束沟通方面是否做得妥当。

最后，沟通技巧掌握得是否熟练，如换位思考、主动积极倾听、语言技巧、反馈技巧等的应用，都关系到沟通的有效性。

2. 信息的有效性

信息的有效性决定了沟通的有效程度。达成与老年人的有效沟通须具备两个必要条件：首先，信息发送者清晰地表达信息的内涵，以便信息接收者能确切理解；其次，信息发送者重视信息接收者的反应并能根据其反应及时修正信息的传递，免除不必要的误解。两者缺一不可。

信息的有效性主要取决于以下两个方面：

（1）信息的接收程度。接收信息并不意味着简单的信息传递，而要确保信息接收者能理解信息的内涵。如果以一种模棱两可的、含糊不清的文字语言传递一种不清晰的、难以使人理解的信息，对于信息接收者而言没有任何意义。与老年人沟通时要注意根据老年人的特点进行选择，如听力受损的老年人可以多用非语言的表达方式。

另一方面，信息接收者也有权获得与自身利益相关的信息内涵，否则有可能导致信息接收者对信息发送者的行为动机产生怀疑。在与老年人沟通时应围绕老年人感兴趣的话题展开，多了解老年人的需要，而不要只顾谈自己关心的事情，这样老年人会觉得不受尊重，很可能造成沟通的提前结束。

（2）信息的反馈程度。有效沟通是一种动态的双向行为，而双向的沟通对信息发送者来说应得到充分的反馈。只有沟通的主、客体双方都充分表达了对某一问题的看法，才真正具备有效沟通的意义。在与老年人进行沟通的过程中应该仔细认真地聆听，总结接收的反馈信息并确认理由，表明我们将考虑如何去行动，提出问题、澄清事实、询问实例。

3. 理解老年人

与老年人沟通是一个与老年人互动的过程，是一个相互学习、相互交流的过程。服务对象的特殊性需要我们去了解老年人、理解老年人，只有在理解老年人的基础上，才能做到用心沟通，达到有效沟通。缺少理解与共鸣，是沟通失败的表现。

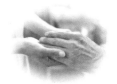

在与老年人沟通过程中,需要对老年人的情绪变化足够重视,全面理解老年人在语言、情感上的暗示。要做到尊重老年人(如礼貌称呼,给老人充分表达的机会),共情(理解老人的所思所想),耐心地安慰老年人,消除沟通过程中的障碍,鼓励老年人自由表达。只有让老年人觉得你对他们是关心的,才能拉近彼此的距离,有效沟通才能成为可能。

➡ 情境反馈

案例中,志愿者在与老年人的沟通过程中首先做到了关心理解老年人。院内的工作人员或许因为工作繁忙等问题,疏于对老年人的个别化照顾,邓爷爷身上的味道也让其他老人敬而远之。邓爷爷是孤独的,也是自卑的,怕自己成为别人的负担,怕因为自己的疾病而让别人不舒服,所以邓爷爷保持客气,选择一个人默默待着。但是老年人都需要被关爱,需要与人沟通,邓爷爷也不例外。志愿者能够选择邓爷爷,愿意陪邓爷爷聊天,不因邓爷爷的疾病而远离他,透过邓爷爷的客气,发掘他内心深处渴望与人沟通的需要,正确的积极态度为沟通打下了良好的基础。

认同情绪和迁就老年人的体能限制是特别重要的。有些老年人可能因要接受帮助而感到情绪不安,接受帮助可能会使老人感觉自己无用或没面子。老人会因多种失去而引致哀伤的情绪反应。老人可能会多次重复同一个故事,你需要表明你知道他在诉说的故事。更重要的是,要探究他重复诉说的原因。老年人习惯了自己所说的话不被理会,因此只好重复他的故事。你应该积极地聆听和表达自己的兴趣,并且主动了解故事对老年人的意义。

在与邓爷爷沟通过程中,志愿者还做到了积极倾听。志愿者面对邓爷爷坐下,跟邓爷爷保持一样的高度,让邓爷爷感受到了平等和尊重。同时在沟通过程中,志愿者给了邓爷爷最大的耐心,静静地听邓爷爷讲述他的故事,并不时点头、提问,鼓励邓爷爷继续讲下去。在选择话题时,志愿者很好地寻找到邓爷爷感兴趣的话题,跟随邓爷爷回顾过往,不时提问,鼓励邓爷爷把一些细节,尤其是能够带给邓爷爷美好感觉的细节讲述出来。虽然邓爷爷连着两天讲的是一样的故事,志愿者仍然保持积极倾听,给了邓爷爷很大的鼓励和支持。

二、促进有效沟通的技巧

1989年,世界医学教育联合会在福冈宣言中指出:"所有医生必须学会交流和人际关系的技能。缺少共鸣应该视作与技术不够一样,是无能力的表现。"沟通技能是全球医学教育最基本的要求。而在老年服务中,医护人员只是其中一部分,我们也应该像所有医护人员一样,学习沟通相关知识。

(一)有效沟通的原则

想实现与老年人的有效沟通,必须把握一些原则,这些原则会涉及态度、言语技巧及许多必须注意的细节。

(1)主动。主动沟通是一切交往的前提,与老年人沟通要主动,大多数老年人被动、自信心低、对人有戒心,因此要积极主动地去接触他们,使他们感到被关心。

(2)真诚。真情投入、真诚相待是最基本的原则。只有敞开心扉、消除偏见,才能表达充分、接受全面。

(3)多倾听。老年人多喜欢倾诉,在沟通中鼓励老年人畅所欲言,耐心地多听老年人说,是对老年人的支持、尊重和鼓励。在倾听的同时,多了解老年人说话的动机。切记不要妄下结论,多倾听和理解,再反馈,不要对老年人的想法或生活事件下结论,要站在老年人的角度去考虑。

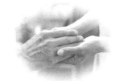

（4）注意语言和非语言信息的恰当融合。要有意识地调整自己，以"自然的我"，把真诚、善意和希望通过恰当得体的方式传递给对方，赢得其好感及信任。多多微笑很重要，让老年人切身感受到自己存在的价值，即自己是被家人、朋友或社会所关注、所需要、所理解、所接受的无可替代的人。

（5）保持耐心。沟通过程中要给老年人充足的反应时间。随着年龄增长，老年人身体机能退化，有的老年人不能走路或者行动不便，说话不清或缓慢是常有的事，有时候需要足够的时间来反应，要等老年人表达清楚后再给予补充。

（6）多与老年人接触。比如在聊天时，可以多握老年人的手，老年人也会在心理上感觉和你亲近；还可以拍拍老人的肩膀、不时地点头，这些都是良性的鼓励。

（7）避免争执。与老年人沟通时，如果与老年人的观点相悖，不要着急去争辩，而应该把老年人的感受放在首位，再慢慢沟通具体问题。

（8）视每一位老年人为单独的个体，有不同特质与需要，除基本态度与技巧外，还要顺应情况，使用不同的行动和表达方式，才能建立良好关系，达到更好的服务和关爱效果。比如对自闭的老年人或是比较内向、不愿与人沟通交流的老年人，需要更多的时间和精力去了解和沟通，主动与老年人交流，取得老年人的信任，让他愿意和你亲近。在为残障或生活不能自理的老年人服务时，一定要事先和工作人员沟通交流，掌握服务对象的基本情况及注意事项，如进食特点等；对自己无法确定的问题，不要自行猜测，一定要向工作人员问明情况。

（二）有效沟通的技巧

1. 做好沟通前的准备工作

沟通前的主要准备工作有以下几点：

（1）自我准备，包括自己目前对老年人所持的态度、自身状态及自我形象。

1）认识老年人，了解老年人的基本资料。要换位思考，体谅老年人的处境，理解老年人的苦衷，看到老年人的长处，不要嫌弃老年人。比如老年人可以就一点事说很久，显得唠唠叨叨，我们要有足够的耐心去倾听。要顺应其心理状态及社会处境，避免带来不快。老年人记忆力减退，往事虽历历在目，近景却模糊不清，但也不愿被别人说自己记性差，所以，当再次见到老年人时，应避免问"您还记得我吗"，而应改为"我又来看您啦"，这样会让老年人觉得自己被重视、被尊重，会高兴许多。

2）调整自我状态。需要与自己进行对话，明确自己的观点与感觉，想象并感受即将面对老年人时自己的感受，反思自己是否能够做到无条件地接纳老年人，是否能耐心倾听他们的心声，是否能够诚恳地与其进行沟通，在沟通中遇到老年人不配合时能否做到保持冷静并做出专业分析，而避免对老年人产生偏见和歧视等。

3）留意自我形象。着装颜色尽量明快，姿态端庄而放松，表情自然，面带微笑，声音洪亮。可恰当运用微笑、赞美、幽默等润滑剂。当老年人倍受疾病折磨或极度痛苦时，应收敛笑容，给予关注的目光。对老年人的赞美要真诚得体，尽量具体，如衣着服饰、特色专长等。

（2）了解老年人的身心状态和生活习惯，特别是作息时间、兴趣及忌讳。由于退休后生活圈子改变了，生活目标转移了，宜选择老有所乐、老有所为的话题，如追忆往事、唠家常、谈保健等，且把握好时机。除此之外，还需要了解老年人常见的沟通障碍。

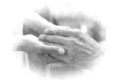

（3）做好环境和时间安排。保证充足的时间，提供安静舒适的环境，创造轻松活跃的氛围，保证通风良好、光线充足，双方都能清楚看到对方的脸，保持适当距离，以1米内为宜。通常，未经老年人允许，不要随便挪动或摆弄其居室的摆设及物品。其他可能影响到沟通的因素也应考虑到，比如当老年人谈及自己对有关亲属的不满时，应选择其谈论对象不在的时间或场所。

时间地点的安排要充分考虑老年人的需要，征询老年人的意见。

（4）掌握沟通技巧，准备沟通内容、所需资料和道具等。需要明确沟通目标，即通过沟通想达到什么样的预期。制订沟通计划，决定选择什么样的沟通环境、采用什么样的沟通方式、如何开始、如何结束等。同时还需要对沟通中可能出现的问题做好准备。沟通中遇到难题很正常，但是如果能很好地预测并做好应对准备，则可以在较短时间内解决这些难题，使沟通得以顺利进行。

2. 扮演好沟通中的多重角色

沟通中的角色包括信息发送者、信息接收者及信息反馈者。

（1）信息发送者的扮演。要结合老人特点选择合适的表达方式，确保有效发送。

首先，需要一个良好的开始，礼貌地打招呼。初次见面需简单自我介绍，明确自己要说什么。若想了解对方的感觉及需要，应选择开放式提问，抓住关键词，如"您感觉怎样"，如此就可以给对方自由发言的机会，拓宽交谈范围。

其次，要结合老年人的特点选择表达方式。听力良好的老年人，可以多用语言沟通；而听力受损的老年人，可以多结合非语言方式进行沟通。对有语言障碍的老年人，必要时想方设法共同商定替代手段，如利用手势、文字或图画、符号等替代常用语言；针对有心理障碍或自闭倾向的老年人，要了解其"心结"，花更多时间，用加倍的耐心、爱心去体贴、融化老年人的心，直到老年人开口说话。

再次，要清晰、缓慢地说，语调适中。若对方听力下降，则应稍大声些，或靠近耳边说。

最后，语言信息和非语言信息要保持一致。交谈时应拉近距离，弯下腰或坐下来，面对面目光相对，视线不要游走不定、左顾右盼，这样老年人才会觉得平等、被重视。如：某位老人来到市红十字会寻求帮助，一位接待人员看到老人来了，笑容可掬地问道："请问您有什么需要？"老人慢慢地说着自己的问题，这位工作人员虽然不时"嗯，嗯"回应着老人，却一直面对着自己的计算机。等老人讲完之后，工作人员礼貌地说："好的，我了解了，您回去等我们通知吧。"老人很是失落。这时候另一位工作人员注意到了老人的失落，赶紧走过来拉住老人的手说："爷爷，您先过来坐一下吧，一路走过来肯定很辛苦，我给您倒杯水，您还可以多跟我聊聊。"老人看着这位工作人员，紧紧握着她的手说："谢谢哦，太麻烦你了。"等给老人倒好水，这位工作人员与老人面对面坐下，并说道："我刚刚大概了解了您说的问题，您还可以说得仔细一些吗？"然后拉着老人的手，眼睛注视着老人。老人慢慢放松了许多，仔细讲起他的问题来。工作人员不时点头，在征得老人的同意后，不时记录着内容。

（2）信息接收者的扮演。接收信息时，需要全神贯注地察言观色、用心聆听，读懂对方的非语言信息。观察内容主要包括活跃情况、感情变化以及语言和非语言信息的一致情况。

首先观察老年人对于沟通是否活跃。若老年人低头、垂肩、弓背，动作迟缓拖拉，说话有气无力，则提示此时老年人对沟通的活力较弱。反之，若老年人精神抖擞、动作轻快、声音洪亮，则显示精力充沛，更易于沟通。当然这里需要考虑到老年人的身体原因，有些老年人虽然非常愿意沟通，但是受疾病困扰，也会表现得不够活跃。

其次注意老年人的情感变化。看看老年人的表情是否有忧郁迹象，若没有或少有笑容，看各种动作是否自然、灵活，看饮食、睡眠等平时的变化情况；听老年人说话最容易判断出其是否愉快，如声音、语气的抑扬顿挫等。

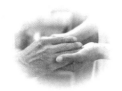

最后要特别留意老年人是否言行一致。对于不一致之处要格外留意，它常是问题所在，需进一步了解。如老年人神情低落，坐姿颓废，心神不定，却说"我心情很好"，则对方可能此时心情并不好。如：志愿者小孙去养老院探望老人，他发现有一位老人独自坐在床上，离志愿者和其他老人远远的。小孙走过去，老人赶紧放下手中的裤子，塞到床脚，然后侧身靠里，斜对着小孙。小孙试探着问道："奶奶在忙什么呢？我有没有打扰到您？"老人低头，但是很快回答小孙："没有，没有，我没有忙什么，你也没有打扰到我。"但是小孙发现老人的手在微微抖动，嘴巴也在抽动。事后小孙了解到，那天老人接到女儿的电话，女儿最近又不能过来了，她女儿已经半年没过来了，老人手里拿的正是女儿很早之前给老人买的裤子。老人正在思念女儿，心里很难过，但又怕别人发现，影响了别人的心情，只能自己默默流泪。

（3）做好反馈工作。没有反馈，就无法做好沟通。与老年人沟通过程中，需要扮演好反馈者的角色，把握好听和说的节奏。

先要注意反馈的时机。要注意发送和接收信息角色的切换节奏，因为我们大脑在接听信息时的思考速度比表述时的速度要快许多；不要随意插话打断老年人的诉说，需保持适度的沉默或停顿，以便自己整理好信息，把意思表达充分。

同时需要积极地倾听。积极倾听能促进老年人的自我表达和自我理解。倾听需要专心致志，抓住主要内容，还需要边听边思考，在短时间内对信息加以综合分析，及时予以积极的反馈。反馈内容应包括事件、感情、意义三个层次。注意反馈时要使用通俗易懂的语言，重点之处可以加以强调。如：夏奶奶是一位独居老人，退休前是一家医院的护士长，她的子女都在外地。最近夏奶奶身体很不好，眼睛几乎失明，她变得很沮丧。当她的朋友或邻居邀请她参加一些活动时，她也不愿意，总说自己对那些活动不感兴趣。此时，你可以对夏奶奶说："奶奶，最近身体不好，是不是给您带来很大压力？以前您是医护人员，帮助很多病人康复，现在自己退休了，面对自己的疾病却有点无能为力。加上您眼睛的问题，您觉得自己从一个很有用的人变成了需要别人帮助的人，您觉得很失败、无助和恐慌，是吗？"

最后要做好沟通的结束工作。既要结合事先的沟通计划，又要考虑当时的实际情况。在准备结束时，一般不会再提新问题，如果确有需要，可以约定下次沟通的时间和内容。结束之时，与老年人分享自己的感受，感谢对方的配合。

三、促进老年人沟通能力的活动建议

1. 鼓励老年人多进行信息分享活动

与老年人一同听广播或看电视，可以选择老年人喜欢的内容，也可以向老年人推荐内容，然后将其中的内容用生活化的语言说出。

搜集有趣的新闻、短文、热点话题，与老年人分享和讨论。可以和老年人一对一地进行，还可以以老年人小组或者茶话会的形式完成。

参加老年人感兴趣的主题演讲或座谈会，比如有关健康保健、疾病预防、理财、隔代教育等主题的讲座。

2. 鼓励老年人多说话

让老年人回顾过去的生活经历。可以通过怀旧，让老年人回顾他们过往生活中最重要、最难忘的时刻，从回顾中重新体验快乐、自信、开心等多种有利身心健康的情绪；还可以运用生命回顾的方法，即通过生动缅怀过去成功和失败的经历，鼓励老年人将整个人生的经历尽可能详尽地倾诉出来。

询问历史典故或对某件事情的看法。多倾听，给老年人足够的时间讲解有关历史典故或者分享他的看法，注意给予积极的反馈。

以代笔或录音方式，鼓励老年人多与他人交流。一般在对应主题的老年活动中实施；鼓励并邀请老年人传授专长或经验。

3. 促进老年人之间的双向沟通（融入日常生活）

一起吃饭唱歌，聊聊共同感兴趣的话题，比如有关食物的做法、老年人的健康、时下热点话题等，注意交流彼此的想法。

拟订回忆计划，一起看照片或录影，谈论共同熟悉的人与事物。

到公园或庭院的树下休闲，一起收听电台节目、喝茶聊天，并讨论其中的内容。

共同完成某件事，如运动、散步、购物、跳舞、园艺、做菜、聚会。

计划一次活动、旅行或聚会，与老年人讨论相关的准备工作，强调过程中的参与与计划的共同完成。

知识链接

感知觉与沟通评估表

项目	评分	评分标准
意识水平	【　】分	0分，神志清醒，对周围环境警觉
		1分，嗜睡，表现为睡眠状态过度延长。当呼唤或推动其肢体时可唤醒，并能进行正确的交谈或执行指令，停止刺激后又继续入睡
		2分，昏睡，一般的外界刺激不能使其觉醒，给予较强烈的刺激时可有短时的意识清醒，醒后可简短回答提问，当刺激减弱后又很快进入睡眠状态
		3分，昏迷，处于浅昏迷时对疼痛刺激有回避和痛苦反应；处于深昏迷时对刺激无反应（若为昏迷，可直接评定为重度失能，可不进行以下项目的评估）
视力：若平时戴老花镜或近视镜，应在佩戴眼镜的情况下评估	【　】分	0分，能看清书报上的标准字体
		1分，能看清楚大字体，但看不清书报上的标准字体
		2分，视力有限，看不清报纸大标题，但能辨认物体
		3分，辨认物体有困难，但眼睛能跟随物体移动，只能看到光、颜色和形状
		4分，没有视力，眼睛不能跟随物体移动
听力：若平时佩戴助听器，应在佩戴助听器的情况下评估	【　】分	0分，可正常交流，能听到电视、电话、门铃的声音
		1分，在轻声说话或说话距离超过2米时听不清
		2分，正常交流有些困难，需在安静的环境或大声说话时才能听到
		3分，讲话者大声说话或说话很慢，才能部分听见
		4分，完全听不见
沟通交流：包括非语言沟通	【　】分	0分，无困难，能与他人正常沟通和交流
		1分，能够表达自己的需要及理解他人的话，但需要增加时间或给予帮助
		2分，表达需要或理解有困难，需频繁重复或简化口头表达
		3分，不能表达需要或理解他人的话
感知觉与沟通分级	【　】级	0级，能力完好：意识清醒，且视力和听力评为0或1，沟通评为0
		1级，轻度受损：意识清醒，但视力和听力中至少一项评为2，或沟通评为1
		2级，中度受损：意识清醒，但视力或听力中至少一项评为3，或沟通评为2；或嗜睡，视力或听力评为3及以下，沟通评为2及以下
		3级，重度受损：意识清醒或嗜睡，但视力或听力中至少一项评为4，或沟通评为3；或昏睡、昏迷

注：此表在运用时，一般需要结合其他列表进行定位，使用结果判定卡。

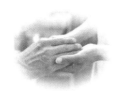

课堂作业

1. 请你和你的小组成员讨论一下应该如何看待老年人，对老年人的态度应该如何，并把讨论结果填入下面方框内。

老年观：

对老年人应有的态度：

2. 假期来了，你和你的小组成员打算到学校旁边的养老院看望老年人，陪老年人聊聊天，了解他们的需要。请你与你的小组成员讨论，制订一份沟通提纲。

案例分析

《飞屋环游记》是由彼特·道格特执导，皮克斯动画工作室制作的一部3D动画电影，影片讲述了一位老人曾经与老伴约定去一座坐落在遥远南美洲的瀑布旅行，却因为生活奔波一直未能成行，直到政府要强拆自己的老屋时才决定带着屋子一起飞向瀑布，路上与结识的小胖子罗素一起冒险的经历。

已经78岁的气球销售员卡尔·弗雷德里克森自小就迷恋探险故事，曾经希望能成为伟大的探险家。当他还是一个孩子时，遇到了有着同样梦想的女孩艾丽，他们一块儿长大并结婚相伴到老。卡尔与老伴艾丽拥有共同的愿望——去南美洲"仙境瀑布"探险。然而，老伴的去世让原本不善言谈的卡尔变得性格怪僻，更加沉默寡言起来。这时候，政府计划进行房屋拆迁，而卡尔不愿意离开拥有和妻子美好记忆的屋子。正当政府打算将他送到养老院时，他决定实现他和妻子毕生的愿望。不过，他并不是打算一个人去，而是和他的屋子一起去，因为卡尔在屋顶上系上了成千上万只五颜六色的氢气球。

第二天，当养老院的工作人员来接他时，卡尔老爷爷居然用五彩缤纷的气球把整个屋子拉升到了空中。他亲吻着艾丽的照片，很开心自己终于可以实现他们共同的愿望了。在他的计划里，这原本应该是他和艾丽的冒险之旅，可没想到旅程中无端多出来好几个伙伴：愣头青小孩罗素，珍奇大鸟凯文和一只大探险家查尔斯的狗狗。

一开始，想要安静的老爷爷总想甩掉这几个吵吵闹闹的小伙伴，可是一连串危机的发生，不但让他年少时的偶像查尔斯的形象在心中坍塌，还让他在垂暮之年真正当了一回挽救时局的冒险英雄。因此在旅程结束后，他终于敞开心扉接纳了其他人。他勇敢地把爱传递到那个缺乏父爱的小男孩身上，他出席了小男孩的颁奖礼，并和他一起吃着冰激凌与狗狗坐在马路牙子上数汽车。

影片里有孩子也有老人，有代沟也有融合，有梦想也有失落。其实电影的结构并不复杂，但幽默、温情、惊险所有动人的元素全都展现了出来。

1. 请分析卡尔在经历丧偶和居住环境变化事件后的心理变化。
2. 如果你将要沟通的老年人像电影中的主人公一样固执、封闭，你该如何开始你的沟通？

单元小结

年纪的增长和老化，给老年人带来很多不适、烦恼和困难。老年人要面对健康问题，面对社会角色和人际关系的改变，要重新适应和调整。老化过程引起的身心变化也为与老年人有效沟通制造了种种障碍。本单元首先介绍了老年人的身心变化，其中就心理变化着重介绍了困扰老年人的三大心理情绪问题，并在此基础上探讨了影响老年人有效沟通的障碍。

通过本单元模块一的介绍，我们必须建立起这样一种认识：老年人特殊的生理和心理特点是生命成长和成熟的结果。就如年轻人对就业、结婚、生儿育女等社会角色和人际关系的改变需要适应和调整一样，老年人需要适应和调整的地方包括他们的身体健康、心理需要、家庭关系、工作或退休生活各方面。只有了解老年人的身心特点、了解阻碍有效沟通的因素，才可能建立正确的老年观。这些认识奠定了我们对老年人所持的基本观点，是与老年人进行沟通的态度基础。

接下来，本单元第二模块集中介绍了与老年人有效沟通的相关知识。在介绍有效沟通的概念基础上，提出完成有效沟通的三个关键要素。在此基础上遵循有效沟通的原则，正确运用与老年人有效沟通的技巧，如做好沟通前的四项准备工作，扮演好信息发送者、接收者及反馈者，并且能够控制沟通进程，做好结束工作等。最后，针对老年人的沟通能力，介绍了一些针对性的活动，以促进老年人的沟通能力。

实践强化

实训　角色扮演和小组讨论

一、实训目的

通过实训，让学生模拟并扮演退休前后的老年人，分析退休给老年人带来的影响。

二、实训组织

将学生分为六组，学生自愿报名扮演不同情境下的老年人，表演完毕后分组讨论。

三、实训要求

情境一：退休前在工作场所工作熟练且人际关系良好的老年人。

请查阅相关资料，小组讨论后模拟退休前老年人的生活状态。

情境二：退休后离开工作场所的老年人。

请分析退休后的环境变化，小组讨论后模拟退休后老年人的生活状态。

问题讨论：

1. 退休后老年人的境况变化有哪些？
2. 退休后老年人的心理变化有哪些？
3. 退休后老年人的需要有哪些？
4. 如果你准备与一位刚退休的老年人沟通，你会如何计划你的沟通内容？

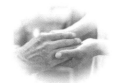

学习单元三 老年服务中的语言和非语言沟通

单元导读

语言和非语言是进行老年服务沟通的基本方式，也是交流和沟通的感觉介质。鉴于老年人独特的生理、心理特点，语言和非语言的沟通在老年服务过程中具有重要的意义。恰当有效的语言和非语言沟通，对提高老年服务质量、提升老年人的满意度有促进作用。

本单元的学习内容围绕老年服务的语言沟通和非语言沟通技巧进行，根据这两类沟通技巧的内涵，分为三个模块：第一个模块属于语言沟通范畴，第二和第三模块属于非语言沟通范畴。第一个模块是老年服务沟通中的语言沟通技巧，包括与老年人语言沟通的特点、语言沟通内容的选择、语调语气和情绪的选择控制等内容；第二个模块是老年服务沟通中的身体语言沟通技巧，包括站立行走步态等肢体活动的语言表达技巧、表情语言的运用等内容；第三个模块是环境语言沟通技巧，包括在服务沟通中人与人、人与物在位置、距离、环境氛围中的语义表达等内容。

在老年服务沟通中，语言和非语言的沟通是同时进行的，非语言行为伴随着语言行为发生，它可改变语言行为所表达的意思，比语言行为更接近事实，可弥补在某些状态下的语言交流的不足。因此，这一单元学习的是三个模块的综合运用，而不是孤立地对每个模块进行技能习得。根据每个模块后的课堂练习，结合相关知识进行有针对性的学习，并通过案例分析和情境反馈巩固知识和技能的学习。

学习目标

知识目标

1. 了解语言沟通和非语言沟通的内涵和外延。
2. 明确老年服务沟通中的语言内容选择原则。
3. 理解语调、语气和情绪控制的原则。
4. 明确肢体语言、表情语言、环境语言的含义。

技能目标

1. 学会运用恰当的语调、语气和情绪进行服务沟通。
2. 能辨别老年服务沟通中语言内容的正误。
3. 能在服务沟通中恰当使用肢体语言。
4. 学会营造合适的环境来实现良好的服务沟通。

素质目标

1. 自觉地根据老年人身心和性格特点选择语言沟通内容。
2. 综合使用语言沟通和非语言沟通技巧，提高服务质量。
3. 形成良好的肢体语言沟通习惯。

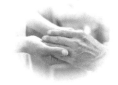

模块一 老年服务中的语言沟通

学习情境

王奶奶退休前是某单位的会计,她善于学习,乐于接受新鲜事物,做什么事情都非常认真,很有钻研的劲头,性格也非常开朗。自从孙子上了中学到学校住宿以后,她不用再照顾孙子的日常起居,多了很多自由时间。最近王奶奶家附近开办了一个面向老年人的钢琴兴趣班,王奶奶立刻报名参加了。王奶奶兴致勃勃地参加了兴趣班的学习,重拾自己的钢琴梦,除了每周正式上课的日子以外,她每天都安排了时间在琴房进行练习,没有一天落下。但毕竟年纪大了,要戴着眼镜才能看到琴谱,学习读懂琴谱花了很多的时间,熟悉琴键位置也不容易,经常忘记黑白键的位置,手指关节也不像小孩和年轻人那么灵活了,记忆力也不怎么好了,今天练习一段旋律明天就忘记了。但是王奶奶还是非常刻苦认真地一点一点练习和纠正错误的姿势,每次她都会虚心地问教员自己练得怎么样,教员也会耐心地指导王奶奶并教给她方法。这天,到兴趣班练习和学习的老年人特别多,本来有三个教员,但只到了一个,这位教员忙碌了一整天非常疲惫,也没了耐心,当王奶奶问她自己练得怎么样、下一段怎么弹的时候,教员皱着眉头不耐烦地拉高声音说:"哎呀,你怎么老是学不会呢?中间两个音都错了,好好看看谱吧,每次都是这里出错。"说完转身就去忙着辅导其他人了。王奶奶非常受挫,第二天就不想去了,她的儿女问她原因,她失落地说:"不去了,不给别人添麻烦了,人老了没用了。"她的儿女觉得很奇怪,平时一向开朗自信的母亲怎么会变得这么消沉?对学习钢琴的热情怎么这么快就消失了?

情境分析

如果说沟通是一扇门,那么语言就是这扇门的钥匙,信息和情感的交流都需要语言,包括口头的和书面的。恰如其分地运用语言交流,能提高老年服务沟通的质量和交流的效果。学习情境中涉及的是口头沟通,在老年服务的沟通过程中,较多的是使用口头沟通。口头沟通的技巧包含了说什么、怎么说、什么该说、什么不该说、同样的话应该怎么表达等问题。同样的一句话,当用不同的声调和语气进行表达的时候,信息接收者感知和理解的语义是不同的。心理学的最新研究结果表明,副语言在沟通过程中起着十分重要的作用。一句话的含义不仅取决于其字面意思,还取决于它的弦外之音。语音表达方式的变化,尤其是语调的变化,可以使字面相同的一句话具有完全不同的含义。发生在王奶奶身上的这件事,我们可以先从语言沟通入手,首先认识与老年人进行语言沟通的特点,比如理解、宽容与耐心等;再根据她的身心特点,辅导她练习钢琴应该选择的话题和语言;另外对于这位钢琴教员的语言沟通技巧,可以从语言沟通内容的选择、语音语调和情绪的选择和控制等方面进行分析和反思。

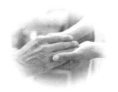

相关知识

一、老年服务语言沟通的特点

1. 沟通用语以尊重为前提

尊重老年人是老年服务沟通的前提，也是语言沟通的前提，被尊重是老年人最基本的心理诉求。经历了人生的风风雨雨，老年人有自己的处世哲学，也希望自己能够受到尊重，尊重是老年服务沟通双方达成良好互动关系的基础。在沟通用语上，需要尊重老年人的习惯、性格、能力和情感需要。如：某养老院里住着一对老年夫妇，他们一生生活穷苦，已经习惯勤俭节约，生活艰苦朴素，花钱精打细算；但他们的儿子经商有方，家庭富裕，消费观念也变得非常超前，周末接老人出去吃饭，吃剩下的也不让老人打包，说是怕丢人。儿子跟养老院的工作人员说，为了老人的居住环境整洁和卫生，屋里一些破旧的东西都丢掉，也不让老人吃隔夜剩菜；到养老院看望老人的时候对老人的一些生活习惯常常指责，时间长了老人非常不满，关系也变得很紧张。养老院的工作人员并没有按照老人儿子的要求去要求两位老人，而是对他们的儿子进行了说服。

作为服务提供者，也应尊重老年人的情感需求，这是进行语言沟通的最终目的。除了信息的交流，还应该达成情感的交流，在生活照料、学习发展和医疗服务过程中给予他们细心照顾的同时，还要照顾到情感的需求，让他们感觉被尊重和珍视。

2. 用语态度以宽容为原则

老年服务工作者会面对各种性格的老年人，有一位护理人员因为受不了老年人的百般挑剔，与老年人争吵起来，当被问到原因的时候，他的回答是因为两人的观念不同、看法不同。如果这位护理人员能以宽容的态度去对待老年人，也许双方不会发生争吵。在口头上宽容老年人的不同意见，明确地把问题提出来，双方可以开诚布公地展开分析和讨论。如果老人说出了他认为护理人员做得不对的地方，那么应以宽容的态度感谢老人的提醒，这会让老人觉得自己被重视和尊重；如果老人的指责并不合理，那么可以提醒他这个指责并不公平，同时心平气和地进行解释，澄清相互之间的真实想法，解除误会。

在语言沟通中，不论是以口头还是书面的沟通形式，服务人员的宽容态度应体现在用语中，承认和接受老年人不同的看法，不忙于否定。宽容老年人在沟通中带有的不良情绪，以真诚的态度化解老人的不良情绪根源，化解误会。

3. 注重表达善意和进行赞美

在老年服务沟通中，语言沟通的另外一个特点是言语中应尽量表达和传递出善意和赞美。老年人敏感且缺乏自信，服务者对其进行赞美能满足老年人的心理需要，以善意和赞美为主要内容的语言沟通能让老年人更加愉悦。住在某社区的一户人家，多次跟居委会工作人员反映楼上的一位老人喜欢给阳台上的盆栽大量地浇水，盆栽底部又漏水，经常把他们家晾在外面的被子和衣服弄湿，向老人提了多次意见，他总是没有改进，依然我行我素。工作人员来到老人家，老人兴致勃勃地拉着工作人员观赏他满阳台的盆栽，工作人员对老人说："大爷，您可真不简单，把盆栽养得这么好，赏心悦目，每天看着都开心啊，您传授点经验吧，我也想种养。"老人家听完非常开心，跟工作人员兴致勃勃地谈起他如何栽培盆栽。当说到浇水问题的时候，工作人员说："您真勤劳，怪不得花儿们养得那么好。"老人家听完很开心，哈哈大笑。这时工作人员接着说："但是大爷，咱这栋楼

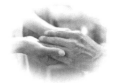

的阳台铁罩是镂空的,您浇花的水也浇灌了楼下家的棉被啊。"老人顿时恍然大悟,非常不好意思,立刻就去给盆栽底部放置垫盘,还说以后浇水要仔细浇在花土里。从此以后,两家人再也没有为浇花的事情起过争执。尊重老年人的价值,多给老年人鼓励,使老年人对生活满怀勇气和信心,善意地提醒和赞美能让固执的老年人有所改变。

4. 交谈强调换位思考

换位思考是成功的老年服务沟通的本质,在与老年人进行语言沟通的时候,强调换位思考是最本质的要求,也是选择语言内容和选择语气态度的基本出发点,是理解老年人的途径。如同亨利·福特所说:"如果说成功有秘密的话,那就是站在对方的立场来考虑问题。"只有站在老年人的角度看问题,服务提供者才能知道在语言沟通中应该如何做才是有效的。

古时候,有个叫孙元觉的人,从小就非常懂事。但他父亲对祖父却很不孝顺,见老人只能吃饭不能干活儿,便很厌烦。一天,父亲把老人装进筐里,打算用小车把他推到深山扔掉。元觉哭求父亲别这样做,却改变不了父亲的铁石心肠。劝阻无效,元觉便一直跟在车后走。到了山里,父亲把祖父放到地上,筐也不拿,转身就走。元觉边哭边把筐拾起来,放到小车上。父亲感到奇怪。元觉说:"这筐要推回家收好,等您哪一天老了,不能干活儿了,我好用它推您进山。"父亲深受撼动,感到很惭愧,连忙把祖父抱进筐里,推回家中,悉心奉养。当服务工作者站在老年人的角度考虑问题,换位思考,了解老年人所需所求,从此入手去考虑与老年人如何说话、说什么话,这样的服务沟通才能做得越来越好。

二、语言沟通内容的选择

1. 善用尊称和敬语

老年服务沟通是与老年人打交道的过程,在这个过程的初始,老年人对别人怎么称呼自己是比较在意的,准确的称呼和恰到好处的敬语表达的是对老年人的尊重和友好,不恰当的称呼和不尊敬的语言会让老年人感觉不快,影响服务的品质和服务对象的感受。小黄在出差途中,与邻座的一位老大爷聊天。言谈中他问道:"哎,你几岁了?"老人听了没好气地说:"三岁!"小黄听了十分尴尬,双方的交流也由此中断。小黄对老大爷没有称谓,没使用敬语,引起了老大爷的不快,造成沟通中断。

在我们的老年服务工作中,对老年人是有习惯性称谓的,尊老敬老首先就体现在如何称呼老年人上,比如"老大爷""老大妈""老人家"等以老字开头的称谓是一种尊称;而如果双方较为熟悉,能迅速拉近双方关系的称谓有"爷爷""大叔""阿姨""叔叔"等具有比较强的亲近感。但是如何称谓和使用敬语还要视老年人的喜好而定,有些老年人有一定的社会地位又比较认真,那么应该使用敬称体现敬意和尊重;而有的老年人并不喜欢别人强调自己的"老"。志愿服务者小婷曾经陪伴服务对象70岁的李大爷上街买菜,卖菜的小摊贩主动招揽生意:"大爷,您需要买什么蔬菜?"一连几个小摊贩都这么招呼,李大爷连看都不看,扭头就走,小婷对李大爷的反应有些不解。这时候,有个摊主这么说:"大哥,您买些什么当晚饭呀?"李大爷满脸笑容走过去,在他那里买齐了蔬菜瓜果。后来李大爷告诉小婷,他就是不喜欢别人说他"老",叫大哥的话听起来舒坦。由此可见,并不存在一个放之四海而皆准的称谓标准。

因此服务者在与老年人沟通的时候,应该在理解和尊重的基础上约定一个双方都认可的称谓和语言敬语使用方式,或者在初次见面的时候征求老年人的意见,以老年人的偏好为主,确定称谓和口头敬语,以促成良好互动和沟通关系的建立。

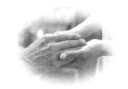

拓展阅读：礼貌用语

初次见面说"久仰"，分别重逢说"久违"。
征求意见说"指教"，求人原谅说"海涵"。
求人帮忙说"劳驾"，求人方便说"借光"。
麻烦别人说"打扰"，向人祝贺说"恭喜"。
请人看稿称"阅示"，请人改稿说"斧正"。
求人解答用"请问"，请人指点用"赐教"。
托人办事用"拜托"，赞人见解用"高见"。
看望别人用"拜访"，宾客来至用"光临"。
送客出门说"慢走"，与客道别说"再来"。
陪伴朋友用"奉陪"，中途先走用"失陪"。
等候客人用"恭候"，请人勿送叫"留步"。
欢迎购买叫"光顾"，归还原主叫"奉还"。
对方来信叫"惠书"，老人年龄叫"高寿"。
自称礼轻称"薄礼"，不受馈赠说"返璧"。
被人帮助说"谢谢"，对方家庭叫"府上"。
自己家庭叫"寒舍"，对方父亲叫"令尊"。
对方母亲叫"令堂"，问道年龄叫"贵庚"。
问道姓氏叫"贵姓"，问道职务叫"称谓"。
问道姓名叫"大名"，对方男孩称"公子"。
对方女孩称"令爱"，对方妻子称"夫人"。

2. 使用老年人易懂的语言

老年人成长生活的年代与服务者成长生活的年代不尽相同，时代背景不一致，话语也不尽一致。如今信息呈现爆炸性的扩散传播，各种各样的传播媒介在传播信息的同时带来了很多新的语体和词汇，也有一些舶来词汇。在拥有先进的传播媒介，又最容易接受新鲜事物的人群中，流行语和网络语言很快就能盛行，每个时期的流行语都反映了一个时期人们关注和关心的问题事物，不同的人群中可能会流行不同的语言。流行语还具有一定的地域性和浓厚的地方文化色彩，有些流行语和网络语言可能在一地很流行，但是在另一地却不被人认识。

但是老年人因为心理生理原因和对信息资源的获取手段相对贫乏，他们接收信息的速度、数量和尺度都是受限的。像很多老年人对比如"躺平""干饭人"等词汇的理解，与熟知流行语的年轻人对这些词汇的理解是不同的。"淘宝体""凡尔赛体"等网络文体以及众多的网络新潮热词，对于年轻人来说就像时髦的新商品，但是对众多老年人来说却是云里雾里、不解其意。在某社区，一位独居老人给孙子打电话，孙子正驾着车在回家的路上，他问孙子是否快到家了，孙子说还没有，同时说了一句"这个路段塞车塞成这样我也是醉了"，然后就急匆匆地挂了电话。老人家听孙子这么一说着急得不得了，找到社区服务中心的工作人员说，能否带他去找他的孙子，他孙子喝醉了酒还在开车。中心工作人员赶忙安慰，并问他刚才孙子是怎么说的，当老人家把孙子的话复述给社区工作人员的时候，大伙儿笑了，跟老人家说："别担心，这只是年轻人的语言，意思是说塞车塞得很无奈。"老人家还是将信将疑，等到再次拨通孙子的电话确认"醉了"的意思后，他才放心。

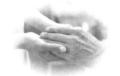

这就要求老年服务提供者在与老年人的语言沟通过程中，有意识地不去使用可能会产生误会和交流障碍的流行语和网络语言，或者有些让老年人听起来会因为一知半解而感到恐慌的专业医学术语，尽量使用生活化的语言、没有歧义的口头语言和老年人听得懂的语言。

3. 避免老年人忌讳的话题

老年人的生活节奏和生活重心与其年轻时候已经不一样，在心理上开始产生失落感和孤独感，也变得敏感，失去自信心，有时会觉得老了不中用了。再加上身体机能的日益退化以及疾病的困扰，开始变得焦虑而缺乏安全感。因此老年人会有更多的交谈避讳，在一些话题上会表现得尤为敏感。在某医科大学附属医院神经科，一位新入院的老年人问护士："护士，神经科治的都是些什么病？"护士随口答道："多啦，都是些难治的病。"病人又问："像我这样的病多久能治好？"护士不耐烦了，回答："你只管好好养病，问这么多干啥？没听说吗，神经科神经科，活得少死得多，剩下一个傻呵呵。"这几句话对这位老年人无疑是晴天霹雳，使他感到求生无望，当晚就跳楼自杀了。

作为老年服务工作者，在日常生活中与老年人的沟通是相当频繁的，语言沟通中的话题选择应尤为谨慎。比如否定老年人的能力，老年人忌讳被人当作没用的人，不想让人觉得自己老了就不中用了，老年人还是希望自己的阅历和见识能为年轻人提供参考和帮助的，认为对自己能力的否定是一种无礼；比如评价老年人的家务事，老年人会与服务人员谈论家庭里的琐事甚至是矛盾，如果在不了解情况的时候妄下定论进行评价，老年人会产生反感和抵触；比如谈论死亡，日暮夕阳的老年人对死亡有天然的恐惧，这是一种负能量，很多老年人得知自己患病后会以消沉的态度来逃避，因而老年服务工作者要传递信心和希望，除非情况特殊，尽量避免提及死亡话题。

4. 用语清晰、具体并重复

老年人由于听力、记忆力、思维能力和理解能力都有不同程度的减退，因而在服务沟通过程中，作为服务者的语言沟通，最重要的就是用语表达要清晰、具体。许多问题和误解就是因为模糊不清的语言沟通用语而产生的。如：社区的老年合唱团要参加市里的比赛了，最后一次排练的前一天指导老师这样通知团员们："明天我们以比赛的状态来参加排练。"排练当天，有些团员把比赛的服装道具等行头全部带来了，有些团员没有带，大家开始争论起来，到底指导老师有没有要求带比赛的行头，带了道具的团员说老师说了，没带的团员说这还是排练，比赛的状态是指精神状态。这个误解就来源于指导老师没有把排练的要求表述清晰、具体。

作为老年服务工作者，要做到清晰、具体地沟通。表达语义时要清楚，避免语义表达得模糊不清；注意自己所使用的词汇必须准确无误，用语能够正确清晰地表达自己的意思，否则老年人理解和解读不准确的用语的时候，容易产生误会。

同时，还应该予以重复，把用语和语义予以适当地重复讲述，对表述不清晰的地方进行解释，有利于老年人听清楚、记忆和理解。尤其是在答应老人的要求或进行承诺时，应该把具体的内容确定下来。同样地，如果老年人在语言沟通时用语模糊不清，服务者最好要求对方再重复一遍，以便进行确认和避免不必要的误解。在分析老年人话语时要谨慎一些，在其未完成表达时不能乱下判语。

5. 以建议说服替代批评责备

老年人由于拥有丰富的人生经历和阅历，在长期的生活和工作中形成了自己的固定的思维模式和观念，对他人的意见、建议不那么容易接受，对他人的批评更是带有敌对和抵触情绪。因而老年服务工作者在语言沟通的言语选择中，涉及否定老年人当前行为和想法的事情，用建议说服的语言比批评责备的语言更为恰当。有位老年人冬天不喜欢换洗自己经常穿的外套，与他同住的另外一位

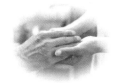

老人却有极度整洁的爱好，所以总是到工作人员那里投诉室友不换洗外套和其他衣物。工作人员说服老年人换洗外套时却遭到拒绝，老人认为一直在养老机构里居住，又没干活，衣服一点也不脏。工作人员后来想了一个办法，既能促使老人换洗衣服，也不会引起老人的抵触。在康乐中心碰到这位老人时，工作人员先跟他闲聊了一会儿，对老人家年轻的心态赞美不已，在不经意间提议如果老人家穿件其他颜色的衣服会显得更加年轻，老人欣然接受了。工作人员接着以商量的口气提出建议："您看能否隔一段时间更换一套衣服，这样您自己会经常看到不同的外表而赏心悦目，别人看着也觉得您精神面貌好，显得光鲜年轻，非常舒服。"老人家笑着点点头，接受了这个建议。

在语言选择中，选择在闲聊中不经意地提起意见，在认可和赞美之后提出建议，用商量的口气进行建议等，老年人会感觉自己受到了尊重而不是责怪和嫌弃，服务者也做到了既不伤害老年人的自尊又达到了自己的沟通目的。

三、音调、语气与情绪的选择与控制

1. 合适的音调和语速

在与老年人进行语言沟通时，服务者会带着对当事人的共情、理解与关切去讲话。老年人的听力和理解力都处于衰退状态，接受语言信息并进行解码和反应的速度都会有所降低。对老年人说话时，如果需要强调某一件事或者某个提醒时，语速应该有所控制，即使服务者的口头语言表达非常流利，都应放慢语速且声音较大，吐字清晰。正常普通话的语速是每分钟150～170个字，但是与老年人的交流语速应该降低到每分钟120～140个字，尽量与具体的服务对象的语速保持一致。不催促老年人对话进行理解，放慢语速，不急不缓，娓娓道来，让对方能够较为准确地理解信息。

与老年人的语言沟通可以声音稍大，尤其是面对有听力衰退的老年人时，但是这里的声音大指的是音量，而不是音调。音调主要由声音的频率决定，当一个人说话音调高的时候，接受者听觉上接受的刺激会相应地变强，听久了会感觉疲劳，同时还会引发情绪上的焦躁甚至排斥。音调高的语言沟通还容易有不耐烦的情绪表达倾向，释放出来的是生硬的沟通态度。曾经有人反映，自己邻居家一对老夫妇的儿女总是对自己的父母大声吼叫。经过工作人员了解后才发现，这家的儿女对老人家是非常孝顺的，关系非常融洽，给邻居留下这种印象是因为老两口的听力下降比较厉害，又嫌佩戴助听器过于麻烦，所以其儿女与他们讲话时不仅提高了音量，也提高了音调，给人吼叫的感觉。音调平和、和缓是老年服务沟通的要求，声音可以洪亮，但是音调不可以过高。对听力衰退的老年人来说，采用中音调和低音调要比高音调更加适合。

2. 耐心、平和、热情的语气

感情的传递很大程度上取决于"怎么说"，而"说了什么"并不是决定性因素，"怎么说"在我们的服务沟通中，实际上是使用什么样的语气来说的问题。老年人普遍敏感而且自尊心较强，同时老年人的情绪容易有波动，如果服务者的语气也变得情绪化，会遭到老年人的抵触和反感，双方的沟通可能中断。在语气的选择控制上，老年服务沟通的要求是耐心、平和和热情。

当老年人心存疑虑时，会向服务和护理人员反复求证，如果这时候服务者也表现出不耐烦或者焦躁的心态，会加重老年人的疑虑。养老院的一名老人非常渴望儿女前来探望，他的儿子因为出差一个月而没有来看望他了，他觉得很焦虑。刚开始一个星期总是问护理员怎么儿子不来看他，每一次护理员都耐心地解释原因，把他儿子发给护理员的短信拿给老人家看，并且说明他儿子结束公差就会立刻来看他，后面几个星期老人家非常放心地等待儿子回来，再也没有焦虑地询问这

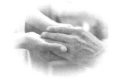

件事情。因而，当老年人表现出疑惑并不断提问和反复讲述的时候，服务提供者不能表现出不耐烦或者不想再解释的语气，而是采用平和耐心的语气，与老年人进行沟通和解释，对老年人的问题进行回应。

另外，语气需平和、沉稳、热情，在服务沟通中不使用生冷粗暴的语气，不使用批评的语气。指责或批评老人，会让老人的心里感到失落和挫败，会觉得自己受到了不公平的对待。如果批评和指责语气过重，那么老人就会产生一种逆反心理和抵触心理，结果反而会使事情越来越糟糕，沟通无法顺畅进行。所以，在沟通的时候，需要以合理、实际、真诚的态度和方法去对待老人，采用平稳而热情的语气去对待老年人的挑剔、冷漠甚至抵触，站在第三者的角度真正地去认识问题、了解问题、解决问题。

3. 稳定的情绪控制

一个人的情绪很容易反映在语言沟通中，比如伤心的时候，语调会变得低沉，语气会变缓；激动的时候，语调高昂，语气兴奋。这些情绪反应会通过语言沟通传递给信息接收者。作为老年服务工作者，在与老年人的接触和沟通过程中，老年人能敏感地通过语言和语气语调捕捉到服务者的情绪反应，而对情绪反应的解读有可能偏离信息发送者的本意，所以误解就这么产生了。因此老年服务工作者在语言沟通中，还需要重视自己的情绪控制，有的老年人会比较挑剔，有的老年人会唠叨，有的老年人会比较冷漠，服务者会面临各种需要克服的困难，并不是所有工作都能得到配合和认可，因此情绪的产生在所难免，但是有意识地在语言沟通中进行情绪控制将有助于服务质量的提升。

心理学家埃利斯有一个著名的 ABC 情绪理论，指在事情发生过后，从起因（A）到最终结果（C），不同的人持不同的态度（B）将得到不同的结果（C）。所以要想使事情往好的方面发展，一定要有积极的态度或者说是情绪。他认为，人的情绪主要根源于自己的信念和对生活情境的评价。有一个故事很好地解释了这个理论。有两个秀才结伴赴京赶考，路上他们遇到一支出殡的队伍。看到黑乎乎的棺材，两个秀才心中都"咯噔"了一下。一名秀才心凉了半截，心想：赶考的日子居然碰到棺材，不吉利的兆头。于是他心情一落千丈，硬着头皮走进考场，"黑乎乎的棺材"如影随形，挥之不去。结果文思枯竭、名落孙山。而另一名秀才一开始心里也"咯噔"了一下，但转念一想：棺材，不就是有"官"又有"财"吗？好兆头，看来今年我红运当头，一定高中。他心里十分高兴，情绪高涨地走进考场。结果文思泉涌，一举高中。个人对刺激情境的看法和认知是引起情绪反应的直接原因，这就是为什么看到同一口棺材，不同的人会产生不同的想法，进而导致不同的结果。

老年服务工作者在服务沟通中也应借鉴这个理论，对自己的情绪进行控制，不断调节自己的情绪，不断改善自己的语言沟通行为。积极思维者对事物永远都能找到积极的解释，然后寻求积极的解决方法，最终得到积极的结果。而积极的结果又会正向强化其积极的情绪，从而使他成为更加积极的思维者。

▶ 情境反馈

心理学家发现，老年人在做一件事情的时候，往往会比较重视完成任务的准确性，比较注意避免犯错误，但是对完成任务所花时间的长短并不是很在意，也不愿意去冒风险，因此表现出来的行为特点就显得小心谨慎。这位教员没有以尊重为基础进行语言沟通，也没有以宽容的语言去包容王奶奶重复犯的错误，打击了王奶奶的积极性。如果能以赞美和善意的语言进行沟通，那么对王奶奶来说，感觉会较为愉悦。归根到底，这位教员没有站在王奶奶的立场上去考虑老年人在

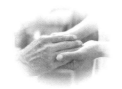

练习钢琴中的诸多不容易,没有换位思考如何向王奶奶讲解才能起效。具体到语言沟通的技巧,教员所表现出的不耐烦或者不想再解释的语气让王奶奶产生了挫败感,以责备和批评的用语与王奶奶进行沟通,导致王奶奶再也不想去培训机构练习。在这个沟通中教员的情绪控制也做得不好。如果教员是因为没有时间对王奶奶进行辅导,那么可以向王奶奶进行原因说明,并致以歉意,让老年人稍微等一等,等忙碌时间过后再进行辅导,这样对自我情绪的控制也比较有效。

课堂练习

练习一:"不要激怒我"

练习步骤:

1. 全班分为若干个活动小组。
2. 每个小组都写下自己认为足以激怒他人的10个词语或句子。
3. 利用这些词语和句子编写一个剧本。
4. 每个小组将自己的剧本进行表演。
5. 表演完的小组要进行刺激性词语的确认,必要时还可以对这些词语做出解释。
6. 其他小组对演出的小组进行评分:每个刺激性词语给1分,各词语再按照激怒程度加1~3分。
7. 根据得分,评选出"最具火药味小组"。

讨论与总结:

1. 这些词语和句子具有什么共性?
2. 这些词语和句子可以进行怎样的归类?
3. 当你听到这些词语和句子的时候,你的感觉如何?
4. 如何避免与人沟通时使用这些词语和句子?

练习二:思考与辨析

练习要求:请判断以下几个句子属于哪种语言表达方式,并站在老年人的立场上说出这些句子会使老年人产生怎样的感受。

句子:

1. 因为你偷吃,所以血糖才这么高!
2. 懂道理的老人是不会这样做的;你应该这样。
3. 你不要哭;时间到了,快去排队打饭!
4. 再这样闹,我就把电视关掉。
5. 事实是这样,你这样不对;事实摆在你面前,你还争什么?
6. 你怎么能够这样做呢!
7. 你都是因为怕,才会这样做;你就是怕你的儿子不要你!
8. 我们不要说这些;没时间了,我有事情做。

选项:

A. 说教式　　B. 警告式　　C. 逃避式　　D. 命令式
E. 批判式　　F. 争辩式　　G. 批评式　　H. 分析式

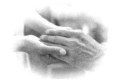

参考答案：

1. E 2. A 3. D 4. B 5. F 6. G 7. H 8. C

练习三：思考与讨论

杭州有个"援通居家养老求救求助信息呼叫中心"，家里安装呼叫器后，老人只要按相应的红键、绿键，立即就会有工作人员打电话到家里，询问老人的情况并实施救助。但这部应急电话不断被一些孤独的老人当成了聊天电话，一打一个小时甚至几个小时，呼叫中心的工作人员对此充满同情，但又很无奈：接还是不接？电话越来越多怎么办？

思考与讨论：

1. 这样的电话接不接？为什么？
2. 作为工作人员，你会与这类打进电话的老年人交流吗？
3. 电话越来越多，有什么方法可以改进工作效率和服务质量？
4. 你更赞同以下哪种观点，为什么？
A. 老人要求聊天的愿望不属于求助求救范围
B. 老人要求聊天的愿望是情感需求，属于求助范围

练习要求：学员分组进行思考和讨论，得出小组意见以后，各组间进行交流和进一步的讨论，各个小组对其他小组的观点进行点评。

案例分析

案例一：

城市里有这样一群老人，他们为了照顾孙子、孙女，背井离乡，从农村来到陌生的大城市，和子女们生活在一起。张大妈年近70岁，为了照顾出生不久的小孙子，她和老伴从农村来到儿女工作和居住的城市，虽然已在城市生活两年了，但老两口依然不习惯。张大妈告诉社区工作人员，老家有可耕作的土地好几亩，但是儿子和儿媳工作非常忙碌，他们只能到城里来居住，帮他们照顾小孙子，把田地承包出去了。

张大妈有些低落地谈起，虽然在这个小区生活几年，但还是不习惯，大家把家门一关，就互相不来往了；家里的门还得锁上，左邻右舍也不怎么打招呼和说话，住了两年，连楼上住着谁都不知道。张大妈还抱怨说，虽然周边也有很多老年人，但是交流很困难，一个原因是大家都有家乡口音，听不懂；另外一个原因是很少有共同话题，聊天聊不起来。张大妈还说起，在老家多好，想去哪就去哪，吃完饭坐在院子里跟乡亲们聊天；在城市里，走出小区的大门口就不知道东南西北，也不会乘坐公交车和地铁，没有儿子儿媳带着，就不知道要去哪里，去菜市场买个菜都要走路15分钟。在城市里就像被软禁起来一样，哪都不能去，谁也不认识，虽然儿子儿媳很孝顺，但自己和老伴在这里生活始终觉得不自在。她叹了口气说，等小孙子长大了去幼儿园，她和老伴就回老家去，在熟悉的环境里种种田，颐养天年。

思考与讨论：张大妈为何有这样的抱怨？如果张大妈是你的服务对象，你会如何通过语言沟通来缓解张大妈对生活的抱怨？

分析参考：张大妈的埋怨、不满和焦虑来自语言不通、沟通缺失造成的生活情感寄托缺失，张

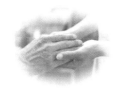

大妈的情况并不是个案。在越来越多的年轻人离开家乡到其他城市奋斗打拼的今天,很多老年人都面临着这样的问题。离开了熟悉的生活环境,虽然很多老年人能够"与时俱进",不断调整自己的思想观念,但是对新环境的适应能力还是比较弱的。因而老年人渴望交流和沟通,尤其是与同龄人或者亲人。为这些离家跟随儿女在陌生城市生活的老年人提供一个交流沟通的环境就变得很重要,需要有人来引导他们融入当地的生活,陪伴他们进行有效的语言沟通,通过一些他们喜闻乐见的活动来丰富平时的生活,使彼此之间尽快熟悉起来,拥有共同的话题。

案例二:

护理员小李非常受欢迎,每年工作考核的评价也很高,部门负责人安排了实习护理员小方跟着小李学习,并告知小方,跟班学习半个月后要写一份心得。半个月过去了,小方写了一份关于护理技巧的心得体会交给院长,但是负责人不满意,认为小方没有用心跟着小李学习,于是又让小方继续跟班学习半个月。小方觉得很奇怪,自己写的护理技巧心得非常专业呀,怎么负责人还不满意呢?她打算用心看看小李的护理过程。

这天值班的小李接到某房间张奶奶的呼叫,说自己头很晕不舒服,小李放下电话以后马上带上血压计赶到张奶奶的房间,小方也跟着她一起过去。小李轻轻敲敲房间门:"张奶奶,我和小方进来了。"她们进入张奶奶房间后,小李仔细询问了张奶奶哪里不舒服,然后说:"您不要紧张,来,先躺好,我帮您测个血压好吗?"帮张奶奶躺好后,小李看着张奶奶说:"我帮您戴上袖带,很快就好。"测量完以后,小李发现张奶奶血压有点高,问张奶奶:"您最近吃降压药感觉如何?"张奶奶这时候才回答没有按时吃药,问小李是不是血压升高了。小李笑了笑说:"来,张奶奶,我帮您拿药,您现在先把药吃了。"等张奶奶吃完药,小李坐在张奶奶身边,轻声说:"您前一段时间按时吃药,血压控制得很好,现在有些偏高,但是不用着急,明天开始按时吃药,安静卧床休息,血压就能控制住了。"张奶奶不再紧张,露出笑容:"哎呀,人老了老忘事,小李提醒的是,我以后要好好记住才行。"小李像拉家常一样跟张奶奶说:"您不用刻意去记,这样,您这儿有本台历,每天吃完药后就拿笔在日期上画个圆圈,晚上睡觉前看看日历,就知道今天吃没吃药了。"张奶奶非常开心地说:"姑娘太聪明了,我明天就执行,欢迎你来监督。"小李帮张奶奶盖好毯子,然后说:"好,您肯定能做得很好,您休息吧,有事就叫我。"

小方在旁边认真观察完小李的整个护理过程,终于明白了部门负责人为什么不满意她之前的心得报告,之前的半个月,她确实忽略了护理技术以外的沟通技巧。她赶忙拿出自己的笔记本,把自己看到的和想到的都记录下来。

思考与讨论:如果你是小方,你会怎样看待这一次小李的护理沟通技巧?跟张奶奶的服务沟通在哪些方面做得好?

模块二 老年服务中的身体语言沟通

➡ 学习情境

养老院来了一位新的工作人员小敏,她是刚刚从高职院校毕业的应届毕业生,年轻有活力,待人亲切体贴,对养老服务行业充满了工作热情。在她入职后的第三天,养老院迎来了两位新入住的

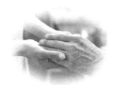

老人，其中有一位就住在小敏负责的床位区域。接到通知后小敏非常开心，她打算好好地准备一下，迎接新入住老人。小敏特别穿上了大红色的连衣裙，戴上了闪闪发光的耳钉和项链，穿上了黑色的高跟鞋，化了最时尚的妆，涂了与连衣裙一样的口红，喷了自己最喜欢的香水。当她非常开心地走进办公室的时候，她的上司把她叫到一边，询问她今天为何没有穿上统一的工作制服。小敏把自己的想法告诉了上司，上司严肃地要求小敏把饰品摘下来，换上工作制服，戴上工作证，换掉高跟鞋，卸掉口红。小敏很委屈，但是她还是按照要求换上了工作服，满怀热情地投入工作。新入住的老人在家人的陪伴下来到了园区，小敏跟随其他工作人员一起接待了老人，安顿好老人以后，小敏进行当天的工作，到每个房间看看各位老人的情况，让老人们熟悉自己，自己也熟悉各位老人的情况。小敏走到每个房间后，都是站在门口与老人交谈，而且站立的时候喜欢双手交叉在胸前。走了几个房间以后，小敏发现，老人们好像都不怎么喜欢自己，聊几句以后就不大愿意再聊下去了，神情都比较紧张，眼神也不那么自然。到最后的几位老人，小敏觉得心里很虚也很慌张，说话也语无伦次，眼神闪躲，那几位老人甚至露出了防卫的怯怯的神情。小敏觉得很受挫，是自己做错了什么？还是因为自己长得凶？还是因为老人们不熟悉新来的自己？

▶ 情境分析

根据美国心理学家艾伯特·梅拉比安的研究，语言信息的传播由三部分组成，其信息比例为措辞占7%，语气占38%，态势占55%。由于老年人在认知上逐渐有了障碍，越来越无法准确表达和理解谈话内容。作为老年服务者，想要准确了解老年人的思想和需求，非语言方式是语言沟通的必要补充，非语言沟通在与老年人沟通交流中越来越重要，不同的非语言符号会释放不同的功能。学习情境中涉及的是非语言沟通的身体语言沟通部分，它指的是通过动态无声的目光、表情、手势语言等身体运动，或者静态无声的身体姿势、空间距离及衣着打扮等形式来实现沟通。身体语言在老年服务沟通中，有着口头语言所不能替代的作用。从小敏经历的这两件事情，我们知道，在老年服务沟通中做好身体语言沟通并不容易，这需要我们做好以下工作：一是理解老年人的身体语言，二是恰当使用自己的身体语言。小敏想要更好地为老年人服务，更好地胜任自己的工作，需要从以下几个方面进行分析和反思：第一是外表形象，服务者的形象会给老年人留下"看到"的印象，"看到"是对事物和人进行评价的基础，形象语言主要通过服饰、发型、仪容等来传递信息；第二是肢体语言，包括人的身体姿势、身体动作等，在老年服务中常见的有手势、动态的行走站立和身体接触等沟通语言；第三是表情语言，即通过五官的动作形态传递信息，脸部表情是情绪的真实写照，大部分人的喜怒哀乐都会表现在脸上，在服务沟通中经常使用的表情语言有目光、微笑等。以上所述均为这一模块涉及的知识和技能，都是我们需要了解和习得的内容。

▶ 相关知识

一、老年服务沟通中的形象塑造

作为老年服务从业人员，职业形象的塑造是老年人及其家属认可和信任的来源之一，在服务沟通的非语言沟通中起着举足轻重的作用。同时，工作人员的形象也代表着组织和行业的形象，老年

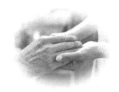

服务人员的职业形象也直接影响着社区、养老机构、社工机构等养老服务组织的社会美誉度和形象展示。因而关注和学习服务人员的形象塑造是成为一名优秀的养老服务工作者的必修课。职业形象的塑造主要有两方面内容,一是整洁的仪容,包括发型与面容;二是得体的服饰,即老年服务人员的着装规范。

1. 整洁的仪容

对于老年服务从业人员来说,不论是管理人员还是护理人员,仪容的干净整洁是首要的条件,这不仅是良好职业形象的要求,而且也是为老年人的卫生安全和健康负责。保持整洁卫生的仪容,按照工作场所卫生标准规范个人仪容仪表卫生,对老年服务工作者来说是基本的要求。

整洁的仪容首先表现在头发和发型上。在日常生活中,我们观察一个人的外表往往是从头部开始的,头发与发型是重要的部分。服务从业人员要勤于清洗头发,消除头发异味和异物。为了显示自身的良好精神面貌,也为了方便服务工作,还要注意定期对头发进行修剪,长度不宜过长,发型以大方、整洁、庄重为原则,不宜选择过于夸张的发型和发色,以免给服务对象留下不良的印象。在工作岗位上,注意刘海不过眉,长发不过肩、不披散,应将头发盘束于脑后;为老年人进行医疗照护和生活照护时,应将头发置于工作帽中,避免碰触到老年人,引起不适。另外,避免在工作场合梳理头发,以防头发、头屑掉在老人饭菜、药品等入口或医疗用品中。

老年服务人员的面容整洁也是老年人最为重视的部分,面部会对老年人产生一定的心理影响。面容的修饰以洁净卫生和自然为原则,勤于洗脸,并且在外出、就餐、出汗之后都有意识地检查面容的整洁情况。注意耳部和鼻部的干净整洁,避免口、鼻、眼有分泌物。小陈是一家养老院的工作人员,张奶奶是新搬来的住客,家里有三个孩子,几乎不来看望她,老伴又刚去世不久。张奶奶经常向她服务的小陈哭诉自己的过往。有一天张奶奶又拉着小陈哭诉,小陈却因为中午吃了韭菜一直紧闭嘴巴不说话。第二天,张奶奶留下字条后,就从养老院出走了。原因是她觉得没有人关心她,活着没有意义。由于老年服务工作人员与老年人的沟通比较频繁且密切,会经常与老年人进行口头沟通,因而牙齿的清洁和避免口腔异味尤为重要,在服务岗位工作中避免食用气味过于浓烈的食物。

服务工作者在工作时可以略施淡妆,让个人看起来精神饱满,但是禁止浓妆艳抹,不涂抹厚重的粉底、口红和颊彩,眼睛妆容以淡雅为宜。不使用香水等芳香类化妆品,以免给老年人带来不适。手部和上肢是接触老年人和物品最多的地方,注意勤于修剪手指甲,不留长指甲、不涂抹指甲油。在特殊服务和护理场合,还需按要求戴上防护和消毒手套,在上岗前按照正确的洗手方法洗净双手和前臂。

拓展阅读:

正确洗手"六步法":①先把手放在水龙头下淋湿;②在手掌上抹上肥皂或洗手液,均匀涂抹,搓出泡沫,让手掌、手背、手指、指缝等都沾满肥皂泡沫,然后反复搓揉双手及腕部;③两手心互相摩擦;④手心、手背相互搓揉;⑤两手交叉着洗,清洗手指间隙;⑥将手放在水龙头下冲洗干净。

2. 得体的服饰

现代生活中的服饰已不仅仅只具有最基本的遮羞避寒的功能,其更重要的功能是向别人传递属于个人风格的信息,传递一种非语言的信息。在老年服务沟通过程中,服饰作为沟通的手段发挥着重要的作用。老年服务工作者穿戴的服饰往往能传递出关于他们的能力、严谨程度和进取性的

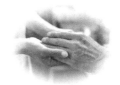

信号。而老年人也会自觉或不自觉地为各类服饰赋予不同的含义并进行解读,依据这种含义来对待穿戴者。某医养康复中心来了一家人,子女想让做完腿部手术的父亲进行康复治疗,走进康复中心,工作人员上前迎接,双方交谈得很愉快。这时候,从楼上下来两位身着护理工作服的工作人员,其中有一位的浅蓝色鞋子上有很多污迹,工作服的袖子上也有一些污迹;另外一位把工作服的外套脱下来绑在腰间,口罩挂在腰间。老人的子女们看着他们从眼前走过,私下交谈了几句以后,跟工作人员说他们认为这里不太适合老人,就推着老人的轮椅离开了。服务工作者的衣着服饰很大程度上反映了这个组织的精神面貌,在一定程度上体现了其专业性。初次走进某个机构和组织时,通过工作人员的服饰语言,就能对其服务质量的高低做出一定程度的评判。

对老年服务工作人员来说,服饰的穿戴有如下要求:

(1)大方整洁。工作装和制服干净平整、朴素大方,扣子整齐不缺,裤边恰好在鞋跟以上平脚面处。制服和工作服的穿戴符合要求,不随意搭绑在身体其他部位。女士忌短、露、透,裙装长度要在膝盖以下,禁忌仅穿背心、睡衣和短裤进行工作。鞋子要求软底轻便,配上和肤色相近的袜子。不宜穿凉鞋或靴子,更不宜光脚、穿拖鞋,不穿细高跟鞋、大头鞋等不方便行走和走路易发出异响的鞋靴。不佩戴过于夸张的饰品,护理人员在工作场合要求不佩戴戒指,不佩戴可能对老人造成伤害的尖锐状饰品。

(2)搭配得体。关于服装的颜色非常值得注意,不同的服装颜色给老人不同的心理影响。上衣和裤子搭配要合理,忌红、黄、紫等过于艳丽的颜色,以免刺激视觉,有些老年人不喜欢黑色和深蓝色等沉闷的颜色。围裙、套袖要相配,给人清新淡雅的观感。着装要符合一个人的年龄、职业和身份,符合环境的要求。让自己的着装给老年人留下美好的印象,有良好的第一印象和初次判断。

(3)注重专业化。制服和工作服是最专业化的服装形式,它表明穿着者属于一个特定的组织。工作服和职业装是企事业单位为员工提供的服装,它是企事业单位形象识别系统的组成部分,以区别于其他的组织和机构。在组织和机构内部,又以不同的样式、标志或颜色显示出各自不同的身份和职责范围。当老年人来到服务中心或者养老机构时,一定希望接待自己的是一位穿着美观、整洁、态度和蔼的工作人员,而不是衣着不整、无精打采的工作人员。穿戴专业化的制服和工作服,一方面能够树立起良好的形象,另一方面也易使老年人产生信任感和亲切感。

老年服务工作人员除了穿戴统一的工作服以外,专业化的服饰还要求佩戴好胸卡,以向人表明自己的身份和职责。胸卡应正面向外别于胸前,方便他人辨认和查看。胸卡的表面注意保持整洁,避免水迹等的污染,不用其他东西或者饰品挡住胸卡或者在胸卡上粘贴其他物品。工作人员的手套也应严格区分不混用,护理工作、保洁工作、生活照料所使用的手套应区分使用。

二、老年服务沟通中的肢体语言

除了职业形象的塑造以外,在老年服务沟通中,肢体语言作为一种"不说话"的语言,是语言沟通的辅助和补充,老年人通过服务工作者的肢体语言来解读发送的信息。在某个社区服务中心,一位老年人来访,反映自己在生活中的问题,接待的工作人员在交谈过程中频繁地看手表,老人家只能停下自己的描述,关切地询问是否赶时间着急去做其他事情。工作人员连忙澄清:"没有没有,只是习惯性地看看手表。"但是老年人已经兴致全无,起身辞别。老年服务工作人员在沟通过程中需特别注意肢体语言所释放出来的信息含义,以免在沟通中产生误解。

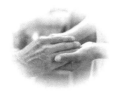

（一）手势语言

手是人类运用最广泛的肢体器官，在非语言沟通中的作用也是巨大的。对于沟通双方而言，手也是身体动作中最重要、最容易被关注的部分。它以不同的动作配合讲话者的语言，传递讲话者的心声。由于手部动作比较灵活，因此运用起来更加自如，许多演员、政治家和演说家通常会通过训练使自己有意识地利用一些手势来加强语气。由于个人的习惯不同，讲话的具体情况不同，沟通双方的情绪不同，手势动作也就不同。

从手势的含义和作用来看，手势可以分为两大类：一种是功能性手势，主要用来指示事物的方位或描述事物的形状。比如手指前方，向问路的人说"就在前面"，或者用手比画某人的大体身高和身形。另一种是辅助性手势，主要是用于配合自己的语言、表达自己喜怒哀乐所使用的手势。某个志愿协会组织了一次孤寡老人游园会，调集了一批志愿者协助老人进行文体活动和维持现场秩序，这个协会的负责人小赵是一个很受老人们喜欢的人。在游园会结束以后，老人们纷纷过来对他表示感谢，但是有位老年人满脸不快地把他拉到一边说："今天不开心，今天来的工作人员不友好。"小赵非常在意地询问原因，老人说，有个工作人员总是用手指指着他说快点过来，还总是指挥他应该去哪儿，走得慢的时候还不断催促他往前走，感觉非常不好。小赵听完老人的话以后，赶紧找来那位志愿者了解情况，志愿者很委屈，认为自己并无恶意。小赵询问志愿者是如何指路和引导老年人的，志愿者伸出食指向前一指，小赵恍然大悟，赶紧找老人解释并道歉。在这件事情中，志愿者的指路和引导手势引起了老人家的不满，我们应该认识到不同手势的不同语言含义。

若伸出食指，其余的指头紧握，指着对方，表示因不满对方的所作所为而教训对方，这是带着对峙和威胁意味的。如果需要表示指示和引导，展示"请"的意味的手势，应使掌心向上、摊开双手，指尖朝着引导方向，表示真诚、坦率，不带任何威胁性。相反，如果掌心向下，则表示压抑、控制，带有强制性和支配性的意味，容易使老年人产生抵触情绪。如果将双臂交叉胸前，双拇指翘向上方，这显示防卫和敌对的情绪，会使老年人有抵触感。

（二）动态语言

动态语言是举止的语言，在一定程度上反映一个人的素质和性格。老年服务工作人员在沟通中要塑造良好的可信赖的职业形象，动态语言是其中重要一环。冰冷僵硬、粗暴造作的举止，会给老年人带来厌烦和恐惧心理；沉着冷静、从容端庄的举止，可以给老年人留下安全和信任感。

小李是某社区养老服务中心的工作人员，他性格外向、待人热情、关心老人、很有耐心，因此分配给他的工作是组织社区老年活动，在中心工作的三年间获得老年人们的普遍认可。由于工作任务的调整，今年分配给他的是老年人家访的工作，他决心把这个工作任务像组织活动一样做好。这天，他开始第一次老年人家访，当迈入独居老人的家时，由于通风条件不佳，室内有异味，小李不自觉地捂住了鼻子，等到入座以后看到老人家满脸的不开心，他才意识到要把手放下。小李平时有个习惯性动作，一坐下就会抖腿，如果碰到紧张的事情，会抖得更加厉害。由于他第一次进行家访，无疑是很紧张的，加上他意识到自己一进门就捂住鼻子的动作不妥，就更加紧张了。于是在跟老人交谈的过程中，小李一直不停地抖腿。他感觉老人对他一直防备心很重，连常规的问题都不愿意回答，刚开门迎客时的热情荡然无存。交谈不到十分钟，老人家就以需要休息为由下了逐客令，小李感到非常有挫败感。动态语言非常直观地表达了非语言的语义，小李的捂鼻子和抖腿的动态语言，无疑引起老人家的反感和抵触，导致服务无法正常进行。

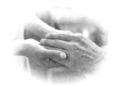

在老年服务沟通中，服务工作人员需注意站立、行走、入座和其他动作所传达的意思。当站着与老年人交谈时，可以附带一些手部动作，但是如果动作过大就显得粗鲁不庄重，更要避免一些下意识的小动作，比如抖腿、摆弄手中的笔纸等。当坐着与老年人交谈时，如果整个人靠坐在椅子上，则有懒散倦怠的意思，让老人觉得不受重视和尊重，而应该身体前倾表示关注和投入。进入老人房间时，不随便坐在老人的床铺上，不斜倚在老年人的床头被子上。在工作场合中，遇到紧急情况不要慌张，大步流星地奔跑或碎步疾走制造的是紧张的气氛，易引起老年人的恐慌。当与老年人相伴行走时，只看着前方顾着自己走，会让老人觉得受到冷落，应该在行走的过程中与老人相伴而行，不时面向老人进行询问和关照。当推着老人轮椅走动的时候，不时俯首与老年人进行交流，以示善意和亲近。细小的动态语言可能为服务沟通带来不同的效果，恰到好处的动态语言对提高服务质量有促进作用。

（三）触摸语言

触摸是无声的语言，是人类情感的表达方式之一。在老年服务中，工作人员通过亲切的触摸对老年人进行非语言沟通是一种积极有效的方式，可以让老年人感到关心、理解、安慰和支持等正面情感，适时适地的恰当位置的触摸对老年服务沟通是有促进作用的。老年人常出现焦虑、沮丧等心理，对老年人的心理支持往往比生理上的治疗更重要，因此非语言行为往往非常奏效。比如握住老人的手，耐心倾听对方诉说；适当地给老人盖盖被子，理好蓬松的头发，通过皮肤的接触满足老人的心理需求，用触碰的交流表现出对老人的理解和关爱，使他们有安全感、亲切感。

某社区在重阳节组织了一场老年人文艺晚会，王阿姨是一个歌唱爱好者，她参与其中一个合唱节目的演出。经过了一个多月辛苦的排练，再过几天就是重阳节正式演出了，王阿姨非常期待这一场演出。但是，王阿姨却在家里搞卫生的时候摔倒了，闪到了腰，只能卧床静养，无法上场表演了。社区工作人员到王阿姨家看望她的时候，她伤心地哭起来。这时候，小陈蹲在王阿姨的身边，扶着王阿姨的肩膀轻轻地拍了拍，一只手握着王阿姨的手，没有任何言语，但是简单的几个动作却让王阿姨止住了哭泣，这时候小陈才开始鼓励和安慰王阿姨。触摸是对老年人的一种特殊的沟通语言，不同的部位、不同的触摸方式所表达的意思有所不同，对老年人的触摸语言应该注意场合、情景进行正确使用。比如在交谈过程中谈得不愉快或是老人情绪有波动，可以先轻拍对方的肩膀或是手背，稳定老人的情绪，再转移话题。比如老年人因为听力下降或有听力障碍，往往感觉不到旁人的靠近，当我们走近时，可以通过触摸的方式，比如轻轻触摸和拍拍老人的肩膀或者手臂让老人知道我们的靠近，不至于因突然间出现而惊吓到老人。

三、老年服务沟通中的表情语言

美国学者雷蒙德·罗斯认为，在人际沟通中，人们所得到的信息总量，只有35%是语言符号传播的，而其余65%的信息是非语言符号传达的。其中仅面部表情可传递65%中的55%的信息。为此，我们可得出这样一个公式：信息传递／接受的全部效果＝词语（7%）+ 表情（55%）+ 声音（38%）。表情在老年服务沟通中同样具有重要作用，老年人对沟通者的表情较为敏感，表情是辅助理解沟通者所传递信息的手段。对服务工作者来说，要注意目光语言和微笑语言的运用。

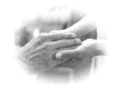

（一）目光语言

在面部的各器官中，眼睛最富于表现力，被称为"心灵之窗"。一个人的眼神既可以表现喜、怒、哀、乐，也可以反映心灵中蕴涵的一切内容。有一个为人善良的骑士，在一个大雪纷飞的夜里跟着部队前进。在经过一座桥时，他看见一位老人蜷缩着身子靠在桥边。当他经过老人身边时，老人突然开口："好心的人，请带上我吧！我实在走不动了。"骑士把几乎快要冻僵的老人扶上马，并将老人送到了目的地。在老人的家里，骑士问老人："我前面过去很多骑士，你怎么没有让他们载你一程呢？""因为我从他们的眼神里看到的是冰冷，他们根本不会关心别人怎么样，所以问也是白问。而我从你的眼睛里看到了仁慈和温暖，我知道你一定会帮我的。"老人回答。听完老人的话，骑士高兴地走了。如果老年服务工作人员总是呈现出一双无表情的眼睛，就会给老年人一种呆滞麻木的感觉，无法给予老年人关切和善意，甚至不利于语言的表达。

行为科学家断言，只有在相互注视到对方的眼睛时，彼此的沟通才能建立。老年服务沟通中的目光接触非常重要，与老年人的目光接触，可以产生许多积极的效应。老年人既自尊又自卑的心理比较明显，要求被重视、被尊重，而目光接触释放出来的含义是表示尊重对方并愿意去听对方讲述。因此，目光接触是老年人与服务工作人员得以有效沟通的桥梁。比如服务人员可以坐（蹲）在老人的床边，投以关注的目光、微笑的表情，保持眼睛和老人的眼睛在同一水平，表示出对老人的尊重，减轻老年人的不安和焦虑，增加信赖感。

需要了解和注意的是，注视分为三类，分别是公务注视、亲密注视、社交注视。公务注视一般在进行业务洽谈、商务谈判、布置任务等谈话时使用，注视区间的范围一般是以两眼为底线，以前额上部为顶点所连接成的三角区域。由于注视这一部位能造成严肃认真、居高临下的效果，所以常为企图处于优势的商人、外交人员、指挥员所采用，以便帮助他们掌握谈话的主动权和控制权。亲密注视是指具有亲密关系的人在交谈时采用的注视方式，注视区间主要在对方的双眼至胸口的位置。恋人之间、至爱亲朋之间，注视这些区域能够激发感情、表达爱意。社交注视区指人们在普通的社交场合中采用的注视区间，其范围是以两眼为上限，以下颚为顶点所连接成的倒三角区域。由于注视这一区域容易形成平等感，因此在老年服务沟通中，一般使用的是社交注视。如果视线游离不定，会让老人觉得你没有在关注他／她，但注视时间也不宜过久，否则会让老年人产生紧张感。

在老年服务沟通中，还要避免以下几种目光语言：一是扫视，这种目光语言传达的是心不在焉、对谈论的问题不感兴趣等含义；二是闭眼，长时间的闭眼传达的是骄傲自满、不想继续沟通的含义，如果闭眼的同时还有仰头和双臂交叉等动作，则有轻视对方的感觉；三是侧视，侧视表示的是轻蔑的态度，会让老年人产生抵触和敌意。

（二）微笑语言

研究发现，光是人的脸，就能够做出几十种不同的表情。其中，微笑在沟通语言中是相当万能的，与语言和行为相互补充、相得益彰，传递着尊重、关心、善意和快乐的语言含义。号称美国"旅馆之王"的希尔顿，是世界上最有名气的酒店业者之一。他成功的秘诀之一，就是服务人员微笑的魅力。1930年，西方经济危机，也是美国经济萧条最严重的一年。在这一年，全美旅馆倒闭了80%。但是，在困难时期，希尔顿并没有灰心，而是充满信心地对旅馆员工说："目前，正值旅馆亏空靠借债度日时期，我决定强渡难关，我请各位记住，千万不可把愁云挂在脸上，无论旅馆遭遇的困难如何，

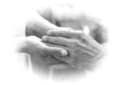

希尔顿旅馆服务员的微笑永远是属于旅客的。"从此,他每天向员工提出问题:"你今天对顾客笑了没有?"正是微笑形成了希尔顿旅馆独特的良好形象,最终使其渡过难关。

老年人大部分缺乏安全感,希望得到别人的关怀及接纳,需要老年服务工作人员能以坦诚的态度对待他们。老年人最易观察到的"区域"莫过于面部,老年人也会时常仔细观察服务工作者的面部表情,特别是他们想寻求帮助时,此时工作人员如果能给予亲切的微笑,那么就能使老年人从中获得慰藉,让他们感受到真挚的关怀和关注。在服务沟通中,常现笑容能让老人感受到服务工作者的善意和亲切,微笑能够使沟通在一个轻松的氛围中展开,可以消除由于陌生、紧张带来的障碍。

▶ 情境反馈

学习情境中的小敏被上级批评,而后又受到老年人的抵触,是因为她的身体语言表达有误。首先是形象的塑造。有研究表明,84%的人对另一个人的第一印象来自于其外表。浓妆艳抹,佩戴夸张饰品,身着红色连衣裙而不是养老机构的统一职业装,脚踩高跟鞋,使用香水,没有佩戴胸卡,这些都不符合老年服务工作人员职业形象塑造的要求,不符合服务工作人员的仪容仪表规范,难以在服务对象面前树立专业可信赖的形象,因此她的上级要求她换回工作服,回归淡雅得体的职业形象。其次是肢体动作不得体。双臂交叉于胸前是一种防卫性动作,释放的是不友好甚至是自大的信号,使老年人无法产生亲近和亲切感,导致老年人不愿意与之交谈。最后是表情动作不恰当。当她意识到老年人的抵触心理以后,内心开始紧张,表现为目光闪躲,没有恰当地与老年人进行眼神的接触。注视是人际沟通的桥梁,但是因为紧张、眼神交流的缺失,使得老年人对这位新来的工作人员产生了不良的第一印象。

▶ 课堂练习

练习一:

练习目的:通过角色扮演,体验肢体语言和表情语言的综合运用效果,感受不同身体语言沟通的作用,学会在服务沟通领域使用恰当的身体语言进行顺畅沟通。

练习方法:

1. 请大家分为两组。
2. 其中一组使用恰当的肢体语言来扮演以下四种人:傲慢的人、谦虚的人、冷漠的人和热情的人。
3. 表演完以后由另外一组来猜测这一组扮演的是哪一种人。
4. 扮演完以后调换任务,原先演的一组来猜,原先猜的一组来演。

思考与讨论:

1. 肢体语言的作用和表情语言的作用是什么?
2. 在老年服务沟通中,使用身体语言进行表达时应该注意什么?

练习二:

请大家根据以下背景材料,设计有效沟通的方案。

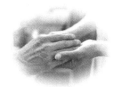

背景材料：

小刘是一家旅游公司专职负责老年人旅行团项目的导游，主要工作内容是节假日带老年人组团出游。元旦前后，小刘带着十几位六十多岁的老年人前往北方某城市进行四晚五天的旅游。行程都很顺利，小刘全程照顾老人们的需要，非常耐心地为老人们讲解，并帮他们解决生活中的问题，与老人们相处非常融洽。很快到了返程的日子，在去往机场的路上开始下起了雪，雪越下越大，等到他们通过安检进入候机厅的时候，广播通知他们的航班延误。在候机厅等了将近三个小时，但是外面的雪越来越大，机场飞机起飞的跑道很快就铺满了一层雪。风雪一直不停，一直没有登机的通知。又过了六个小时，已经到了晚上的九点钟，外面已经是暴风雪，机场宣布他们的航班取消。小刘与旅游公司和航空公司联系后，决定把老人们带出机场去酒店住宿一晚，第二天一早再到机场候机。当小刘把这个消息告诉老人们的时候，老人们炸开了锅。有的老人说："明天一早就要过来，现在去酒店也休息不好，干脆在机场过夜好了。"有的老人说："行李搬来搬去太麻烦了，让机场找个休息室，我们休息一下就好了。"也有的老人说："不行不行，万一明天还是暴风雪走不了呢？就算只有几个小时也要去酒店休息一下。"也有的老人说："天气这么冷，在机场怎么行啊？"还有的老人说："我不走，现在路肯定很滑，这时候坐车去酒店肯定不安全。"大家一直统一不了意见，这时候外面的风雪越来越大，小刘接到公司的电话说，机场外面的道路已经开始结冰，很快要封路了，再不出发就只能滞留机场了。而这时候，团队里面有两位上了年纪的阿姨着急得哭起来，担心不知道什么时候飞机才能起飞，也担心安全的问题。小刘决定好好跟老人们沟通一下，说服老人们一起到酒店休整。

方案设计练习步骤：

1. 分小组进行设计和表演。
2. 方案设计：如果你是小刘，你会怎么去说服老人们？
3. 方案设计：在说服的过程中，应使用怎样的身体语言？
4. 方案设计：如何使用身体语言安慰哭泣的上了年纪的阿姨？
5. 按设计好的方案进行角色表演。
6. 根据本模块学习的内容，小组表演完以后进行相互评价。

练习三：

练习目的：学会在服务沟通中使用正确的肢体语言。

练习方法：

1. 练习地点为形体实训室，要求有落地镜。
2. 两个人为一组，对着镜子练习以下肢体和表情语言：

    （1）表示尊重的手势。

    （2）服务中的站姿、坐姿、走姿、蹲姿。

    （3）安慰老年人的触摸方式。

    （4）关切地注视。

    （5）扫视、侧视。

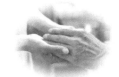

（6）关注的表情。

（7）礼貌的微笑。

3. 两个人互相进行纠正。

案例分析

案例一：

王先生夫妇开了一家"夕阳红"老年人健康用品店，销售的是跟老年人健康相关的轮椅、拐杖、保健治疗仪、服饰和健康食品等。这天，有位老年妇女到店里购买软底保健鞋。王先生接待了这位顾客，王先生站在老妇人的旁边，双手交叉在胸前，给老人介绍鞋子。老人看中了一个款式，王先生找到老人的码数，把鞋子放在地板上，老妇人一边扶着柜子一边试穿鞋子，王先生在一旁看手机。这时候，王太太从楼上下来，看到这一幕赶紧走过来，微笑着对老人家表示欢迎，然后把老人扶着坐在凳子上，自己蹲下，帮老人把鞋子的扣子打开，又帮老人把脚上穿的鞋子脱下来，老人连声说谢谢。王太太帮老人把鞋子穿好，扶着老人站起来，让老人走走试试看。老人开心地走了几步。王太太详细询问了老人的需要，又给老人介绍了几个款式，拿来适合老人的码数，耐心地帮老人试了几款，让老人对比挑选，边拉家常边给老人家介绍每款鞋的不同。最后老人选中了两双鞋，在付款的时候，老人跟王太太说："我本来不想买的了，想走来着，后面你来了，我才买了这两双鞋。"王太太不好意思地笑着说："我丈夫他不懂礼貌，不好意思，老人家请见谅，以后您有什么需要，就来我这里看看，我帮您参谋参谋。"老人开心地笑着说："好的好的，麻烦你了。"老人开开心心地拿着新买的鞋走了。

思考与讨论：

1. 王先生在与老人家沟通时，有哪些身体语言是不恰当的？
2. 老人起初不想买鞋子的原因是什么？王先生的身体语言给了老人什么样的信息？
3. 王太太使用了哪些身体语言让老人满意地买了鞋子？

案例二：

某社区在元宵节前组织了关爱残疾老年人的活动，带领社区里的残疾老人到附近公园看花灯展。社区组织了一批工作人员，穿上统一的印制有"关爱活动"字样的黄色马甲，并要求工作人员佩戴好吊牌，吊牌上有工作人员的相片和姓名。由工作人员帮忙推着残疾老人的轮椅带着老人到公园里看花灯。

有一位工作人员迟到了，没有按照要求穿上统一的马甲，只挂了个吊牌就赶过去跟其他人还有参加活动的老年人汇合。当他满脸笑容地想推其中一位老人的轮椅时，遭到老人的拒绝："你是谁？不用帮我推了，我自己来。"老人警惕且疑惑地看着这位工作人员。工作人员连忙解释："我是这次活动的志愿者，这是我的胸牌，大叔您看看。"老人还是不放心："我眼花看不到，你怎么没有跟其他人一样穿着黄色衣服呢？"这时候活动负责人走过来，对老人说："大叔，这位迟到了没有拿到衣服，您放心，他叫×××，让他帮您推轮椅吧。"老人还是不太放心："你会推吗？待会儿在那边有个下坡路。"工作人员非常尴尬，活动负责人跟老人解释："您放心，他是有经验的志愿者，去年在我们机构还被评为五星志愿者呢，但是今天因为路上塞车所以迟到，我们会严肃地批评教育他的。"老人这才放心地说："是这样，好吧，小伙子，麻烦你了。"这位工作人员非常不好意思地致以歉意，赶忙向老人解释自己迟到的原因。

思考与讨论：

1. 迟到的工作人员为何没能取得老人的信任？为何老人会拒绝他的服务？

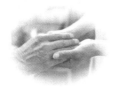

2. 老年服务工作人员的专业化服饰在服务沟通中具有什么作用?
3. 老年服务工作人员在职业形象塑造方面有哪些要求?

案例三:

今天来医院就诊的病人特别多,大厅里人头攒动,我几乎全天都在忙碌着,但最累心的是和老人的沟通。上午,有位老奶奶楼上楼下转悠了很多圈,是不是遇到什么困难了?我走过去,关切地询问她有什么需要帮助的。老人说话含糊不清,于是我提高音量。谁知突然拔高的声音招来了旁边正在休息病人的不满,见状,我赶忙表示歉意并降低了音量,可是老人耳背,答非所问。真是着急郁闷啊!反复沟通,依然一知半解,急得我额头直冒汗。使出浑身解数,口头语言和肢体语言双管齐下,结果还是劳而无功。最后,在其他同事的一齐努力下,终于帮老人找到了她就诊的诊室。一次并不顺畅的沟通,像一枚钉子牢牢楔入我的记忆。就诊患者队伍中,老年人占大多数,其中不乏年逾古稀者。这是一个特殊的群体,或有普通话障碍,或听力衰弱,或反应迟钝,或兼而有之,所以沟通起来非常困难,常常事倍功半。这提醒我们,在志愿者服务工作中,帮助老人,除了爱心,更需要耐心。爱心,是驱使我们行动的原动力;耐心,则是我们做好志愿服务的重要保证。

思考与讨论:

1. 在这一篇志愿者服务的日记中,她讲述的在医院为老年病人做志愿服务的过程中碰到了哪些沟通上的问题?
2. 在志愿服务中,如何正确使用肢体语言、表情语言与老年人进行沟通?
3. 在为老年人解决问题的过程中,使用怎样的沟通方式较为有效?

模块三 老年服务中的环境语言沟通

➡ 学习情境

某社区委托社工机构对独居老人的心理状况进行调查。有一天,社工机构志愿者共五人来到一位独居老人的家。老人热情地开门迎客,老人的家客厅较小,志愿者扶着老人坐好,老人提出搬凳子给他们坐,他们客气地说不用,站着就好。于是五位志愿者都站立在老人家的周围与其聊天。其中一位站在老人家对面的志愿者手拿笔、调查问卷和记录本进行访谈记录。有两位志愿者就站在老人家身边,其他人围着老人家,五个人站成一圈。在谈话过程中,老人家需要抬头,志愿者们需要低头才能进行眼神的接触。很快,志愿者们发现,老人家对访谈心不在焉,不大愿意谈自己的感受,三言两语就停止了话题,眼光也有点闪烁,低头看着手里拿着的老花镜,有时候甚至不回答,只点点头或摇摇头。访谈很快就结束了,但是志愿者们发现问卷的质量并不高,大家的交谈也不是很愉快,心里空空的,但是想了很久也没发现自己到底哪里做错了,让老人家不开心,也没有询问老人过于隐私的问题。他们找到社工机构负责人说出了他们的疑惑和不解。

➡ 情境分析

在前面的学习单元中我们了解到,环境是沟通必备的要素,所有的沟通必然都发生在特定的环境中,通过时间环境、空间环境进行信息和情感的传递和交流。因而环境必然会对沟通造成一定的影响,在老年服务沟通中尤为如此。在老人和老年服务者周围有各种各样的环境,从不同的环境中接收到的信息是不一样的，有些环境比较舒适诱人，有些则让人感到不自在。学习情境中的老年人不愿意进行沟通，神情不自在，这与在沟通中和志愿者的沟通距离以及所处的环境氛围是有关的，这种氛围使得老人无法很放松地对待来访的志愿者，产生了抵触和戒备，也使志愿者无法很顺利完成相应的服务。通常沟通中的环境语言主要表现为时间环境、空间距离和环境氛围等方面。

相关知识

一、时间环境

沟通时间的确定，反映出沟通主体对于沟通事项及对象的态度。在老年服务中，时间的确会影响服务的质量和沟通的成败。应该如何选择时间段，如何在沟通中选择充足的时间，不同的老年服务内容应该安排在什么样的时间，这些都是环境语言沟通中的重要内容，这些安排都或多或少地表达出对于服务的重视程度及所希望达到的结果。选择正确的沟通时间，能为服务带来事半功倍的效果。天冷的时候王奶奶喜欢在屋里烧火取暖，社区工作人员多次上门说明这样容易引发火灾并且对身体健康有害，王奶奶不仅听不进去，还很反感工作人员上门说教。有一天，社区工作人员在王奶奶家门口碰到她，王奶奶眉飞色舞地告诉工作人员她的孙女生孩子了，她当曾祖母了，拉着工作人员看小曾孙的照片。工作人员连忙恭喜，跟她说："王奶奶，恭喜恭喜，小孩儿真是可爱精灵啊，到时候小曾孙到您家来我们也来看看他。您家迎接小曾孙也得拾掇拾掇，像明火之类的东西就不能出现了，您可别烧火取暖了，小孩儿受不住，空气也不好，对产妇也不好。"王奶奶连连点头："是的是的，火堆不生了，可不能呛到我孙女和娃儿。"工作人员选择王奶奶心情好的时候说这件以往她不听劝的事，并站在为她重视的亲人着想的立场上，成功说服了王奶奶。

除此以外，与老年人的服务沟通还应该选择适合老年人不同活动状态的时段。如果想要通知老年人重要的事情，或者需要商量重要事项，那么应该选择老年人在早上和午休后精神状态较佳的时候，不应该选择入睡前等精神状态较差的时候。如果要进行康复锻炼，则应该选择在饭后休息一段时间后进行。表 3-1 为某养老机构的普通区养老护理员一天的工作流程，在合适的时间安排不同的服务内容，能有效提升服务的质量。

表 3-1　某养老机构普通区养老护理员一天工作流程

时　间	工　作　流　程
07:00	问候老人，把开水送到每个老人房间
07:30	协助老人用餐，为有需要的老人送饭
07:50	提前十分钟交接班，做好交接记录
08:30	全面打扫区内清洁卫生，整理老人床铺，清洗老人衣物
09:00	组织老人参加中心开展的各项活动
10:00	组织老人进行康复锻炼
10:30	协助开饭，协助老人用餐及餐具清洗，为有需要的老人送饭
12:00	做好老人饭后午休安排，排除外来干扰，巡视老人午休有无异常
14:00	问候老人，把开水送到每个老人房间
14:30	到房间与老人进行心理护理，组织老人进行休闲活动
15:00	整理老人房间，督促老人洗头洗澡
16:00	将洗好晾干后的衣物整理好送回到老人房间
16:20	协助老人用餐及餐具清洗，为有需要的老人送饭
17:15	进行交接班事宜，做好护理记录
18:00	组织老人看电视、锻炼
19:00	督促老人睡前洗漱，协助有需要的老人洗漱
19:30	清点老人人数，检查区内水、电及安全设施是否符合要求，检查老人用电及安全情况，关好门窗，巡查每位老人房间，观察老人睡眠情况，严格按照值班人员职责做好每位老人的护理工作

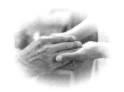

二、空间距离

空间距离作为非语言沟通中的一种沟通语言，它涉及使用周围空间的方式及坐或站时与他人保持的距离，通过距离和位置显示的是身份的信息，这对于沟通双方的心理影响是非常明显的。有学者研究得出，空间距离对课堂参与程度有一定的影响（见图 3-1），参与度较高的在前排中间位置，越往后和两侧的课堂参与度越低。空间距离这种沟通语言在日常生活和工作中无处不在、无时不有，比如在上级的办公室进行会谈，来访者坐在上级办公桌的前面，表示上级是主人，拥有控制权，处于主导位置。在中餐聚会的场合，入座就餐位置显示的主宾之分更为明显，位次最高者坐在正中，面门为上。按照我国传统的以左为尊，那么位次最高的左边第一个位置为第二重要的人，右侧第一个位置留给第三重要的人，其他客人、陪同人员以位次最高者为中心，按职务、辈分依次落座。

	讲台	
57%	61%	57%
37%	54%	37%
41%	51%	41%
31%	48%	31%

图 3-1　空间距离对课堂参与程度的影响

在服务沟通的场合中，人与人之间的交流和交往可分为四种空间距离：亲密距离、私人距离、社交距离、公众距离。这四种空间距离表达了四种不同的含义。

（1）亲密距离：亲密距离用于亲人、情侣和挚友等非常亲近的人之间。亲密距离分两种情况，一种是近位距离，在 0～0.15 米，是一个亲密无间的距离空间；另外一种是远位距离，在 0.15～0.46 米，是一个可以肩并肩、手挽手的空间，可谈论私情、说悄悄话。公众场合一般不适用这种距离。

（2）私人距离：相距 0.46～1.22 米，是人们在进行非正式的个人交谈时最经常保持的距离，这个距离近到足以看清对方的反应，但又不至于进入亲密距离。在这一距离内，一伸手就可触及对方，双方可以亲切握手和触碰，谈话双方会有一种亲切感。

（3）社交距离：在工作环境或社交聚会上，一般保持 1.22～3.66 米的社交距离。如领导对下属谈话、布置任务、听取汇报或是参加社交晚宴、聚会等一般保持这个距离，体现了一种社交性的、较正式的人际关系，也体现了交往的正式性和庄重性。

（4）公众距离：由 3.66 米延伸至听觉距离，这是人际接触中领域观念的最大距离，是一切人都可以自由进入的空间。在公众距离下，人们相互影响和相互交流的机会较少。这一距离一般用于小型活动时讲话人与听众之间的距离，教师讲课与学生听课之间的距离，文艺演出时报告人、演讲者、演员与听众、观众之间应当保持的距离。

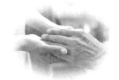

在老年服务沟通中，一般来说私人距离是服务工作者与老年人进行交谈时的最理想距离，在这种距离下双方的感觉和心理感受都会比较舒适。保持合适的距离对服务的质量也是有影响的，在与听力有障碍的老年人沟通时，应适当拉近距离，让其能看到服务工作人员的面部表情和口型，能较为准确地理解服务工作人员的沟通信息。在与视力衰退的老年人沟通时，服务人员可拉近距离，进行触摸等身体语言，并让其能听清楚语言沟通内容。当服务的对象是坐在轮椅上行动不便的老年人时，与其沟通应尽量弯腰俯身，拉近交谈距离，以表示尊重和关注。在环境较为嘈杂的地方与老年人进行服务沟通时，以拉近沟通距离代替提高音量和声调的沟通，是更为尊重老年人的做法。合适舒服的空间距离在服务沟通中应不断地根据老年人的反馈和喜好进行调整。

三、环境氛围

1. 颜色语言

人的视觉对人的沟通心理产生不同的影响，不同颜色所发出的光的波长不同，当人眼接触到不同的颜色，大脑神经做出的联想和反应也不一样，因此色彩对人的心理有直接的影响。研究显示，所处环境的颜色影响着沟通双方的心理和感情。红色、橙色、黄色容易使人产生侵略性的激动和刺激。人们所处房间的地板、墙壁、天花板和家具如果是鲜艳的色彩，会使人血压增高，有较快的心跳，并增加脑部活动。在清凉的颜色中，人的生理功能会正常活动，如蓝色是冷色，它清晰而有尊严，具有镇静的效果，而绿色则使人安详、平和。

颜色作为沟通语言在老年心理咨询中起着非常重要的作用。在建设老年心理咨询室的方案中，房间要以温暖、温和、平静的色调为主，避免强烈刺激的色彩或过于灰暗的颜色，墙壁粉饰应以浅色偏明亮的颜色为主，营造淡雅、恬静的氛围，能达到舒缓心绪的目的。室内的光线要求含蓄柔和、色彩温和，创造一种温馨的气氛。良好的环境氛围可以使老年人的情绪保持平静、轻松，不至于分散注意力。

2. 陈设语言

环境中的陈列和摆设所营造的氛围也是沟通语言中不可或缺的一部分，物件的陈列以及多件物品的组合摆设方式，在无言地释放着一定的沟通信息。在老年心理照护中，同样也需要运用陈列和摆设的语言。要求咨询室内的沙发线条简洁，材质舒适、柔软，避免使用一般硬质座椅作为咨询中心的座椅。布置的时候不宜直接使用水泥地面而使用仿木质地板，减少僵硬冰冷的感觉。沙发的摆放角度和距离，要求能让咨询师和来访的老年人双方既能够互相捕捉到对方的目光，又不至于因为目光的直视导致来访者紧张，老年人能够在一种相对安全舒适的环境下真实地表露自己。避免正对摆放，避免来访者与咨询师直接面对面，以感到冷漠、紧张，产生防御心理。另外，在摆设上，以温馨亲切为原则，比如茶几，要求颜色质地与整个房间协调，上面可以摆放纸巾、水杯、花卉等富有生机和生活气息的装饰品。墙壁上的挂画和饰品图案可以是生长良好的植物、优美且色彩柔和恬静的自然景观等，让来访的老年人心情舒畅。还可以布置音乐播放器来播放背景音乐，营造轻松舒适的来访环境。

养老机构在老年服务沟通中，重视环境氛围的营造也是提高服务质量的有效途径之一。比如有的养老机构专门开辟怀旧展厅，搜集具有时代气息的生活和劳作用具，在展厅内以开放陈列的方式予以展示，比如石磨、簸箕、竹制生活用品、扁担等，借助这些老年人成长生活年代的用品，

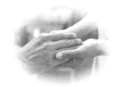

满足老年人怀旧和追忆往昔生活的心理需求。这个展厅深受老年人的欢迎，很多老年人经常在此流连忘返。住在该养老机构的老年人觉得院方非常人性化，照顾到他们的多方需求，让他们感动万分。

情境反馈

学习情境中的几位志愿者忽略了沟通中的环境语言所释放的信息和对老年人心理感受的影响。围着老年人站立，容易给老年人造成紧张感，与老年人面对面的志愿者甚至拿着纸和笔，身边还近距离站立着两位志愿者，这更加容易使老年人产生紧张感和抵触心理。当志愿者站立而老年人坐着时，老年人需要抬起头或远距离跟志愿者说话，那样老年人会感觉服务者高高在上和难以亲近，因此而造成老年人不配合访谈也就可以理解了。所以志愿者应该近距离弯下腰去与老年人交谈，老年人才不会觉得压抑，而是感觉受到了重视。

通过以上的学习，我们可以从以下几方面来营造良好的老年人服务沟通环境。

1. 在沟通中尽量减少环境中的噪声。选择适合交谈的场所，关闭制造噪声的器材和电子产品，给老年人创造舒适的氛围和隐私可以受保护的环境，如拉上屏风，或选择其室友不在的时候。

2. 服务沟通光线需要柔和。老年人对强光很敏感，所以最好选择光线或灯光充足而柔和的地方进行服务沟通。

3. 与老年人保持适当的距离。距离过近会造成威胁感和压迫感，使人感到紧张不适；距离过远则是关系疏远的表现，对于有听力障碍的老年人来说也不合适。恰当的服务沟通距离是保持私人距离，即与老年人相距 0.46～1.22 米。

4. 采用能让老年人看清服务者面部的姿势。不背对光源，能让老年人读到服务者的表情语言和肢体语言，尤其面对有听力障碍的老年人时，能让其看到面部表情和肢体动作更有利于信息的传递。

5. 眼睛的位置应该保持水平。

课堂练习

练习一：

练习要求：
1. 阅读以下调查材料，找出社区心理咨询室在环境布置上的不足。
2. 设计一个调整方案，说明社区的老年心理咨询室在环境设计和布置中要注意哪些问题。

"我们社区有个悄悄话室，可我不好意思去，如果不高兴，自己调节就好了。"

"社区的心理慰藉室我信不过，他们能关心我心里想什么吗？人家工作也挺忙的。"

当生活中面对巨大精神压力的时候，年轻人有时候愿意接受专业心理人士的疏导。可老年人有所不同，在他们的观念里，心理疾病几乎等同于"精神病"，认为对于身体的保养可以多加注意，但对于心理干预却是"讳疾忌医"。

一项针对某市43个社区开展的样本调查显示，有7成社区设有心理咨询室，但利用率却非常低。

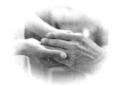

探究原因，一是由于社区经费、场地、人员的限制，使得心理咨询室专业性不强；二是面对面的心理咨询不符合老年人的心理特点。

中国人民大学老年学研究所曾进行过一项关于老年人社会养老服务与需求的调研。调研随机选取8个街道的43个社区，获得2 000份有效问卷，可以初步了解社区老年人服务的实际情况。调查结果显示，在解闷聊天等精神慰藉服务方面，70～79岁年龄段的老年人，尤其是独居老人和失能老人，对此需求最大，需求量达到40.3%。

此次调查除了调查老年人在社会服务方面的需求程度之外，还统计了老年人在一年内接受社区服务的情况。结果显示，43个社区中74%都设置了老年心理咨询室，然而在这些已经设置了老年心理咨询室的社区中，有95.5%的老年人并没有接受解闷聊天等精神慰藉服务，一年内只有2.8%的老年人经常接受、1.7%的老年人偶尔接受。由此可以看出，老年人在精神慰藉方面有相当高的需求率，社区的供给率也并不低，但老年人的使用率或者接受率却很低。

专门设置的老年心理咨询室，老年人为啥不用？调查人员在一个社区居委会找到一间老年心理咨询室。走进这里发现，说是咨询室，倒不如说是一间办公室。落地透明玻璃，屋内摆设一览无余，一张长桌，几把凳子，凳子后面一排柜子，狭小的屋子恨不得侧身才能通过。

别看屋子小，"功能"一点儿都不少，门框上挂了3个牌子，除了心理咨询，这里还是社区法律服务室和信访接待室。玻璃门上贴着一张排班表，法律咨询、信访接待和心理咨询被安排在不同的时间段。

正赶上当天是心理咨询日，可调查人员一打听，一个上午都没有老人踏进这间屋子。居委会一位工作人员说，所谓心理咨询，也就是和居民聊一些家长里短，"哪儿有专业的心理咨询师呀，给老人们做思想工作的就是我们工作人员自己。"

"如果我要是进去做心理辅导，这么大的透明玻璃，外边人不都知道我有病了？再说，这些孩子都挺忙的，想唠嗑的时候找别人就行了。"一位老人的话道出了心理咨询室利用率低的原因。

其实社区居委会也有自己的苦衷，首先就是场地问题。居委会办公面积不大，一再缩减之后才腾出了这么一间小屋，还得一室多用。另外，设置老年心理咨询室是基于本市"九养政策"中的"精神关怀"而建立的，但因为没有额外的经费请专业心理咨询师，结果只能是工作人员陪聊，根本谈不上专业心理疏导。

练习二：

练习要求：

1. 全班分为三个讨论小组，每个小组阅读以下其中一个国家的适老化改造的材料。

2. 每个小组进行组内讨论：什么是适老化改造？这个国家在适老化改造中的做法有哪些？适老化改造体现的是环境沟通中的哪些作用？

3. 各个小组互相进行分享、讨论：在我国适老化改造中应该注意哪些环境因素？可以借鉴这些国家的哪些做法？

美国的适老化改造

美国制定了《适老社区评估与改造指南》，通过对社区进行"适老评估"，帮助老年人充分了解社区环境、提出合理建议，进而制定改造规划；由住宅与城市开发部负责提供专项财政资助，同

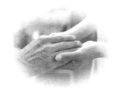

时鼓励科研机构利用先进的科技成果研发老年产品，促进研究机构与企业合作，开发、生产了一系列方便老年人使用的专用产品；形成从联邦政府专门机构到各州公共服务部、州以下地区的老龄代理结构、社区老龄服务中心等覆盖全国的老龄服务网络。通过将旧住宅适老改造同市场化的社会服务相结合，形成了包括政策法规、产品研发、资金投入、老年服务等内容完善的老年服务体系。由于美国老年人住宅的私有化，所以其适老性改造的特点主要是：因人而异，逐步改进。老年人可以与各种服务机构签订合同，可以根据自己健康状况或个人需求随时进行改造，有需要时可用电话邀请服务机构上门服务。改造的内容和方式灵活多样，具体包括：室内外无障碍改造；住宅加装电梯；地面防滑处理；更换省力方便的门锁；在屋顶设置遥控滑行吊带轨道，可将老年人吊起放置在轮椅上或从卧室吊运至厨房、厕所、浴室等地方；橱柜、洗槽等经改造后可以升降，让坐轮椅的老年人也能方便地操作；安装可以遥控开关的门窗；适当增高老年人使用的马桶；对住宅进行智能化改造，如安装可视对讲和遥控开门等装置。

日本的适老化改造

日本是最早进入老龄化社会的国家之一，由于与我国传统文化的相似性，以及有相当数量的社区旧住宅适老性改造的案例和丰富的旧房改造经验，很值得我国适老性改造研究与实践借鉴学习。日本的适老化改造从法律法规、组织保障、资金来源、技术创新等方面建立了针对适老改造服务的比较完善的保障和支持体系。在法律法规方面，不仅出台了《住宅区改造法》《城市再开发法》《聚落地区整理法》《日本住宅地区改善法》等相关政策法规，还编制了《老年住宅设计手册》。改造和上门服务费用由政府、保险金和个人自筹共同分担；大力支持大学和建筑事务所等机构开展对旧住区适老改造的技术创新活动，积极倡导通过技术手段从对单一的建筑个体到对周围环境进行改造，以满足老年人对居住环境的适老需求。值得一提的是，日本旧居住区适老化改造特别注重细节内容，例如，采用可移动榻榻米提高房间的机动性；对浴室、卫生间进行方便轮椅通行的改造；降低玄关高度，在玄关处添加把手，增加脚下照明，以方便老年人穿脱鞋；为腿脚不灵便的老年人安装移动式升降座椅；调整洗漱台等设施的高度，以方便使用轮椅的老年人；将浴室门改造为更方便省力的推拉门；在住宅内加装传感器和通信设施，使老年人能够随时通过呼叫装置与管理人员进行对话等。在日本，住房改造不仅是政府和专业人士的事，其更重视住房改造的大众化和教育性，让全民对旧住宅的改造和旧物可再利用引起重视，并向民众普及建筑方面的专业知识，特别对老年人、残障人士的关注度，也架起了年轻一代对传统文化和家庭观念的认识桥梁。经过多年的实践，旧居住区适老化改造在日本从最初的由政府引导转变为民间自发的行动，吸引了越来越多的专业技术人员加入，技术手段也日趋成熟。在政府的大力支持下，向老年人提供福利、保健、医疗等综合性服务的各种社会资源均得到充分利用。

英国的适老化改造

在政策方面，英国主要围绕保持和促进老年人健康和独立、使老年人保持作为社会成员的角色与改善老年人居住质量而制定。老年人对老年设施等具有充分的选择权，而不是让老年人被动地去接受。改造资金主要来源于各地方政府、房屋互助会和各种慈善机构。英国支持改造技术创新，特别是对一些患病老人和残疾家庭的改造，强调为老年人提供改造方面的咨询服务，出台了一些旧社区适老化环境改善方面的改善标准。在改造细节方面，为了提高社区老年服务的效率，英国开发了信息化的远程服务系统。这种系统的发展经历了两个阶段，第一个阶段是给老年家庭安装紧急呼救

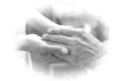

装置，老年人只需按下安装在自己家里的按钮，便可以与社区或社区附近的紧急呼救中心取得联系，呼救中心会根据老年人的需要提供各种援助服务；第二个阶段是利用更为先进的传感和通信技术以应对老年人突发事件。

案例分析

案例一：

纽约北部有一个名叫春之谷（Spring Valley）的地方，是美国华德福教育的重要基地，有教师培训学校、幼儿园、小学、中学，有活力生态农场和同胞社区。这是一个以养老院为主体的社区，四周是青翠的草地、茂盛的树林，充满着花香鸟语，就像置身于风景秀丽的乡村田园。

走进养老院的第一个印象是，窗明几净、一尘不染，墙上挂着老人们自己的绘画作品。除了老人的绘画作品外，也有艺术家的作品，几乎每一次转身、抬头，都能看到墙上的艺术作品。尤其在餐厅里挂的绘画作品，让人流连忘返。

餐厅里光线充足，明亮、宽敞、整洁。在社区工作生活的工作人员介绍说："餐厅是养老院的核心，每天至少有一餐是整个社区所有人在此用餐，有老人、工作人员、志愿者、参观者，还有工作人员的家庭成员——妻子、孩子或父母。"

养老院的饭前准备也极具特色。先是老人和志愿者一起摆放餐具，然后是把写着姓名的卡片放在餐桌上，每顿饭每个人的座位可能都不同，以便于让大家彼此认识，有利于老人和不同的人交流。

室内外环境的整洁、有序、美观也是人们精神生活不可分割的一个部分。同胞社区认为对环境的照顾，与对人的照顾同等重要。人生活在环境中，关心环境，也就是关心人。投入足够的人力、物力保持环境的整洁、有序不难，而环境的美化却需要有审美意识。餐厅里的桌布和窗帘用什么颜色和质地的布料才会和需要营造的气氛吻合？设想在一个脏乱差的餐馆用餐，相比在干净优雅的环境里用餐，不同的环境给人带来的心情是截然不同的，良好的环境促进彼此的心灵交流。环境的美有益于塑造人心中的美，健康的人际关系需要美的环境。这也是为什么养老院的墙上处处挂着艺术作品的原因之一。身处其中，让人内心不由得赞叹、愉悦和感动。

思考与讨论：
1. 该社区在老年服务环境营造上都做了哪些努力？
2. 这些做法都有哪些作用？

分析参考：

该社区为素不相识的老年人营造了家的感觉，让他们能够彼此认识和熟悉，减少了老年人的孤独感。在养老院的环境布置上，挂上老年人自己的作品，显示了对老年人的尊重和肯定，也增加了老年人的参与感和主人公意识。在餐厅的环境营造中，注意色彩搭配和保持整洁，注意餐布、窗帘的颜色和质地，给老年人营造了良好的就餐环境，也提高了老年人生活于此的舒适感和认同感，显示了养老院对老年人的关怀和重视。

案例二：

过年期间不少商场歇业、市民放假，派出所的警情也相对减少。不过，南京梅园新村派出所在这个新年接到的第一个警情就让民警犯了难。大年初一早上，一位老太太报警称自己受伤了，一个

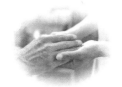

人在家里没人管。

"这大过年的,老人是没有子女所以没人管,还是子女都没回来?"揣着疑问,民警立即赶到了老人家中。看到民警,老人第一句话就是:"我病了,但是没有人管我,我该怎么过年啊?"民警看了看老人家里,年货齐全,厨房里还有刚择的菜,不像她一个人生活,老人为何这样说呢?

经过询问,老人告诉民警,自己今年已经90岁了,平时独居在家,儿子隔三岔五也会来看看自己。前两天,老人外出不小心摔了一跤,摔坏了腿,所以现在只能卧床。"那你儿子没回来陪你过年吗?"民警问道。"我儿子走了,不知道回不回来。"老人难过地说。

老人儿子:只是说了句玩笑话

就在这时,老人家的门开了,进来一个50多岁的阿姨。看到民警,这位阿姨很是意外。弄清楚民警的来意后,阿姨告诉民警,自己是老人儿子雇来照顾老人的保姆。

"警察同志,不是没人陪老太太过年,昨天晚上她儿子就回来了,听说明天孙子也要来。"阿姨说。那老人的儿子呢?在阿姨的帮助下,民警接通了老人儿子的电话。听到打电话的是民警,老人儿子也很意外。他说,自己只是去超市买东西,很快就到家了。

听说儿子马上回来,老人当即表示是自己误会了。原来,当天早上老人和儿子因为一点小事发生了口角。老人儿子为了不继续吵下去,说了句"你再吵我就不陪你过年了"。虽然他表示这是句玩笑话,但老人却当了真,所以当儿子出门后,老人便以为儿子真的走了,于是报警求助。

第二天又报警:没人陪我过年

明白是误会一场后,民警叮嘱老人的儿子和保姆照顾好老人,便放心离开了。不过,让民警没有想到的是,大年初二上午,老人居然又报警了,而且理由和前一天一模一样。"是不是又和儿子闹矛盾,又误会了?"民警再次赶到了老人家中。

此时,老人家中确实只有她和保姆在家。老人看到民警后当即哭诉,"警察同志,现在不光我儿子不要我了,连我孙子也不要我了。"这话又从何说起?老人告诉民警,当天儿子一早就出去了,到现在也没回来,孙子虽然来了,但待了一会儿也走了。"他们肯定因为昨天的事情生我气,不陪我过年了,我可怎么办啊?"

听了老人的话,民警感觉老人还是误会的成分比较多,于是再次联系老人儿子。听说母亲又报警了,老人儿子也有些哭笑不得。他告诉民警,自己当天在单位值班,要晚上才回去,为此他特意让儿子陪奶奶。那么老人孙子人呢?就在民警跟老人儿子通话时,老人的孙子回来了。原来,他只是去菜市场买菜去了,并不是不陪老人过年。

思考与讨论:
1. 为何老人会在春节反复报警?
2. 老人的儿子在与老人的沟通中犯了哪些错误?

分析参考:

老年人很注重亲人的陪伴,很介意儿孙对自己的重视和尊重程度,在精神陪伴和亲人陪伴上的需求度是非常高的。在重要节假日的时候,老年人会变得极其敏感,在佳节的环境氛围中,老年人的陪伴需求变得更高,而此时儿孙无意的玩笑似的话也会给老年人造成负担和压力,尤其在节假日的陪伴缺失,更会引起老年人的失望和悲伤感。在与老年人沟通中,不同时间和不同环境

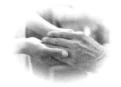

氛围，老年人的需求类别和需求程度是不一样的，应该选择适合的沟通内容，才能提高沟通的效果和质量。

单元小结

本单元的学习内容是老年服务沟通中的语言沟通和非语言沟通技巧。在第一个模块语言沟通技巧中，我们学习的是老年服务沟通的语言特点，包括以尊重为前提、以宽容为基础、表达善意和赞美、强调换位思考。在这个基础上，我们学习了在语言内容选择中的技巧，要善用尊称和敬语，使用老年人易懂的语言，避免老年人忌讳的话题，用语要清晰且适当重复，以建议说法替代批评责备。同时，在语言沟通中，也要注意选择合适的音调和语速，使用耐心、平和、热情的语气，学会控制情绪。

第二和第三模块涉及的是非语言沟通技巧的内容。第二模块学习的是身体语言沟通技巧，包括整洁的仪容和得体的服饰，注意肢体语言包括手势语言、动态语言和触摸语言的运用，以及表情语言的运用，包括目光和微笑语言的技巧。第三模块主要学习非语言沟通中的环境语言沟通技巧，在老年服务沟通的环境语言方面，我们要注意时间环境、空间距离的正确选择，也要注意包括颜色语言和摆设语言在内的环境氛围的营造。

将老年服务沟通中的语言和非语言沟通技巧看成一个整体，相互促进，相互补充，以发挥老年服务沟通的最佳沟通效果，并结合课后练习和案例分析，以及单元最后的实践强化进行学习内容的巩固与提高。

实践强化

实训一 有效沟通反思练习

请把这份问卷打印两份，一份自己填写，一份交给一位熟识你的朋友、同学、家人或老师根据你的表现来完成，最后大家交流和思考所填的答案（根据是否有这样的行为进行选择，A 为极不同意；B 为不同意；C 为中立；D 为同意；E 为极同意）。

1. 我会在说话前先想一下要说什么。
2. 我会在书写前想一下要写什么。
3. 我在聆听别人讲话时不会分心。
4. 我不会打断别人说话。
5. 我会以提问的方式去鼓励别人就我给出的信息做出反馈。
6. 我会以身体语言去鼓励别人就我给出的信息做出反馈。
7. 我会小心选择一些可令别人明白的词语及字句。
8. 我能简明扼要地与别人沟通。
9. 我会通过不加判断别人说话的方法，鼓励别人自由地与我交换彼此的看法。
10. 纵使我不喜欢对方，我仍会与对方沟通，并积极聆听他或她的信息。
11. 我会以表情和身体语言来鼓励别人与我沟通。
12. 我会简洁地重提我曾说过的话的重点和所持的立场。

实训二 根据老年服务语言沟通的要求，找出以下两个情境的不足并加以修正

情境一：

王奶奶摔断了腿，住院进行治疗和康复。在康复过程中，王奶奶每天都很努力和认真地练习护

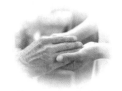

士交代的康复动作。这天,王奶奶满头大汗地完成了一轮康复动作,气喘吁吁地问护士:"小刘,我今天完成得怎么样?"护士小刘回答:"您这样可不符合要求,离医生的要求还远着呢,赶紧按照要求锻炼啊,错过了最佳康复时机,以后怎么锻炼可都没用了啊。"王奶奶听完后非常着急。

情境二:

李先生是个孝顺的儿子,他计划周末好好地陪父母亲出去玩一玩。所以他给父母打了个电话:"爸,周末带您和妈出去走一走。"他的父亲还没来得及多问几句,李先生就把电话挂了。到了周末,李先生到父母家接上父母,想带他们去爬山。等到父母上车,才得知要带他们去爬山,李先生母亲一脸的不快:"我的腿风湿病犯了,没法爬山。"他的父亲阴沉着脸说:"陪我们出去也没点诚意,问都不问一句,接了就走,也不先说好去哪儿。"李先生觉得很尴尬和闷气,明明自己专门空出一天,计划了很久带父母去爬山,但是父母却好像不领情,不仅一点也不开心,而且还埋怨自己,自己到底做错了什么。

实训三　根据语言沟通和非语言沟通的要求,对比下面故事中ABC三个小贩的言行,分析造成不同沟通效果的原因

一位老太太去街上买水果,看到有几个摊位都有橘子在卖,就走到A商贩面前问道:"橘子怎么样啊?"商贩一看有生意来了,马上回答说:"你看我的橘子个不但大而且还保甜,特别好吃。"

可奇怪的是老太太并没有多说什么,向第二个摊位走去,又向B商贩问道:"你的橘子怎么样?"

B商贩答:"我这里有两种橘子,请问您要什么样的橘子啊?"

"我要买酸一点儿的。"老太太说。

"我这边的这些橘子又大又酸,吃一口就能酸得流口水,请问您要多少斤?"

"来一斤吧。"老太太买完橘子又继续在市场中逛,好像还要再买一些东西。

这时她又看到一个商贩的摊上有橘子,又大又圆,非常抢眼,便问水果摊的C商贩:"你的橘子怎么样?"

这个商贩说:"我的橘子非常好,请问您想要什么样的橘子啊?"

老太太说:"我想要酸一点儿的。"

商贩说:"一般人买橘子都想要又大又甜的,您为什么会想要酸的呢?"

老太太说:"我儿媳妇怀孕了,想要吃酸橘子。"

商贩说:"老太太您对儿媳妇可是真体贴啊,您要多少?"

"我再来二斤吧。"老太太被商贩说得高兴得合不拢嘴,便又买了二斤橘子。

商贩一边称橘子,一边向老太太介绍其他水果:"苹果不但酸还有多种维生素,适合孕妇。您要给您儿媳妇再买点苹果,她肯定更加高兴。"

"是吗?好,那我就再来二斤苹果吧。"

"您人真好,您儿媳妇摊上了您这样的婆婆,真是有福气。"商贩开始给老太太称苹果,嘴里也不闲着。"我每天都在这儿摆摊,水果都是当天从水果批发市场批发回来的,保证新鲜。您儿媳妇要是吃好了,您再来。"

"行。"老太太被商贩夸得很高兴,提了水果,一边付账一边应承着。

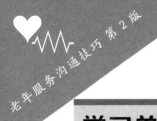
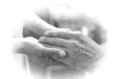

学习单元四 与老年人沟通中的倾听与会谈

单元导读

科学家发现,胎儿可以通过羊水的波纹倾听外面发生的一切,因此听是人的一生中最初拥有的感官。听是人体用感觉器官来接受声音,是人的感觉器官对声音的生理反应,只要耳朵能够听到别人说话,就表明在"听"别人。

倾听不是简单地用耳朵来听,也是一门艺术,也需要技巧。每个人都具有天生的表达能力,却不具有天生的倾听技巧。

每个人都有获得他人尊重的心理需要,这对老年人而言尤为关键。俗话说"树老根多,人老话多""十个老人九唠叨",这些其实是老年人健康的生理现象。我国元代著名医学家邹铉在《寿亲养老新书》中把"唠叨"作为重要的健身长寿法。从医学角度而言,老年人多说话确实有益身心健康,可以延缓脑衰老,防止老年痴呆。在关注老年人的问题上,尊重老年人的心理需要,给予老年人关怀,倾听老年人的故事和心声,可以让老年人延年益寿。

每一位老年人的生命都是一本书,我们不仅要去看书的封面,更需要用心读取每一本书的精彩内容,这个过程离不开倾听与会谈。

学习目标

知识目标

1. 理解倾听的内涵及倾听的层次。
2. 分析影响倾听的因素。
3. 熟悉老年服务中有效倾听的技巧。
4. 理解会谈的基本概念与影响因素。
5. 把握会谈的基本程序。

技能目标

1. 辨识影响倾听的障碍。
2. 能够在老年服务过程中做到有效倾听。
3. 能够对老年服务中发生的倾听过程进行反思和改善。
4. 具备会谈前的准备、会谈的开始以及结束会谈的技巧。
5. 具备对会谈中其他问题的处理技巧。

素质目标

1. 正确理解倾听的意义。
2. 重视老年人的感情、欲求和愿望,具备积极的老年观。

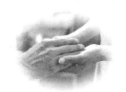

模块一　初识老年人沟通中的倾听

学习情境

【服务背景】服务对象目前一个人居住，妻子早逝，子女移居国外后联系老人甚少。

工作人员：您好，我是××中心的服务人员小王，两天前我电话预约过您。今天我过来了解一下您对免费安装爱心安全铃的看法。如果您没有意见，我们想为您免费安装爱心安全铃。

服务对象（73岁的爷爷）：（看着小王，皱起眉头，似乎不愿意被打扰）哦，没必要吧，我一个人挺好的。

工作人员：爷爷，爱心安全铃是免费的，而且不管您有什么事情需要跟别人沟通，都可以用它，相关人员会第一时间赶到……

服务对象：不必了。家里就我一个人，没什么事情发生，也不会有什么事情发生。即使发生了我也不需要这种东西，发生就发生呗，反正只是一个人，不必了。

情境分析

在与老年人沟通时，很多人知道听的重要性，却不知该如何做到倾听，如何在与老年人沟通中提取尽可能多的信息，分析老年人的真实需要。

在与老年人沟通的过程中，听老年人及其亲属、朋友、邻居、老年服务人员所说，是了解老年人的最基本的方法。但在倾听的过程中，会有来自环境、信息发送者和接收者等主观和客观的障碍影响倾听的效果，进而影响到为老年人开展的服务。所以，在与老年人进行沟通的过程中，需要学习倾听的技巧，克服倾听的障碍，做到耳到、眼到、脑到、心到。

真正的倾听有助于服务人员与老年人建立良好的关系，获得老年人的信任，满足老年人倾诉的愿望。但倾听要比简单的听要求更高、步骤更繁杂，需要理论的支撑和实践的积累。

相关知识

一、倾听的概念和层次

（一）倾听的概念

我们知道，沟通并不是一个永远有效的过程，在与老年人沟通过程中，倾听属于有效沟通的必要部分。倾听与听是有根本区别的，听只是一个生理过程，它是听觉器官对声波的单纯感受，是一种无意识行为。而倾听是以听到声音为前提，但更重要的是人们对声音必须有所反馈，也就是说倾听不仅仅是生理意义上的听，更应该是一种积极的、有意识的听觉与心理活动。在倾听的过程中，必须接收、思考、理解说话者传递的信息，并做出必要的反馈。倾听的对象不仅仅局限于声音，还包括语调、声音、非语言等更广泛的内容。可见，倾听不仅要接收、理解别人所说的话，而且要接收、理解别人的手势、体态和面部表情；不仅要从中得到信息，而且要抓住说话者要表达的思想和感情。

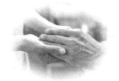

狭义的倾听是指通过听觉器官接收言语信息，进而通过思维活动达到认知、理解的全过程。倾听不仅用耳，更要用心。广义的倾听还包括文字交流等方式。

由于社会交往的减少，孤独感成为造成老年人心理问题和心理障碍的原因之一。在倾听的过程中细心洞察老年人在交谈中所省略或隐含的意思，甚至是连他们自己都未察觉的潜意识，了解和掌握老年人的情况，使其可以在一吐为快中宣泄负性情绪，释放内心的不良体验，由此感受到服务人员的真诚关心和理解，拉近彼此的心理距离。

心理学有关倾听的定义为：倾听是在接纳基础上，积极地听、认真地听、关注地听，并在倾听时适度参与。倾听是个体心理咨询技术之一，个体心理咨询技术包括参与性技术与影响性技术。参与性技术包括倾听、开放式询问与封闭式询问、鼓励技术、重复技术、内容反应、情感反应、具体化、参与性概述、非言语行为的理解与把握。

咨询师在倾听时应把握以下要点：

（1）要认真、有兴趣、设身处地地听。

（2）适当地点头、回应以表示理解。

（3）不带偏见，不做价值评判。对求助者讲的任何内容不表现出惊讶、厌恶、奇怪、激动或气愤等神态，而是予以无条件的尊重和接纳。

（4）倾听不仅用耳，更要用心。不但要听懂求助者通过言语、表情、动作所表达出来的意思，还要听出求助者在交谈中所省略的和没有表达出来的内容或隐含的意思，甚至是求助者自己都未察觉的潜意识。

（5）正确的倾听要求咨询师以机警和共情的态度深入到求助者的感受中去，细心地观察求助者的言行，注意对方如何表达问题，如何谈论自己及与他人的关系，以及如何对所遇的问题做出反应。

（6）善于倾听，不仅在于听，还要有参与、有适当的反应。反应既可以是言语性的，也可以是非言语性的。

（二）倾听的层次

在不同的情况下，一般会采用不同的方式去听外部的声音。在有些场合我们听得很专心，而在有些场合我们却心不在焉。例如，有些人在公司能够专心地听上司或老板讲话，但回到家里却对家人的话充耳不闻；许多年轻人对女友的话听得很用心，但往往结婚以后却很少用心听妻子讲话；在与老年人沟通中，很多人总是认为老年人啰唆，说的话重复无趣，听的时候大多敷衍了事。

在与老年人的沟通过程中，有效倾听的缺乏往往导致错失良机、产生误解和冲突，甚至因问题没有及时发现而导致危机等。

倾听可分为以下五个层次：听而不闻（生理的听）、虚应的听（被动听）、选择性的听、专注的听、带有同理心的听（最高等级的倾听）。

二、倾听在与老年人沟通中的作用

对老年人的关怀和倾听，可以让其感受到生命的价值和意义，让其感到有朋友、有伙伴，而不是孤独无援的。倾听在与老年人沟通中有以下意义。

1. 了解老年人，充分地获取信息

倾听可以掌握更多的信息。每个人表达信息的方式是不一样的，有的人开门见山，有的人却喜

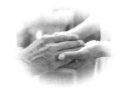

欢缓慢进入正题。比如经常有老年人会对自己的家人或服务人员有各种抱怨，仔细倾听这些抱怨，可以从中分析出有时老年人可能只是想获得更多的关心，有时只是想找个对象发泄一下，并不是对他人有意见或不满。有的老年人聊起过往很难停下来，并且反反复复很多遍，这些情况下都需要我们用心地去倾听，只有这样才能掌握尽可能多的信息，以便处理和解决问题。倾听是获取信息最直接、最有效的办法。获取信息的种类又可以分为两种：第一种是直接的信息，即说话者直接说出来的内容，如时间、地点、发生什么事等；第二种是间接信息，如老年人的口头禅、唠叨的内容等所传达的弦外之意。

2. 耐心细致的倾听能够获得老年人的信任

在与老年人的沟通中，我们的耐心、对老年人信息的敏感度、对老年人的关怀都可以在倾听中体现出来。在互动的过程中，老年人可以获得满足感，从而进一步激发老年人倾诉的欲望。

当老年人滔滔不绝的时候，一定是非常信任我们的时候，而且这个过程中伴随着老年人很美好的体验。建立起良好的信任关系，才有可能进一步了解老年人，了解老年人的所想、所感、所需。同时，对老年人来说，耐心的倾听可以缓解他们心中的压抑，打开他们心中的壁垒，良好的倾听是对老年人最直接的支持，对有困扰的老年人有直接的正面鼓励作用，是老年人获得积极情绪的来源。

3. 倾听的同时可以方便获得非语言信息

在与老年人沟通过程中，老年人的身体特征（体态、姿势、动作）、身体动作（脸部表情、目光、眼神、手势和姿势）、副语言（音质、音量、语速、语调）及倾听的时空安排等，都传达出了丰富的信息，这些因素都有助于我们在倾听过程中了解到比口中所说的话更具体、更真实的内容。

> ▶ 情境反馈
>
> 本情境中，安装爱心安全铃虽是为老年人的健康提供一种保障，在提供服务时，提供服务者需上门与老年人进行面对面的沟通，在与老年人对话过程中可以更多地了解老年人的需要。虽然与老年人的对话很简短，但是从很多非语言信息中，如"看着小王，皱起眉头，似乎不愿意被打扰"，以及老年人的背景中，可以初步判断出这位老年人需要专业人员进一步介入服务。本案例中，老年人对安装爱心安全铃是有抵触情绪的，但是从对话中我们可以听出老年人抵触情绪背后更多的情绪，此时无声胜有声的倾听是非常有必要的。

三、倾听的步骤

在老年服务工作中，经常会遇到老年人谈及往事的情况，这需要服务人员学会倾听。倾听是一个复杂的心理过程，包含五个步骤，如图 4-1 所示。

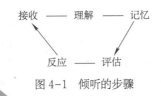

图 4-1　倾听的步骤

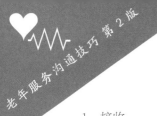
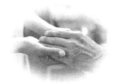

1. 接收

接收信息是指由感觉器官接收外界的刺激。倾听不仅包含接收对方传达的口语内容，而且包含注意对方的非语言信息。

老年人总是喜欢向倾听者谈及往事，以此给自己的人生定位。作为倾听者，我们首先接收到往事的信息以及老年人在讲述往事过程中的非语言信息。

2. 理解

理解信息是了解对方传达信息的意义。除了必须注意对方所表达的意见和想法外，也必须了解对方当时的情绪状态。

倾听者需要明白，每位老年人的人生经历都是独一无二的。倾听老年人心声的时候，老年人的思想总是在向我们传输各种各样的知识和经验，所以要做到尊重他们。

3. 记忆

将我们所接收与理解的信息停留在脑海中一段时间。人们的记忆并不是信息的完全复制品，而是以自己的方式，重新建构所接收到的信息。

倾听者需要对老年人讲述的人生经历进行记忆和分析，协助老年人去确定人生经历中的主题内容，并理解这些主题是如何影响其过去和现在的行为的。这个过程需要倾听者用脑思考，用心感受。

4. 评估

即判断说话者内心的意图。人们除了必须理解、记忆老年人所传达信息的表面意思外，还必须进一步推测这些信息的潜藏意义。

根据老年人叙述人生经历的语言信息和非语言信息，去评估老年人内心的意图和感受。老年人是否肯定他们曾经经历的生活？他们想改变什么、保留什么？他们对什么满意、对什么失望？感到自豪的是什么……

5. 反应

说话者会根据倾听者的反应来检查自己行为的结果，从而知道自己所说的是否被准确接收和正确理解，然后做出适当的调整，这样会更加有利于倾听者的倾听。

对老年人的诉说要感同身受，同时要给予及时、恰当的反应；结合前面四步，选择老年人认同的话题做切入点，随时用语言或其他方式积极回应，给予必要的反馈，如时不时地给对方一个微笑；赞成对方说话时，可以轻轻地点一下头；对对方所说的话感兴趣时，展露一下笑容，用"嗯""噢""后来怎么样了呢"等让对方感觉到你不愿漏掉任何一处信息，确实在听、在鼓励，对他所说的内容表现出倾听的渴望；在对方话还没有说完之前，不要打断对方的话语。有了这样专注的态度，对方才愿吐露心扉，达到沟通的目的，进而接近老年人，完成进一步的服务。

四、倾听的要求

1. 听清楚对方说什么且询问更深层的信息

听事实时需要沟通者就对方所表达的信息在更进一步的细节层面加以澄清。例如："您能多说一点吗"这样的问话，不带有"逼迫"性，而是商量的口气。要做到这一点，首先要求倾听者具有良好的听力；其次要求倾听者具备一定的知识，能听懂别人阐述的事实；最后要求倾听者要有耐心和洗耳恭听的态度，认真倾听别人的讲话。

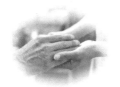

2. 将对方所陈述的信息经过整理后反馈给对方

反馈意见的作用首先表现在告诉说话者你的确在听，并且听懂了对方在说什么，可以使说话者的思路不受干扰地继续下去，帮助对方扩展思路，以便获得更多有用的信息来了解说话者；其次可以促使听者对对方有准确的了解，使听者的回应更接近对方的感受和经验；最后，准确回应对方不仅能够鼓励和帮助对方进一步了解自己的感受和经验，而且会让对方感觉到自己是被理解和接纳的。

3. 听清对方的情感

情感是结合体态、面部表情、距离、服饰、类语言等非言语信息，以迂回的、隐含的方式潜伏于语言的低层的，即所谓言外之意、弦外之音。听者只有真正了解了对方的意图、准确理解了对方说话时的感受，才能听出对方真实的思想情感，才能及时给予恰当的回应。两耳听内容的同时要对对方想表达的情感做出回应。

4. 倾听对方的非语言线索

非语言线索可以通过多种方式传达出来，包括身体姿势、位置、面部表情、目光接触、类语言、服饰等。省略的没有说出的话以及机体活动水平也能传达非语言信息。

5. 分辨对方的观念、情感和行为

倾听中，在对所获得的信息做出恰当理解的同时，应分辨出其中分属观念、情感和行为的各个部分。

6. 倾听自我

每一个人的价值观、情绪、个人经历等因素在沟通中起着很大的倾向性作用，尤其当沟通双方因价值观念冲突，引发了听者的焦虑或不快时，可能会无意识地对对方产生反感，或希望沟通尽快结束，或莫名其妙地想发脾气。此时，听者在倾听对方的同时，还应倾听自己的内心，调整自己的心态和情绪，使之归于宁静和理性。

知识链接

高层次的倾听

（1）以同理心对待对方。

（2）以一种关心的态度，让当事人试探你的意见和情感，同时感受到你是以一种非裁决的、非评判的姿态出现的。不要立即问一大堆问题，以免引起当事人的自然防御心理。

（3）表现得像面镜子：回馈你认为对方当时正在考虑的内容，总结当事人说话的内容以确认你完全理解他所说的话，如"我听到的是……""我理解到的是……""我想你刚才要告诉我的是……"。

（4）避免先入为主，过早下结论。以个人态度投入某些问题时，往往使当事人产生愤怒或受伤的情感。

（5）以简单的语句认同对方的陈述，例如"嗯""噢""我明白""是的""有意思""说来听听""我们讨论讨论""我想听听你的想法""我对你说的话很感兴趣"等，鼓励当事人谈论更详尽的内容。

（6）细心观察对方的身体姿势、手势、脸部表情、眼神等非语言特征。

课堂练习

1. 请你认真反思一下，你在倾听方面有哪些优点和不足，请在表4-1中列出来，并针对自身存在的缺点和不足，提出具有可操作性的改进办法或措施。

表 4-1　倾听方面的优缺点及改进措施

自身倾听的优点 （按重要程度排序）	自身倾听的缺点 （按重要程度排序）	改进办法或措施

2. 现在学校安排你去附近的养老院实习。你服务的爷爷已经 70 多岁了，患有高血压和糖尿病，因为病情加重，爷爷已经卧床不起。你的工作主要是陪爷爷聊天，了解爷爷的服务需求，同时与爷爷建立起良好的服务关系。

要求：分组进行角色扮演。要求每一组内必须有一位同学扮演爷爷，一位同学扮演倾听者。请按照倾听的层次，模拟不同层次的倾听场景，并按照每一个层次分组分享讲述者的感受。

思考：在具体服务中，你能做到哪个层次的倾听？你觉得哪个或哪几个层次的倾听能有助于与服务对象建立良好的服务关系？为什么？

案例分析

来自青海省的王青青已在安徽工作 9 年。今年繁忙，即使节假日也是经常加班，她因此而不能回家看望 2 000 公里之外年逾六十的父母。王青青说："父母身体状况一般。不能回家看望他们，我心里很愧疚。"

在我国传统文化里，子女是父母养老的主体，"儿孙绕膝"被认为是老年人晚年幸福的主要标准之一。然而，当今社会，"父母在，不远游"的古训早已被打破，异地工作和生活的压力，让许多年轻人疲于生计，忽略了父母的孤单。像王青青这样异地工作造就的"空巢老人"不在少数。

一些老年人的心理健康出现问题，甚至走向极端。有关调查数据显示，自杀已成为我国老年人死亡的一大原因。尤其是在农村，自杀死亡的老人中，95% 有不同程度的心理障碍。同时，我国的老年期精神障碍的患病率达 1.5%，明显高于普通人群。

老年人群体内心更加敏感，很多老人的子女不在身边，对养老问题、重大疾病、家庭纠纷等问题产生的负面情绪无法得到排解和抚慰，容易酿成悲剧。

2018 年新修订的《老年人权益保障法》对老年人的家庭关怀进行了明确规定，包括"家庭成员应当关心老年人的精神需求，不得忽视、冷落老年人。与老年人分开居住的家庭成员，应当经常看望或者问候老年人"等。但多项社会调查显示，这一规定在实际操作中效果并不理想。

"社会流动在加速，越来越多的年轻人难以做到将父母接到身边或者'常回家看看'，但精神关怀并不完全受制于距离。"社会学者王忠武说，现在通信条件发达，子女应在有空的时候多给父母打打电话，多倾听老人的想法。他说："几句温暖的话，比给父母钱更能让他们感到快乐。"

请思考：异地工作的子女该如何倾听老年人的心声？

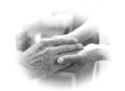

模块二　识别与克服倾听的障碍

学习情境

一位农村老人和自己年轻的女婿就新年贴春联的事情进行商讨。因为老人的兄弟年前刚刚去世，所以老人建议女婿今年要在家里贴紫对子，就是紫色的对联。女婿一听面露不悦，责怪老人新年讲不吉利的话，并且斥责老人。老人很是委屈，对自己的女儿哭诉，不知道自己哪里错了，自己只是对女婿说出了当地的风俗而已。女儿听后回家与女婿大吵一架，双方闹得不可开交，整个新年过得很不开心。事后，夫妻讲和之后才发现，原来女婿本来就性子急，老人说话慢，口齿也不是很清晰，老人说的"紫对子"，女婿听成了"死对子"……

情境分析

倾听是一种情感活动，也是一种能力，更是一种艺术。沟通中，我们更多地依赖倾听而不是说话。掌握倾听技巧的倾听者知道如何解决说话者言辞当中的模糊不清或混乱无序等问题。不同的倾听方式方法和质量，会产生巨大的效果差异。

在与老年人沟通过程中，良好的倾听是最重要的技能之一。我们需要通过良好的倾听来理解老年人的需求和问题。但是在沟通中，我们还会面临很多沟通障碍，来自于环境、信息发送者和接收者三方。倾听作为与老年人沟通的一个重要环节，必须克服存在于环境、倾诉者和倾听者三方的障碍。此外，不同的障碍可能会同时出现。

改善与老年人的交流，我们需要识别这些沟通障碍，提高倾听技能。为确保交流的质量，倾听者相比倾诉者无疑要承担更多的责任。

相关知识

一、倾听中的障碍

在与老年人沟通过程中，倾听的障碍主要来源于环境、信息接收者和发送者三方，按照其客观性和主观性还可以分为客观障碍和主观障碍。客观障碍主要指环境障碍和技能因素，主观障碍主要指倾诉者和倾听者在沟通过程中的心理情感等因素造成的障碍。

1. 环境障碍

环境对倾听的影响主要体现在以下方面：

（1）封闭性：体现在空间、光线、噪声、私密性等方面。比如，在老年人家里与其沟通，则老人说话就比较放松，可以随心所欲地表达自己的想法；但是一旦把老人邀请到办公室或者正式的服务场所，老人说话就会有所顾忌。同时，环境中的噪声也会妨碍倾听过程的完整性，尤其对于有听力障碍的老人来说。

（2）氛围：主要指心理状态的影响。环境之所以影响倾听，是因为环境可以产生两个方面的影响：一是环境可以干扰信息的传递，二是环境影响倾听者和倾诉者的心境。比如在特定的节日里，老年人的想法会受到节日氛围的影响；但是在平时的日子，老年人的想法更贴近日常的生活。

（3）对应关系：分为一对一、一对多、多对一、多对多等沟通方式。一对一的沟通过程，收集到的信息更全面、私密，但是也可能会让有些老年人紧张，有些老年人反而喜欢多对一的倾诉。当然不同的对应关系，沟通的主题和效果都会不一样。

2. 技能因素

技能因素是指影响信息传递者语言表达的障碍，包括表述内容不清晰、不准确；使用不适当的省略语；过度使用专业术语；短时间释放太多信息，口语与体语不符；口语或方言运用不当等。

随着年龄的增加，老年人多伴有生理功能低下及记忆力、辨识力下降等问题，有的还患有相关疾病。在沟通过程中，倾听者如果用专业术语讲一些大道理，显然不会被老年人接受。所以，应根据老年人的年龄、职业、文化、社会背景等情况，选择其认同的话题作为切入点，达到沟通的目的；同时，应该积极引导老年人尽可能地表达感受、想法，倾听者在给予老年人回应的时候则应该考虑老年人的生理状况而表述得尽可能清晰、准确，不宜用省略语；最后，还需要尊重老年人的个性和习惯，运用恰当的口语和肢体动作；最后，沟通的时间不宜过长。

3. 心理情感因素

心理情感因素是指影响倾听者获取信息的障碍，主要包括：

（1）倾听者的理解能力，包括知识水平、文化素质、职业特点、生活阅历、接受能力等。在与老年人沟通过程中，倾听者要充分尊重老年人，遵循个性化原则。每一个老年人都带有多年生活中培养出的个人习惯，在漫长的人生体验中都有自己不同的观点和做法，如果把老年人都视为"一样的"，那是完全错误的。在沟通过程中，需要倾听者通过各种方法了解老年人的生活背景和个人资料，辨别、认识每一位老年人，找到有关线索来进行沟通。

（2）倾听者的态度，包括排斥异议、三心二意、急于发言、心理定式、厌倦、消极的身体语言（如东张西望、手不停地敲打桌面）等表现。在与老年人沟通过程中，想让老年人敞开心扉，必须具备一定的条件。需要等待合适的时机，选择合适的场所。倾听者要格外慎重，细心把握其微妙的情感变化过程。倾听的时候不要左顾右盼、不要随便插话，可以恰当地运用表情和手势迎合老人，使倾诉者兴致勃勃，以达到情感宣泄的目的。

（3）倾听者的生理与心理状态，包括生理差异（听视觉障碍）、性别差异、选择倾向（过滤性倾听）、以事实为中心的倾听（重事实，忽视人的感情）、预练回答性倾听（如考虑如何回答，忽视倾听）、情绪噪声等。以与多发脑梗死性痴呆患者的沟通为例，这类患者病程进展缓慢，年龄普遍较大，常有多疑多虑、言语少、对治疗失去信心等表现。因此，服务人员要注意在倾听过程中保持耐心，态度诚恳，积极主动，并且向老年人介绍病房环境、住院须知、治疗进展等，引导老年人乐观配合治疗。

▶ 情境反馈

本情境中，沟通的过程首先受到节日气氛的影响，老年人以自己对当地习俗的了解，希望提醒年轻人（女婿）不要忘记尊重习俗；而女婿也受到节日氛围的影响，对不吉祥的现象或不吉利的话非常敏感。其次，这个过程是一对一的，这种关系可能会引起某一方或双方的紧张，从而造成对沟通内容的误判。再次，倾听过程的技能因素直接影响了倾听结果，老年人说的是

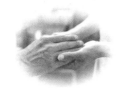

"紫",而女婿听成了"死",如果老人说"紫色",或是女婿愿意多一些时间去澄清听到的内容,这场矛盾本可以避免。最后,倾听者的态度在本情境中也导致了冲突的发展。如果女婿能对老人多一些耐心,能够理解老人对自己的关心,能够尊重老年人的说话特点,那么老人与女婿、丈夫和妻子间的冲突都可以避免。

二、克服倾听障碍的对策

在与老年人沟通中,我们要尽量减少倾听的障碍,进行有效倾听,从而保证有效沟通。主要可以从以下几个方面入手。

1. 营造良好的倾听环境

营造良好的环境气氛,环境差是倾听的第一障碍。环境对人的听觉与心理活动有重要影响。环境中的声音、气味、光线以及色彩、布局,都会影响人的注意力与感知。布局杂乱、声音嘈杂的环境将会导致信息接收的缺损。

(1)营造幽静的环境:营造幽静的环境首先需要分析环境中的噪声,然后再有针对性地降低或排除噪声影响,具体可见表 4-2。

表 4-2 降低或排除环境中的噪声

降低或排除环境中的噪声(包括房间及走廊)	理由及注意事项
1. 若情况允许,请尽量选择合适的会谈场所	合适的环境有利于倾听,且维护老年人隐私。不过此项不强求,以老人的选择为主
2. 将电视或收音机等设备音量关小或关掉,最好手机也关掉,视情况关上房门	进行时需先向老人说明用意,并经过老人同意再进行,以示尊重,并减少其焦虑

(2)营造轻松的气氛:在谈话开始之前轻松地调侃一些无关的话题,在倾听的过程中保持微笑的表情,都有助于对方在轻松的气氛中诉说心事。

(3)营造平等的氛围:根据交谈内容来营造氛围。

2. 提高倾听者的倾听技能

在与老年人沟通的过程中,倾听者是倾听过程的主体,倾听者所具备的知识水平、理解能力、倾听的态度及其精神和情绪状态直接影响倾听的效果。因此,克服倾听障碍、提高倾听者的倾听技能非常重要。具体可以从以下几个方面努力:

(1)完整、准确地接收信息。不要自作主张地将认为不重要的信息忽略,最好与信息发出者核对一下,集中注意力。

(2)正确地理解信息,避免习惯性思维。学会从对方角度出发,消除成见,克服思维定式的影响,客观地理解信息。

(3)适时、适度地提问,以示在认真听对方的讲述,给予对方尊重。

(4)及时给予反馈。可简要复述一下对方所说的内容,让对方有机会更正你理解错误的地方。

3. 改善倾诉者的讲话技巧

在与老年人的沟通过程中,老年人需要向倾听者传达自己的想法、情感等信息,老年人能否准确表达自己的思想和情感也是影响沟通效果的重要因素。沟通过程中最基本的要求就是倾诉者说出来的信息能让倾听者听懂,同时也能接收到倾听者的反馈;反之则是无效沟通。因此,在沟通过程

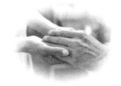

中,要注意说话的方式。倾诉者常犯的毛病有说话速度过快、太注重细节、过于紧张、对人不对事,这些都会直接影响倾听的质量和效果。

▶ 知识链接

倾听时的"提问"技巧

(1)解释:倾听者要学会用自己的词汇解释讲话者所讲的内容,从而检查自己的理解。

倾诉者:我觉得很压抑,因为我自愿加班加点,尽了最大努力,按时完成了项目,但是好像人人都不赞同我。

倾听者:看上去你很失望,你没有得到足够的支持。

倾诉者:是的,正是这样,并且……

(2)向对方表达你对他感受的认同:当有人表达某种情感或感觉很情绪化时,传递你的神情。

倾诉者:我真是厌烦极了。这项预算非常不精确,他们希望我严格管理。我花费了大量的时间去熟悉它们、去发现错误,却耽误了我的工作。

倾听者:是的,真是够烦的。

倾诉者:关键是还有许多事要做。我需要有人去做,我的大脑需要休息。

倾听者:听起来你确实厌烦极了。

倾诉者:我建议……我宁愿……

(3)要适当表达反馈意思:即把倾诉者所说的内容、事实简要地概括出来。

倾诉者:你不在时发生了许多事情。李撞了车,需要几天才能治好;王患了流感;张扭伤了脚。此外,我们必须有一份临时计划,不知谁故意把我们的主要文件弄丢了。你回来了我真高兴。

倾听者:看来这段时间你做了大量的工作,而且一直忙到现在,对吗?

倾诉者:我要说的是,如果由我自己来做,我会把一切管理得井井有条,并且我已经在做了。

(4)能够综合处理对方信息:综合讲话者的几种想法为一种想法。

倾诉者:第一件事主要是政策改变,没有人能够预言;第二件事是我们最好的一个技术员辞职了;第三件事是这个项目的最后期限到了,我建议检查一下,看看我们应该做些什么。

倾听者:你的意思是有一系列的障碍使得我们这个项目的完成更加困难了。

倾诉者:我认为最关键的是政策的变化。如果政策不变,我们会有机会。

倾听者:不是所有都失去了,而是我们肯定还有机会。

(5)大胆的设想:从讲话者角度大胆地设想。

倾诉者:我真不知该如何选择,每项活动都有赞成和反对两种意见,而且反应都相当强烈。

倾听者:如果我处在你的位置上,我想我宁愿慢些做出决定,以免得罪某一方。

倾诉者:是的……我想我需要更多的信息,或许应该再收集一些意见,向所有这方面有经验的人请教。

▶ 课堂练习

无形的噪声

任务一:观察图 4-2。

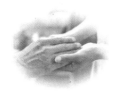

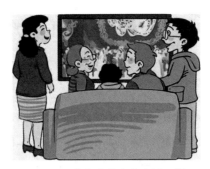

图 4-2 老年人的家庭生活一幕

任务二：在图中空白处画出你认为可能影响到彼此交流的无形的噪声来源。

任务三：分组讨论该如何处理这些无形的噪声，尽可能减少对倾听的影响，并把讨论结果填写在表 4-3 中。

表 4-3 无形的噪声及处理方法

无形的噪声	处理方法
1.	
2.	
3.	
4.	
5.	
……	

案例分析

父亲（指着地上的麻雀）："那是什么？"

儿子（看着自己的报纸）："麻雀。"

父亲（看到麻雀飞到树上，指着麻雀问）："那是什么？"

儿子（看了看父亲，继续看报纸）："那是麻雀。"

父亲（听了一会儿，看到飞到天空中的麻雀，指着问）："那是什么？"

儿子（放下报纸，非常气愤地看着父亲）："麻——雀，那——是——麻——雀。"

父亲沉默。

过了一会儿，父亲一个人径直走进屋里。过了一会儿，拿着一本相册走出来，翻看相册，指着一张张儿子小时候的照片，对儿子说："这是你小时候，那个时候你充满好奇，你对看到的所有东西都要问一问，那一天你问我那是什么问了二十遍，我一遍一遍回答你，那是麻雀。我不忍心打击一个孩子的好奇心，你那么可爱，那么乖巧，那么想知道，我就一遍一遍地回答你。现在，你嚷嚷吧，继续嚷嚷吧。"

儿子听着父亲的话，看着一张张老照片，沉默良久。然后儿子拥抱父亲，亲吻父亲的额头，对父亲说："对不起，爸爸，对不起……"

——资料来源于：短片《那是什么》

请思考：分析本对话中造成父子之间倾听障碍的因素有哪些？该如何克服？

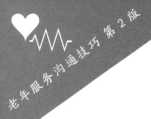
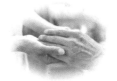

模块三　老年服务中有效倾听技巧

▶ 学习情境

一位85岁的妇人因为担心无人照顾她那患有严重精神疾病的女儿而不愿意接受心脏病治疗。就算安排了专人对她女儿进行托管服务，老人仍然不放心。服务人员在与老人的沟通中，积极倾听，引导老人敞开心扉。在老人回顾人生过往时，告诉倾听者自己在孩提时代因为母亲住院而遭遇过拐卖。倾听者帮助老人回想过往，引导老人明白自己不愿意将女儿交托任何人照顾是与自己的过往有关。

▶ 情境分析

沟通中，很多情况下我们并不能真正理解老年人的讲话含义。倾听者采用不同的方式方法，使用不同的倾听技巧，会使倾听的效果差异明显。因此，在倾听时应该给表达对象充分的尊重、情感的关注和积极的回应等，力求达到最佳的沟通效果，因为我们"听着"的不仅是耳朵，还应有眼睛、脑和心。

与老年人沟通是一个双向、互动的过程。有效的倾听便于直接从老年人口中获得重要的第一手信息，而不必通过其他中间环节获取，这样就可以尽可能地避免事实在输送过程中被扭曲的风险；有效倾听还可以使老年人产生被关注、被尊重的感觉，从而会更加积极地投入到整个沟通过程中。在与老年人的沟通过程中，我们不但要克服很多沟通障碍，还要富有警觉性，仔细倾听老年人所说的每一句话，观察老人传达出的非语言信息，以此来探知老年人想表达的真实含义和潜在需求。

▶ 相关知识

一、有效倾听

在对话中，把感观、感情和智力的输入综合起来，寻求其含义和理解的过程，称为有效倾听，这个过程不仅需要"耳到"，更需要"眼到""脑到"和"心到"。"眼到"指用眼睛观察倾诉者传达的非语言信息，比如表情、眼神、手势等，以分析对方的语言信息的真正含义；"脑到"就是去分析对方的需求和深层次想法，以全面分析对方说出的和未说出口的信息；"心到"即指能够换位思考，站在对方角度想其所想、思其所思，体会对方的心境和感受。

有效倾听既是一个过程，又是一种技巧。听是一种生理反应和行为，倾听则是一种艺术，有效倾听则能够达到沟通的真正目的。但是真正能做到有效倾听的人少之又少，人们常常忽略、扭曲或误解他人想表达的真正的想法和意图。因此，学习有效倾听的技巧是培养和提高倾听技能的重点。

▶ 情境反馈

本情境中，与有心理障碍的老年人进行沟通时，倾听者必须先对老年人的基本资料有所了解，或者在倾听过程中注意收集有关老年人背景或经历的基本信息，并且掌握识别障碍的技巧。

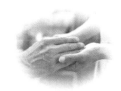

倾听过程中，倾听者首先要做到"耳到""心到"，需要在倾听过程中保持耐心，抑制与老年人争论的念头，真正站在老年人的角度去听，才能理解对话的真正内涵，发掘老年人话语背后隐藏的创伤。其次，必须做到"脑到"，及时分析出老年人的真实想法和顾虑。本情境中，假如老人担心没有人照顾她的子女（而她的子女已经成年），倾听者就应该及时安慰老人并且及时与其他服务人员沟通，确保老人的子女得到适当的照顾。最后，倾听者需要"听"出倾诉者的情绪，并及时给予反馈，这样能稳定老人的情绪，比起要让她明白孩子已经长大、已不需要她的照顾更为有效。老人对子女的关心是真实的，应该加以回应，而不是不予理会。总之，整个过程中，需要倾听者把感观、感情和智力的输入综合起来，做到有效倾听。

二、老年服务中有效倾听的实务技巧

（1）认识倾听的重要性，培养倾听的兴趣和习惯。老年人见面爱聊天，无论认识不认识的，也无论是在自家门口还是公共场所。为老年人提供服务，必须了解老年人的倾诉需求，做好倾听的准备，培养自己的倾听习惯。

（2）老年人的安全永远要摆在第一位。与坐轮椅的老人沟通时，要小心地滑，扶好老人，掌握正确的扶法：老人坐上去时，一定不要让轮椅移动不定而导致坐空，推轮椅动作要缓慢，老人的脚要放好，双手一定要放在大腿上。其他情况下，倾听者也需要敏锐地观察出影响安全的因素并尽量避免危险发生。

（3）在对方允许的前提下，多使用开放性的动作。在为老年人服务过程中，在经得老年人允许的情况下，用自然开放的姿态与老年人交谈，使用恰当的肢体语言，如握住老年人的手等。

（4）不打断老年人的谈话。无意识的打断是可以接受的，有意识的打断是绝对不允许的，既是不礼貌的行为，也是对老人的不尊重。

（5）清楚地听出老年人的谈话重点。与老年人沟通交流过程中，能清楚地听出对方的谈话重点是一项重要能力。服务提供者除了排除外界的干扰、专心致志地倾听以外，还要排除对方的说话方式带来的干扰，不要只把注意力放在说话人的咬舌、口吃、地方口音、语法错误或"嗯""啊"等习惯用语上面。

（6）适时地表达自己的意见。谈话必须有来有往，所以要在不打断对方谈话的原则下，适时地表达自己的意见，这是正确的谈话方式。这样做还可以让对方感受到你始终都在注意听，而且听明白了；还有一个效果就是可以避免你走神或感觉疲惫。

（7）肯定老年人的谈话价值。在谈话时，适时地肯定对方所讲的内容，可以让对方感觉愉快，并对你产生好感。因此，在谈话中，要用心地寻找对方的价值，并加以肯定和赞美。

（8）抑制与老年人争论的念头。在与老年人交谈中，难免会出现观点不一致的情况，此时倾听者一定要学会控制自己的情绪，尽量抑制内心争论的冲动。倾听的目的是了解而不是反对或争论。

（9）避免虚假的反应。在对方没有表达完自己的意见和观点之前，不要做出比如"好，我知道了""我明白了""我清楚了"等反应。这样敷衍的答复会阻止你去进一步了解、倾听老年人的心声。在对方看来，这种反应等于在说"行了，别再啰唆了"。

（10）交流时，适当使用非语言交流方式或实物，使老年人更易理解。非语言交流方式如面部

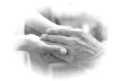

表情、手势、眼神或是采用写字板、画图片、符号、标志等方式进行信息的传递，可以使表达更加生动形象，老人也更容易理解。

（11）保护老年人的隐私，选择干扰较少的沟通环境。注意保护老年人的隐私、遵循保密原则、不把谈话内容告知其他人员是老年服务沟通中重要的原则。同时，选择干扰较少的沟通环境，在老人视线内不与他人耳语等，可以更好地提升沟通的效果。

（12）常用自我介绍。与老年人沟通过程中，需要经常做自我介绍，适时帮助增强老年人的认知能力。

（13）治疗性会谈时间不宜过长，会谈内容要清晰。与老年人沟通的时间不宜过长，内容不宜过于繁杂。在对老年人进行治疗性会谈时，一次只给一个口令或提示，尽量把动作分解为数个步骤。

（14）此外，对陷入不同困境的老年人进行有效倾听还需要注意相应的技巧。

对语言表达障碍者，首先可以从视线上先吸引老年人的注意力，循序渐进，与老年人达成共识；其次可以采用触摸的方式表达对老年人的关心和体贴，及时给予老年人回应；再次，鼓励老年人积极表达内心的感受和需要，同时不能三心二意或表现出不耐烦，这样容易引起老年人焦虑和郁闷的情绪，不利于有效沟通；最后，倾听过程中，要用语言及时地向老年人传达信息，还可以适当提问，让老年人感觉到倾听者在认真倾听。

对有听力障碍的老年人，首先要保证环境的安静，可适当增加一些肢体接触，要面对面与老年人沟通，让老年人能看见倾听者的面部和口型；其次，恰当运用肢体动作，尤其是当老年人有听力障碍而无视力问题时，适当的肢体动作有助于帮助老年人明白倾听者在认真倾听；最后，可适当借助道具进行信息传递。

除此之外，对认知障碍者力求会意；对有自杀倾向的老年人应注意把握沟通的主题等。

三、积极倾听

与老年人沟通过程中，积极倾听是一种非常好的沟通方式，既能鼓励对方继续说下去，又能保证倾听者理解对方所说的内容。积极倾听能够帮助倾听者在沟通时更准确地了解对方的真实状态，更理解对方。如果倾听者专注于聆听，讲话人就会更加积极地厘清自己的思路，选择更好的方式进行表达，从而使倾听者能够准确了解讲话人的感受与想法，随之带来更好的沟通效果。

积极倾听是与老年人在沟通中增进理解的互动过程，是有效沟通的关键。

积极倾听需要听者付出努力，全神贯注于对方的陈述并做出恰当的回应。持续主动地倾听对方的讲话，实际上传达了以下信息：①你对他/她非常感兴趣，认为他/她的感受非常重要，尊重他/她的想法（尊重不意味着赞同）；②重视他/她的倾诉，尝试站在他/她的角度理解他/她的想法；③通过积极倾听，营造一种彼此信任、安全的沟通环境。

积极倾听的过程主要有：

（1）准备。在沟通之前，准备会起一定的作用。根据所发生的事件和对沟通对象的了解，我们对对方可能对自己的某种行为如何反应进行推断和预测，然后从自己的感情和需要两个方面做好倾听准备；同时还要观察对方的反应，以确信对方也做好了谈话的准备。

例如，如果你是一位定期探访老人的志愿者，你很久没有去看望一位老人家，并且没有打

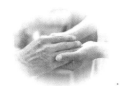

电话聊天，根据以往的经验，你会知道老人会很不高兴，并且你可能要听老人诉说他的不解和这段时间他的生活点滴。这样你就能够知道最好的沟通策略是尽可能地去倾听，而少讲述自己的故事。

（2）接收信息。在日常生活中，我们都要接收比我们所需要或能处理的多得多的信息，包括广告、电视中的新闻、朋友的交谈……我们听到了许多诸如此类的信息，但不可能完全接受所有信息。通过筛选剔除无关的信息，能为倾听的下一步——集中注意于我们认为重要的内容上做了充分的准备。

例如，本情境中，老人不愿意接受治疗，担心女儿，即使在工作人员做好老人女儿的照顾工作后老人仍是不放心。于是我们引导老人进行生命回顾，但是生命回顾的信息是非常多的，工作人员需要从这些信息中捕捉到重要的部分——孩提时代的事件。

（3）注意。心理学家研究表明，我们说话的速度是每分钟120～180个字，大多数的人在一分钟内能听600～800个字，也就是说人们的思维处理信息的速度是我们可能听到的讲话的速度的4～5倍。所以对方还没有说完，我们也许早就理解了，或者对方只说了几句话，我们早已知道了其所要表达的全部意思。这时我们的思想就容易开小差，注意力就会涣散。所以积极的倾听不仅要全神贯注于讲话人正在讲述的内容，而且要注意排除各种各样想法的干扰。有时倾诉者陈述的信息也会让我们想起一些其他的事，有时我们还在考虑要怎样反驳对方讲述的内容。只有唤起对声音的注意，集中注意力，有意倾听，才能准确、有效地接收"听"的各种信息。

（4）理解倾诉者意图。想要深刻理解倾诉者所讲的内容，倾听者应该把自己放在讲话人的立场上，理解对方的真实意图。因此，在倾听时要暂时搁置自己的思想和情感，调整自己的心态，进入讲话人的世界，试图理解倾诉者想说什么，他是谁，他来自哪里，他的态度、兴趣、经历、需要和期望是什么，而不是你想了解什么。这样你就能够增加理解倾诉者的讲话内容及其想要表达的信息的可能性。

（5）记忆与澄清。记忆是一个决定什么重要和什么不重要的选择过程。比如作为学生，很难复述出老师讲课的全部内容，但通过笔记可以记住老师讲课的要点。有些学生把太多的注意力放在笔记上，企图记下老师所说的所有内容，而不是记录要点，这就有可能干扰其听课的质量，就会因忙于记笔记而没有注意老师要表达的具体的含义。澄清是不要试图去记忆你没有理解的内容，如果没有听懂对方的陈述，可能的可以停下来要求对方澄清。

（6）评价。评价就是对所发生的事进行评估。

例如在本情境中，通过沟通，你评估这位老人是有特殊需要的，在倾听的过程中，需要工作人员选用专业的技巧进行有效倾听，思考在运用这些方法时要注意什么、要扮演好什么角色、如何抓住问题的关键以及如何做好后续的服务等。

积极倾听是一项艰苦的工作，成为有效的倾听者的第一步就是努力具有成为一个倾听者的愿望，对对方的感受和意见感兴趣，并且积极努力地去听、去了解对方。如果一个听者不愿努力听取和理解，那么其他的建议和劝告对于改进倾听效果是没有任何意义的。

▶ 知识链接

高效倾听者的11种习惯

（1）高效的倾听者勤于实践。他们认识到倾听时需要运用很多技巧，必须不断练习才能改进

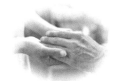

这些技巧。他们利用身边的每一个机会实践自己的倾听技巧。

（2）高效的倾听者善于从对方的言辞中发掘双方的共同爱好。他们把倾听视为寻找信息或更好地了解倾诉者的机会。

（3）高效的倾听者时刻保持一种开放的心态。即便他们对倾诉者将要表达的意见持有相反的观点，也不会大声说出来。他们依然会认真地听，不做任何评论地去理解对方的观点；同时他们也会注意调整自己的情绪，防止一些干扰性因素使自己在瞬间情绪失控。他们试图保持冷静，维护双方的关系。

（4）高效的倾听者不会分心。他们知道任何事物都会使倾诉者分心。他们试着剔除干扰性因素，比如电话铃声、一边听一边做其他的事情以及摆弄小物件等。他们把所有的注意力都集中在倾诉者身上。

（5）高效的倾听者寻求反馈。他们要求其他人就自己刚才听到的信息提供建设性的反馈。如果条件允许，他们会使用录音、录像作为寻求反馈的另一种方式。

（6）高效的倾听者能把听到的内容和传达的形式区别开来。倾听的要义之一就是了解倾诉者传达的所有信息，而不只是对方说了什么。同时，也有必要把重点放在信息本身，把它与倾诉者的外表、着装、口音以及职位区分开来。

（7）高效的倾听者能理解非语言性的信息。他们不但能从倾诉者的言辞中捕捉到信息，还能理解对方的声音或语调变化、语速、面部表情、肢体动作以及手势所隐藏的含义。

（8）高效的倾听者利用积极的倾听帮助自己做决定。他们倾听其他人的观点、意见、知识与经验。

（9）高效的倾听者了解"听见"和"听懂"的区别所在。任何生理条件正常的人都能听见声音，而高效的倾听者会去积极地倾听。他们能理解语言或非语言性的行为，分析其各自表达的意思，并且让倾诉者知道听众明白他们在说什么。

（10）高效的倾听者在每次倾听时都有一个明确的目的。他们试图在每一次倾听过程中达到某一个目的。目标可以是寻找事实，或理解，或指导，或成为一名"欣赏式倾听者"或"设身处地式倾听者"。

（11）高效的倾听者知道，与其假装在听，还不如承认自己对此不感兴趣，或没有时间。最好的倾听者会让对方知道，此时此刻自己还没准备好。如果可以的话，他们会与对方约定另一个时间，届时他们就可以全神贯注地听对方发言了。

▶ 课堂练习

1. 请分析下面的对话，完成任务。

王阿姨在例行体检的时候，被医生告知得了乳腺癌，不过是早期。医生建议王阿姨尽早手术并接受化疗。王阿姨的女儿也同意医生的建议。但是王阿姨却一直在犹豫，担心手术，更担心化疗对身体的伤害，这几天开始失眠，食不知味。

这一天，王阿姨的朋友刘阿姨来医院看望她。

刘阿姨：老王，最近觉得如何？好一点没？

王阿姨：好什么？也不知道这个手术有没有危险，虽然说是早期，但毕竟是癌症啊；而且听说化疗很恐怖的，会杀死正常细胞，还会引起肝功能损伤。我女儿虽然支持医生，但是现在态度也模

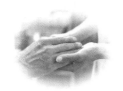

糊不清,说是尊重我的意见,可是我自己还没想明白呢,所以,唉,你说说看,有什么好的,唉……

请对王阿姨的表述进行分析:

要点:

表面想法:

情感流露:

潜在愿望:

2. 请说出你对这句话的理解:首先是倾听,其次是倾听,最后才是讲话。

案例分析

主动倾听是在双方沟通交流过程中,运用同理心态倾听对方内心感受的一种方法。它是协调护士与患者关系的一种非常有效的手段,同时对于患者心理状态的改善也起到极其明显的效果。

根据世界卫生组织(WHO)的定义,所谓安宁护理,是指对那些得了不治之症的患者所采取的全程化照顾,以维护其生命品质,为其提供生理、情绪、心理、心灵等各方面的支持。

对于临终患者而言,其迫切需要解决的问题已经不是躯体上的痛苦,更多的则是心理上对于死亡的恐惧与焦虑,以及诸如实现特殊心愿、完成未尽事宜、与亲友告别等心理方面的需求。

主动倾听技巧的运用是人际沟通方法之一,尤其对于安宁患者而言,显得更为重要和必要。在对安宁患者实施心理护理过程中,适当加强有效倾听技巧的运用,能够建立和谐、融洽的护患关系并了解到患者全面、真实的想法和需要,从而为其提供必要的帮助,满足其内心渴望,使患者平静面对死亡。

同时,对于家属来说,通过主动倾听,了解患者的愿望和需求后应尽力给予满足,从而在亲人临终阶段给予关怀和抚慰,减轻过分的内疚与哀伤,消除以往彼此间的积怨,使他们在珍贵、有限的时光中,彼此支持,相互谅解,达到生死两相安的目的。

作为安宁护士,应该重视和完善主动倾听技巧的恰当运用,做到有爱心、有耐心而且细心和贴心,使患者能够有尊严、无痛苦且无遗憾地走完人生最后一程,真正实现安宁护理"尊严死""安宁死"的目标。

在对安宁患者实施心理护理过程中,加强主动倾听技巧运用如下:

1. 基本原则

(1)尊重:尊重患者的人格、权利、宗教信仰及生活习惯。

(2)公正:不以成见待人,明确对方有诉说问题的意愿。

（3）理解：不过度猜测和错误理解，不超越对方的情感层。

（4）倾听：倾听时护士的情感始终跟随患者的情感，有意拉近护患间情感的距离。

（5）保密：注意保守秘密。

2. 方法

（1）培养默契。用同情心倾听对方感受，推己及人，感同身受，促进双方真正沟通并形成默契，寻找彼此共通点从而达成共识。

（2）集中注意力。对患者所说的每件事情都要用心倾听、认真分析、全心接受。避免分散注意的动作，如看表、东张西望、哈欠连天等。

（3）不打断患者诉说。实在需要时，要用委婉商量的口气说"请允许我打断一下"等，以表示尊重，取得谅解。不要主观臆断、先入为主地肯定或否定患者的想法和观点，更不要企图反驳或改变其想法。

（4）适当的反应。在倾听患者说话时，可以轻声地"嗯""是"或点头等，表示自己注意倾听并理解或接受对方所诉内容，并希望其继续说下去。

（5）仔细观察患者的非语言行为。患者在诉说时的非语言行为往往包含了丰富的信息，有助于护士理解患者的真实想法和情感。例如患者说"我很害怕"，其面部表情和语调常能反映其害怕的程度。

（6）恰当地进行非语言性交流。在倾听过程中，应恰当地运用肢体语言进行交流与反馈，如眼神、表情、姿势、动作等。护士躯体微微前倾，用亲切的眼神与患者眼光平行，保持眼神的接触与交流，并传递对患者的理解和同情。如当患者感觉恐惧时，握住患者的手，可以使其感到温暖和安全，减少恐惧和焦虑；又如，当护士的面部表情与患者的情绪体验相一致时，患者就会觉得护士理解他，从而拉近彼此间的距离。

（7）距离适当，姿势自然。倾听过程中，根据不同的对象、场合、心境等具体情况，选择适当的距离，保持合适的个体空间，避免给患者带来心理压力。同时，倾听者应尽量使身体各部分处于放松、自然的状态，以显示内心的坦然和接受。

（8）关心患者的需要、状态和困难。可在必要时候，运用恰当的语言鼓励患者说出其自身的需求，确定完全理解其想法，注意及时捕捉重要、关键的词句，并用自己的语言简单复述重点。

（9）允许沉默。患者在诉说过程中由于焦虑、恐惧或者勾起了伤心往事，可能会出现片刻的沉默。此时，作为倾听者，应该体会其心情，暂时不要打扰。这样会让患者觉得温暖和舒适。如果患者长时间处于缄默中，护士就有必要采取一定干预手段设法打破沉默，使其恢复常态，继续交流。

3. 注意事项

①倾听过程中，护士应注意自己扮演的是陪护者、关怀者、护理者的角色，而非拯救者的角色。②不要轻易谈论自己。③不要轻易打断或改变话题，扰乱患者思路。④不要批评或建议。⑤不要急于表达自己的主观意向。⑥不要分心，不要做一些不必要的小动作。⑦不要忽视或排斥患者的感觉。⑧注重其弦外之音及肢体语言。⑨不要假装了解对方的意思。

请思考：

1. 在安宁护理的倾听过程中，倾听者需要具备哪些特质？
2. 在安宁护理的倾听过程中，还需要注意哪些事项？至少说出五点。
3. 在与老年病患者进行沟通过程中，我们需要掌握哪些倾听技巧？

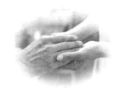

模块四 会谈的影响因素及准备工作

学习情境

社区工作者小王服务过一位老人，62岁，身材魁梧，精神矍铄，痴迷太极拳，每天都会打上一会儿太极拳。老人平时晚上六七点时比较空闲，向小王主动提出想参加一些社区活动，丰富一下生活。小王正在为社区里的老人策划一系列小组活动，正在寻找有共同需要的老年人，了解他们参与小组的意愿。首次与这位老人接触时，小王便把会谈重点放在了询问老人的服务需要并且介绍小组活动方面，但老人很快便找借口结束了会谈。

情境分析

任何一个组织或个人都离不开会谈，尤其在为老年人服务过程中，会谈起到了不可估量的作用。老年人有时会藏着很多心事，无人知晓，无处表达，比如思念子女、孤单、难以适应老年社会角色的转变等。有时，喝一杯茶、拉几句家常，也许就能发现老年人心中隐藏的事实，阻止一些负面的事件发生。

在为老年人服务过程中，会谈的顺利开展对服务成效有着重要影响。从初次会谈到相互信任的专业关系建立，再到服务结束，都是如此。在与老年人会谈前，需要工作人员充分做好准备工作：搜集访谈对象的背景资料，重点关注老人的独特需求，包括行为习惯、言语忌讳等，确定好会谈的方式和类型，最好制订一份灵活的会谈方案等。

相关知识

一、老年人需要会谈

有些老年人退休之后，很快变得反应迟缓，明显衰老起来。原因是与退休前相比，他们大大减少了与别人交往、交流沟通的机会，孤独地生活在正常的交际圈子之外。事实证明，人的机体如果得不到足够的兴奋作用支撑和社会性刺激，将会变得孤独冷漠，易出现自卑、焦虑、抑郁、失落等心理症状，造成社会适应能力和应激能力下降，最终导致衰老的快速来临。

在为老年人提供服务中，我们常常遇到这样的事例：一些独居或者空巢的老年人非常孤独，特别渴望与人交流。这时，如果我们志愿者能够及时与老年人电话沟通，老年人会很开心，但是电话却远不如到老年人住所或者熟悉的地方与老年人聊上几句，可以让老年人切身感受到你的关心。因此，会谈具有其他沟通方式无法比拟的优势。

二、会谈的基本概念

(一) 会谈的定义

会谈是指两个人或多个人为达到某种目的而在彼此之间进行的一种以对话为主的交流，会谈的基本形式是面对面的沟通。本书中的会谈特指在为老年人提供服务时，共同参与的、有计划的、在

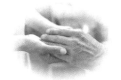

两个人（或更多人）之间进行的、参与者中至少有一人是有目的的并且在进行过程中互有听和说的谈话。因为服务对象为老年人，每个老年人的个性和经历都不同，生理的衰退和伴随生理衰退的心理变化也不尽相同，但老年人都有倾诉的需求，所以本书中的这个定义包括正式对话与非正式对话。因为过于正式的气氛会给老年人带来高度的压迫感，而非正式的气氛则能够更好地鼓励老年人自由表达自己的真实想法。

在老年人服务实践中，会谈是应用最为广泛的需求获取方法之一。通过与老年人会谈，我们可以获得有关老年人的基本信息和需要，可以了解老年人的想法和感受，同时也可以根据了解的情况制订服务计划和目标。会谈一般来说包括说、听和形成结论三部分，本单元前三个模块着重介绍了倾听的知识和技巧，所以会谈部分主要介绍说的知识和技巧。

（二）会谈的特点

会谈不同于闲聊，会谈属于面对面的口头沟通，在组织形式上较为正式；而闲聊指交流对象之间没有明确目的的一种口头交流活动，轻松、愉快、随意、漫无方向是闲聊的主要特征。同时，会谈还具有目的性、计划性、控制性、双向性以及即时性等特征。

首先，会谈的一方或双方有明确的方向和目的，比如了解老年人的闲暇时间是如何度过的，了解老年人对相关服务的评价等。其次，会谈具有计划性。会谈是预先计划的，会谈的内容具有选择性，以便达到会谈目的。再次，控制性，即会谈中至少有一方处于控制地位，一般在与老年人沟通过程中，工作人员处于控制地位，控制会谈的方向。再其次，会谈相互的听和说构成会谈的双向性。最后，会谈双方需要即时对沟通信息做出反应。

三、会谈参与者对会谈的影响

在与老年人沟通过程中，会谈是了解情况、收集老年人心理与行为资料的一种最亲切、最直接、最深入的沟通方法，有许多优点。但与老年人会谈，最大局限性在于老年人可能存在的"警戒心理"或不善言辞的个性特点，使会谈未必能收到应有的效果。另外，会谈对实施者素质与技巧也有较高的要求，且会谈所费的时间与精力也较多，这些都影响着会谈的效果。为此，会谈实施者必须充分了解会谈对象的特点，以便做好充足的会谈准备。

（一）会谈对象影响会谈的原因

1. 老年人的生理特点

（1）听力下降影响言语沟通。随着年龄增长，耳郭软骨和软骨膜的弹性减退，凹窝变浅，耳道的神经末梢及听神经功能逐渐减退，导致声波的收集和传递发生障碍，使老年人听力逐渐丧失而易导致老年性耳聋，而听力的下降直接影响口头语言沟通的传递与理解。

（2）视力下降影响信息接收。老年人随着视网膜的老化，会出现老年性黄斑变性，而老年人血管硬化变性会影响眼部的血液供给，使视力显著下降。由于视力下降，老年人接收信息的能力减弱和变慢，从而使与老年人的沟通存在困难。

（3）记忆力下降影响会谈进程。随着脑血管的退行性变，脑血流量的减少及耗氧量的降低，大脑功能衰退，老年人思维活动功能减退，理解力和表达力减退，记忆力不集中和下降，从而影响老年人对信息的记忆和回忆，间接影响会谈。

（4）反应变慢影响会谈进展。因听力、视力、记忆力等的改变，老年人接收信息能力的减弱和对外界事物的灵敏度下降，导致会谈困难。

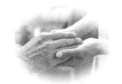

（5）言语表达困难造成会谈困境。老年人唾液腺萎缩，唾液分泌减少，使口腔黏膜萎缩易于角化，常导致口干和说话不畅。若老年人生病，尤其是一些较为严重的疾病，进行会谈尤为困难。

2. 老年人的心理状态

老年期的心理变化随着生理功能的减退而出现衰老。有些老年人在面对和适应社会角色的改变、丧偶等生活事件的过程中，常会出现一些特殊的心理变化，如老年人离退休后，接触社会的机会减少，社会角色改变，生活简单乏味，加之心理上产生老而无用感，可表现为沉默寡言，这些都会对会谈造成影响。

3. 老年人的个人因素

老年人文化水平和生活阅历不同，对谈话方式和词语选择的要求也不同，增加了会谈的难度。有些老年人容易坚持己见，缺乏客观冷静地听取他人意见的心态，表现出特有的固执，从而使会谈变得难以控制，沟通变得困难。

（二）会谈实施者影响会谈的原因

1. 缺乏对会谈基本知识的了解和基本技巧的学习

有些工作人员在与老人进行会谈时，会误认为会谈即闲聊，不能对二者进行区分，认为会谈是不需要学习的，更不会根据会谈的特点做好充分的准备工作。对于会谈的主题、会谈采取的方式、会谈中可能遇到的困难等都缺乏必要的认知和准备。

落实到会谈过程中，会谈实施者还需要学习一定的会谈技巧。会谈技巧也是需要后天学习或训练的，比如提问的技巧、破冰的技巧、结束会谈的技巧、会谈信息的处理等。

2. 缺乏对会谈对象——老年人的了解

在与老年人会谈过程中，会谈实施者需要在与老年人的充分互动中搜集、交流信息。充分互动以良好的信任关系为基础，而建立良好的信任关系离不开会谈实施者对老年人的尊重、接纳、理解、倾听、引导……这些都需要会谈实施者对老年人有一个全面的、客观的了解和认知。如果不能很好地对老年人的生理、心理以及个性特点进行充分的了解，会谈实施者在会谈过程中会遇到很多问题，如言语不通、老人紧张或者拒绝合作、实施者对会谈失去控制等。同时，实施者也会犯很多错误，如失去耐心、先入为主、缺少倾听，这不但会使会谈中断或失败，还可能对会谈对象造成伤害。

3. 会谈实施者的职业能力和素养与会谈效果密切相关

会谈实施者的职业能力和素养高低决定了会谈工作能否顺利开展，也影响着会谈的质量。会谈中，要求实施者迅速获得老年人的信任与配合，建立信任关系；还要求会谈实施者能控制会谈的方向和过程，比较准确、有效地与老年人进行互动。这就要求会谈实施者具有较高的个人职业能力和基本的职业素养。一般来说，有比较高的文化程度的人更能准确理解会谈的内容安排；需要有较强的人际沟通能力和较强的应变能力，能够与老年人进行有效的沟通与交流；会谈实施者还需要有较强的心理承受能力，面对可能出现的会谈意外，能耐心、冷静和平和地处理；还需要会谈实施者有较好的职业道德，能够按要求实施会谈。

四、会谈前的准备工作

会谈是为了特别目的而设计的，会谈前的准备是会谈的成功要件。与老年人进行会谈前需要会谈实施者做好如下准备：

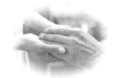

(一)心理准备

1. 自我了解、评估与控制

会谈前会谈实施者需要进行自我对话,了解对自己观点的感觉,了解自己即将面对会谈对象的感受,反思自己是否能够做到无条件地接纳老年人,是否能耐心倾听他们的心声,是否能够诚恳地与老年人进行沟通,在会谈中遇到老年人不配合、沉默等情况时能否做到保持冷静并做出专业分析,而避免对老年人产生偏见和歧视等。

会谈实施者除了要对自己有清醒的认识,还必须能够自我控制——控制好自己的情绪、感觉、思想、措辞和行为。这些细节上的掌控能保证在与老年人进行会谈时有明确的角色意识,保证对会谈过程的控制,而不至于因为不当的行为或谈话伤害到老年人,破坏了服务关系。

2. 设想会谈对象——老年人的会谈期望

会谈实施者需要提前了解会谈对象的基本信息,了解老年人的心理、生理特征等,尽可能从基本信息中设想老年人的会谈需求,设想老年人对会谈实施者、服务提供者有哪些期望。

老年人面对会谈,是会焦虑还是欣喜,是会沉默还是滔滔不绝……每一个老年人都是独特的个体,都有着不同的经历和需求,需要会谈实施者充分分析已掌握的基本资料。若没有资料也要充分对会谈进行设想,这种设想既是一种准备,又是一种对会谈实施者的自我体察,体察对老年人的理解及接纳程度。

(二)事务性准备

1. 明确会谈的目的

以第一次与老年人会谈为例,会谈的目的可能有如下几种:向老年人传播某一类信息、了解老年人的基本情况、解决问题或寻找对策、引导老年人信念或行为的改变。会谈实施者需要明确会谈的目的,提前准备好会谈所需资料、道具,分配好会谈时间等,控制好会谈过程。

2. 着装、时间、地点和环境安排

会谈实施者着装需要注意,过于时髦前卫的服装不适合,过于正式的服装也不适合。服装的选择建议介于休闲与正式之间,可偏向保守,整洁、简单、颜色柔和、舒适为主。有些会谈实施者配有工作服,如社会工作者、院舍照顾者等,此时着工作服即可。

时间、地点的安排要充分考虑老年人的需要,征询老年人的意见。

环境布置要考虑私密性、安全感和舒适感。但是需要注意的是与老年人的会谈一般发生在老年人家里或熟悉的生活环境中(院舍养老的老年人除外),或许私密性没有那么强,但是一切以老年人的意见为主,而不需要为了保证环境的专业性而造成老年人的紧张或不适,以免影响会谈气氛。其他可能影响到会谈的因素也应考虑到,比如如果老年人谈及自己对有关亲属的不满等,应选择其谈论对象不在的时间或场所。

3. 草拟会谈提纲

为了帮助会谈实施者厘清思路,使会谈能够更有序、更稳妥地推进,收集更全面的信息,会谈实施者在会谈前可以草拟会谈提纲。提纲内容包括:自我介绍;简要说明本次会谈的目的和彼此的角色;征求老年人的反馈,即对会谈的目的、会谈实施者的角色、会谈过程等是否理解,是否有疑问;询问老年人及其家庭的基本情况;了解老年人的需求;总结本次会谈的要点,再次告知老年人,确定下次会谈的时间、地点和内容。除此之外,还需要进行会谈技巧的准备,此部分将在下一模块结合会谈过程介绍。

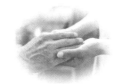

情境反馈

在与老年人会谈中，不能忽略老年人的个人因素。本案例中小王正在为社区里的老人策划一系列小组活动，想通过小组为他们搭建新的人际关系。小王假定了他要会谈的这位老人也想要参加小组活动，但是他忽视了老年人的个性化需求，每个人都是不同的，都有不同的经历、个性等。

在本模块情境中，若小王能够在会谈前清楚地认识到：小组不是自己的，而是老年人的，应该属于有需要的老年人，而不是满足自己的工作指标需要；提前体会自己是否有足够耐心倾听老人的心声，能够控制与老人聊天的进程，而不是急切地推荐服务内容，会谈开始时就不会把老人"希望多参加社区活动"理解为"想参加小组活动"，犯了先入为主的错误。这样的会谈很容易让老人心生怀疑，进而发生阻抗，匆匆结束会谈就是老人的反抗表现。

尽管会谈有很多优点，但其带有较大的主观性，因此，要重视对会谈资料的分析整理，从收集到的资料出发，慎重做出需求诊断。为科学起见，宜结合其他一些较标准化的调查方法加以印证，方能做出结论。

知识链接

霍夫曼的椅子诊断指南

（1）偏执倾向的人选择离你很远和背对着角落的座位（那里不会有人偷偷接近）。

（2）有依赖倾向的人会问你该坐在哪里、什么时候入座、能不能把外套挂起来等。

（3）焦虑的人从这个座位挪到那个座位，或踱来踱去地咬指甲。

（4）自恋的人会将椅子挪到能清楚看到单面玻璃中的自己的位置，他/她会看自己的影像多于看你。

（5）抑郁的人通常选最不舒服的座位坐。

（6）有逆反倾向的人会问你最喜欢哪把椅子并坐到上面去。

（7）对酒精依赖的人常能坐得离你很远，以免你闻到他/她身上的酒味。

（8）有反社会倾向的人会坐到你的椅子上，同时也许会喝你的水。

课堂练习

1. 仔细阅读和分析以下所列的文化因素

语言	种族/民族
性别	性取向
宗教	国籍或地区
生理能力或残疾	社会经济地位
年龄	突出的生活经历

请做以下几件事：

（1）检查一下你的偏爱或偏见。

你有多少次和来自不同文化的人接触的经历？

你怎样才能和这些人一起工作或相处？

拓展阅读：中华敬老文化传统

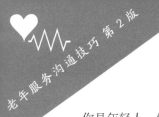
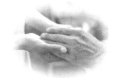

你是年轻人,你怎样和老年人相处?

你是身体健康的,你怎样和身体有障碍的人相处?反之呢?

(2)为了提高你的理解力和觉察力,你会采取哪些改善措施?

1	
2	
3	
4	
5	
……	

2. 请仔细阅读本模块所给的情境案例,假设你是小王,准备第二次与案例中的老人进行会谈,请仔细分析案例中老人的需要,并写出本次会谈提纲(小王的工作背景可以自行设置),要求提纲不少于五个问题。

1.	
2.	
3.	
4.	
5.	

▶ 案例分析

2023年6月,杭州某社区成立了老年心理咨询室。刚开办之初,几乎没有一个老年人主动上门来咨询。一段时间后,来的老人也不多。有一位社区工作人员如此说道:"我们做了大量的宣传工作,才让部分老人放下包袱,来我们的心理咨询室。对于实在不愿意来的老人,我们还是以上门服务为主。""我们也希望借这个平台,再吆喝一下,心理问题每个人或多或少都有,有什么牢骚或不满,来找我们的老年心理咨询室吧!"

实际上,老年人不是不想咨询心理问题,而是很多心理问题通过面对面的方式很难说出口。

65岁的马明(化名)老人的老伴患胰腺癌不幸去世了,可他心里有个坎儿总是过不去。其实,在老伴去世前,马明是个不着家的人,喜欢拿着照相机和社区老年活动队里的老年人一起参加活动。虽然马明几乎每天都出去活动,但只要回到家,肯定有可口的饭菜等着他。然而突然有一天,老伴得了胰腺癌,而且已经是晚期,没过多久便去世了。马明突然觉得"天"塌了,此前自己一直在外面"潇洒快活",缺少对老伴的关心、照顾,也从未想过老伴才是他的港湾。从此,马明陷入极度悲伤中,他整日痛哭流涕,可是这些愧疚他又无法对亲人或朋友说起,闷在心里,得了重度抑郁症。

中国科学院心理健康重点实验室曾做过统计,我国城市社区老年人抑郁情绪问题的检出率为39.86%。北京老年爱心传递热线创始人也说,热线对3.5万个老年人心理求助电话的统计分析显示,

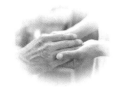

48%有抑郁情绪的老人是因为长期独居的孤独感引起的。从我国传统文化的角度来看，老年人会把心理疾病划到精神疾病范畴，总认为那些是疯子、脑子有病的人。因此让老年人在公开场合接受心理咨询，并不符合老年人的心理特点和行为特点，"如果走进了心理咨询室，那就相当于被所有人知道自己有病了"。因此，解决老年人心理问题不能片面地认为设一间心理咨询室、找几个陪聊的人就可以。"话聊"不一定就能"话疗"，还是要针对不同的心理问题给出不同的解决方案。

请问：
1. 案例中反映出了哪些问题？
2. 这些问题产生的原因有哪些？
3. 你觉得该采取哪些措施改善老年人服务？

模块五　与老年人会谈的过程

▶ 学习情境

"我喜欢吃土豆、凉拌黄瓜和肥肉，我不吸烟，但是爱喝点小酒。"阿芳是一个强壮的女人，头发花白，但说起话来很有气势，语速就跟高跟鞋踩在地板上嘎嘎响的节拍一样。她说完一遍，几分钟之内又会再说一遍完全相同的话。

"芳姨，这件事您记得真清楚呢。"服务人员小张说，她希望芳姨能够更全面地解释她说的话。

阿芳咧开嘴给了小张一个灿烂的微笑，说："我母亲常告诉我，'不要把食物扔掉'。"

小张意识到此时要对她的话马上做出反应，以避免阿芳再重复一开始的话。"那您跟我多说说您母亲的事情吧。"

这样做很有用，阿芳说她母亲曾经是个护士……

▶ 情境分析

会谈开始，会谈实施者首先应尽量与老年人建立信任的合作互动关系，这是会谈实施者的基本任务之一。但是并不是所有老年人都健谈，他们的性格各异，有时甚至古怪，因此在会谈伊始需要掌握很多与老年人会谈的技巧。随着会谈的发展，会谈实施者需要引导会谈的方向，及时搜集所需信息，扮演多种角色，需要对老年人加以引导，保证会谈集中在了解老年人对相关问题的描述、与会谈实施者分享感受或者交流情感上。结束与老年人的会谈同样需要技巧，而不至于破坏关系，给老年人带来伤害。

▶ 相关知识

一、会谈的开始

与老年人的会谈，以就老年人现在所关注的事情提出问题为开始的标志。在开始阶段，会谈实

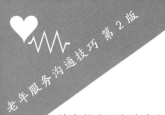
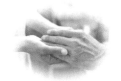

施者的主要任务与任务目标见表 4-4。

表 4-4　会谈实施者的主要任务与任务目标

会谈实施者的主要任务	任务目标
介绍你自己	初步建立联系
确定老人喜欢的称谓	打开话题，初步建立信任
简短的交谈	暖场，让沟通充满亲切感与关怀
介绍你的身份	澄清角色，加强联系
说明会谈的目的及保密事项	构建互相信任的关系
核对老年人对会谈的目的和你的目的之间的一致性和兼容性	核实双方掌握的信息的一致性

开始阶段与老年人建立信任关系非常重要，这里需要掌握一些有关技巧：

（1）保持开放。有的老年人性格比较倔强，脾气有点怪，对你的态度不一定友好。比如，当你跟她说话时，她可能说："你有口气，不要离我太近。"这时你或许会受到打击，但是请不要太计较她不留情面的评价，这些言论可能是真实的；而且不要把这些言论当成针对你个人的，即使它真的很伤人，如果感到受了伤，可以说："噢，很抱歉，不过您那样说还是有点伤人呢。"用简短的话告诉她，但请保持幽默和开放的态度。

（2）经常进行自我介绍，以确定老年人记得你，尤其对于患有阿尔茨海默病（老年痴呆）的老年人。

（3）会谈实施者要尽量保持面对面交流的双方处于一个物理平面上，以便进行眼神交流，不论老年人是否有视力障碍。

（4）尽量使用吸引人的语调。

（5）态度友好，讲话语速要慢。有的老年人更容易觉察到自己视力下降，而不愿意承认自己听力不好。他可能认为你说话声音太小，但当你大声说话时，他又嫌你太吵。或者他听到的只是你说话的一小部分，他会自己去猜测，而这种猜测通常是不准确的，进而根据自己的理解做出反应。此外，当老人看不清或听不清发生什么时，他可能会怀疑别人议论他，这会导致偏执或者妄想，这时你或许会受到攻击或打击，但是请不要愤怒，你需要在会谈前对老年人的基本情况有所了解，如果有条件的话，建议会谈实施者随身携带助听器，每次会谈时都建议老年人戴上，即使他一直拒绝。要保持微笑，坚持放慢语速，面对面交谈。

（6）要细心周到。试着去想象和感觉你面前的老年人可能或者正在经历的事情，让自己去站在他的角度，保持同理心和敏感度。比如当你跟老年人谈论健康问题以及制订个人康复计划时，健康这个话题固然重要，老年人固然感兴趣，但老年人在谈论这个问题时所牵涉的感受及情绪你要保持敏感，有时可能要谈论到处理大小便问题，老年人会难为情，或许会表现为沉默或者生气等，这就需要你细心捕捉，不放过对这些情感的照顾和回应。

（7）当你讲话的时候，可以辅以手势。

（8）问简单的、开放式的问题。刚开始接触老年人时，建议用短而简单的句子，语气友善，充满真诚与关怀。语速过快，或者自以为是地以助人者的身份出现的时候，往往会让老年人产生焦虑感，或者造成老年人的排斥。当你和一位反应很慢的老年人会谈时，让老年人看到你的脸，努力进行眼神交流，可以问一些开放式的问题，比如："你今天过得怎么样？"

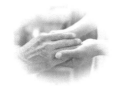

开放式提问能够促使老年人主动地、自由地敞开心扉，自然而然地谈论更多的有关情况、想法、情绪等。开放式问题能够让会谈双方的交流更加自由和开放。典型的开放式问题以"什么""怎么样""为什么"或者"能否"开始。比如"那之后发生了什么呢""你现在觉得怎么样"等。

（9）要耐心，给老年人充分的时间去反应。

（10）要坚信你的努力会有回报。

不是所有的会谈都会成功，有的老年人可能喜怒无常、心情毫无征兆地变化，你要对此有心理准备，不能灰心丧气。而保持与老年人进行社会交往，可以提高他们的心理健康程度。

在这一阶段，会谈实施者主要运用基本的关注技巧和非批判性的倾听来鼓励老年人诉说。会谈实施者的主要任务是让老年人自由表达，关注老年人对于生活和问题的看法。对于表达困难的老年人，在必要的时候进行提示和支持，缩小开放式问题的范围，帮助来访者采取内在的而非外在的参考体系。

二、会谈的发展

当会谈实施者完成介绍任务，并且积极建立起相互信任的关系之后，会谈进一步发展，此时会谈实施者的任务和对应的技巧有：

（一）继续建立情感协调

此时以贯注行为、非批判的倾听、观察行为和加注意义为主。关于倾听的技巧在此不再赘述。

1. 贯注行为

有目光接触、语音特点、言语表达和身体语言四个维度。目光接触指看着你的会谈对象；你的语调和讲话速度同样会清楚地传达出你对他人的感觉；言语表达指在会谈中注意词语的使用，尽量使用通俗易懂、简明扼要的话语，同时尽量不要改变话题；贯注真实的身体语言，如正面面对来访者并稍向前倾，脸上赋予表情，运用放松、鼓励性的姿势，这样来访者就会知道你对他们很感兴趣。简言之，成为你自己，注重真实感。

2. 观察行为

观察你看到的语言的和非语言的行为。会谈包含了事实、思想和情感的沟通。语言信息在词语发出时开始，它利用声音一个渠道传递信息；而非语言信息，像肢体语言、手势、面部表情和语调可以使交谈更加完善。

比如你在养老院里服务一组坐在轮椅上的老年人，他们围坐在一起，因为身体原因，他们不得不坐轮椅。他们彼此的交谈非常少，不能随意地表达自己的想法，除非有人帮助他们表达。你开始问一些基本问题，如"你叫什么名字""今天过得怎么样"等，其中一位老人回答你的问题时说："我好想念能跳舞的日子，我过去特别爱跳舞。"老人的一句话引起了其他老人的共鸣，有一位老妇人回应他说她也喜欢，于是他们坐在轮椅上，拉着手一起摇摆。看他们的表情和身体的接触，你应该知道，此时他们并不需要语言交流，但是他们的交流非常丰富，而且这正是他们需要的。

3. 加注意义

加注意义即对整个行为加上某一种意义。你需要观察现象背后隐藏的真实含义，老年人的某些行为不仅仅是表面看到的意思，你需要对这些行为有一种假定的批注，然后再查证是否正确。

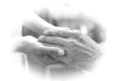

比如一位失智并丧偶的老人不断问你："我老伴去哪里了呀？"你需要分析他反复问这句话背后的意义，它反映了老人的情绪需要，此时如果将老人的问题看成是思绪的混乱而匆忙转移话题的话，则是阻断了交谈的进程，老人所提的问题应该是因为寂寞以及失去老伴后的哀伤表现。合适的回应应该是"您是否很想念她"或"您现在一个人感到害怕吗"。

（二）关注老年人对生活和问题的看法并加以引导

多用开放式问题，并加以温和的引导。必要的时候进行提示、支持和帮助。

比如有一位老人刚经历了轻微的中风，情况还好，说话能力没有受到太大影响，进行康复治疗后成功走路的机会有90%。你可以问老人"您怎么看待您的疾病"或者"您对您的康复治疗有什么看法"，还可以问"经历了这次疾病，您觉得您有什么变化"。通过这些开放式的提问，你可以获得老人对疾病的看法，判断疾病有没有对老人的情绪造成影响，了解老人对康复治疗的看法和态度。

在会谈的过程中，你需要对老人加以引导，保证会谈集中在了解老人对相关问题的描述、与你分享感受或者交流情感上。

再比如还有一位老人也经历了轻微的中风，跟上面案例中的老人情形相似，但是在进行康复治疗的时候，老人非常悲观，非常忧心，惧怕再发生第二、第三次中风，因为他觉得已经发生过一次，担心自己是那10%不能康复的病人，老人感到忧虑、无助、失望和抑郁。这个案例明显告诉你老人的偏差思想十分复杂，老人在抑郁状态下注意力和处理能力降低，需要及时加以引导。当老人想到自己可能是那10%时，你要引导他去思考自己还有90%的概率是会康复的，你可以这样提问："您可以想象一下自己是那90%中的一位，您会怎么做呢？"

1. 收集信息

收集信息主要涉及提问的技巧，询问有助于引出老人生活中的具体细节。

开放式问题能够帮助推动自由讨论，也会给交谈留下足够的空间。某些开放式问题的第一个词决定了你接下来要说什么。"什么"类型的询问通常引导出事实，如"发生什么了""你将要做什么"。

"怎么样"类型的询问通常引导出关于结果、过程的讨论或者引出情感。如"那应该怎样解释""你对那件事情感觉如何"。

"为什么"类型的询问经常引出对原因的讨论。如"你为什么让那件事情发生呢""你为什么那样想呢"。

封闭式问题当然也能引出细节。封闭式提问，老人回答的范畴比较窄，答案比较明确、简单，一般是为了缩小话题范畴、收集比较明确的需求信息等。一些封闭式问题比如"孩子生气后打您了吗""您经常想他吗"等都能带出很多有价值的细节。

与老人的会谈有时需要做记录。记录可以让你更容易回忆起彼此说过什么，以便使会谈发展更深入；记录还是进一步制订会谈或服务计划的依据，在会谈中如果出现意外情况，你可以温习记录以找出忽略的线索或问题；最后，记录还可以起到保护会谈实施者的作用，如果事情进展不顺利，你被指控有失责之嫌，记录就会是关键证据。需要记录老人的需要、老人面临的问题或者及时记录一些需要事后分析的资料。

你需要记住这些有关记录的原则（这里的记录主要指文字记录）：

（1）不要让记录影响会谈过程或情感协调的建立。要更多地注意老人而非记录。

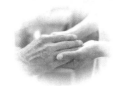

（2）不论老人问不问，你都需要向他解释你做记录的目的。

（3）不要用任何东西或方式遮盖你的记录本，这会暗示老人无权看到你的记录，而实际上他是有知情权的。

（4）不要将任何老人看了会不舒服的东西写在记录本上，即你应该把老人告诉你的事实记录下来，除非你确定他看不到你写下的东西，你才可以把你对他个人的看法记录下来。比如你会谈的老人正处在阿尔茨海默病中期且越发严重，你可能会在记录上写"我觉得老人的反应越来越慢了，他应该处在病情恶化阶段，好可怜……"这些内容必须保证不能让老人看到。

（5）如果老人要看你的记录，请借此机会和他探讨彼此的想法，然后让老人浏览你的记录本。但是老人一般很少会去浏览你的记录本，但是如果浏览了，切记上一条原则。

此外，还需要注意询问和控制的关系：问问题的人通常是会谈的控制者，决定了谁谈论什么、谈话什么时候发生、在什么条件下发生。有时，询问会帮助你将失控的会谈重新拉回正确的方向。同时要特别注意，切忌为了自己的得益而忽略来访者的利益，不公平和侵犯性地使用询问。过度地使用询问会毁坏建立起来的关系。

2. 评估会谈进程

从会谈开始阶段到会谈结束，你需要时刻评估会谈的过程，不断思考采取哪些技巧完成会谈任务，不断调整会谈方向，保证会谈目的的实现。此时需要你运用概述、澄清等技巧。

概述就是把老人的口语叙述、情绪感受和行为进行分析综合，然后向老人表述出来。当经过一段时间的会谈后，老人所表达的内容通常会有一个模式或者主题，在老人谈话中通过不断地重复来展现，这些主题往往和老人目前面临的困境有关，这个时候就需要对此进行概述。当然在概述的同时还需要不断澄清，以免对信息造成误判。

比如可以通过概述回顾会谈的进展。比如："王阿姨，今天我们还有五分钟时间，我们大部分时间都在讨论你生活中遇到的问题，我注意到你今天主要表达了对护士工作的不满意、担心孩子常来看你而影响他们的工作、担心自己的病情会反复等，对吗？"

心理学家布拉默提出概述要注意以下几点：

（1）当与会谈对象谈话时，留意谈话的各种主题和对方的情绪性表现。

（2）把关键性的观念、情感的基本意思加以综合，用概括的语句表述出来。

（3）不要增添新的内容。

（4）确定是否需要做出概述，或者请会谈对象自己来概述。因为有时概述可以用来在会谈之初调动会谈对象的积极性，有时是为了结束某一话题的讨论，有时是为了核查你对会谈进程的理解等。

> **情境反馈**

实务案例：运用具体化沟通技巧深入了解老人需求

在与阿芳的对话中，小王把阿芳不断重复的话语当作一个与她交流与沟通的契机。当老人不断重复话语时，工作人员或者老人的亲属常会努力分散老人注意力来转移话题。但是小王认为不断被重复的话其实是一个"资源库"，通过观察，小王发现重复正是阿芳与她以及其他人进行沟通和交流的方式,小王再继续对话语进行释义,探究重复话语背后隐藏的含义。所以当小王继续挖掘这些重复内容时,她们的交流就更进了一步。

会谈开始,小王抓住阿芳对事物的兴趣这一点,引导阿芳进一步与她进行交谈,对小王来说,这样也能更好地了解阿芳,了解她的想法。同时,阿芳也会为能被理解与倾听感到欣慰。

三、会谈的结束

会谈结束阶段,会谈实施者需要对会谈对象表示感谢,并对其提供持续支持,然后总结会谈的关键主题和内容,根据会谈内容可向会谈对象提出建议和引导,最后安排下一步会谈的相关细节。

比如在与社区里的一位老人第一次会谈结束后,你可以这样说:"今天我们的会谈大概还有十分钟就结束了,通过今天与您谈话,我对您的情况有了一些了解。您非常喜欢太极,每天坚持锻炼,并且打得非常好,同时希望更多老年人能了解太极、喜欢太极,进而通过打太极来锻炼身体。您喜欢安排好自己的时间,现在您每天下午六点到七点是比较空闲的,您希望用这段时间来为社区做点事情,您想担任社区志愿者,可是您又不知道自己到底能做些什么,对吗?"

会谈的结束需要注意做到以下几点:

(1)预留大约十分钟,做准备结束的工作。

(2)对此次了解到的问题做简要的总结。

(3)对愿意继续参与会谈的对象重述时间、地点和未来会谈或相关工作的方向。

(4)对不愿意继续参与会谈的对象予以尊重,并向其表达如果改变主意,欢迎再来。但是对于治疗性会谈,比如面对阿尔茨海默病的老人要进行个案或团体治疗服务,则需要会谈者坚持努力并保持尊重。

(5)不要低估分别时的感受。给会谈对象机会,让其表达自己的一些看法和感受,你需要接受他的情绪。

▶ 知识链接

1. 消极的贯注行为

点头过多。会谈时点头过多会使人困惑。

"嗯哼"过多。有时为了表现自己在积极倾听,不停地"嗯哼",给人感觉"你难道没有别的说的了吗?"

很少目光接触。

笨拙的模仿。

转身45°角或再离会谈者远一点。

腰以上的部分向后倾斜。

跷二郎腿以拉开距离。

双臂抱于胸前。

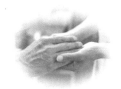

2. 积极的身体语言

稍微向会谈对象倾斜上半身。

保持一个放松而注意的姿势。

腿和脚的摆放保持一个礼貌的姿势。

保持你的手势温文有礼。

尽量减少其他非必要的小动作。

面部表情符合你的或会谈对象的情绪。

坐在会谈对象一臂远的地方。

物品的摆放应使你与会谈对象挨在一起，中间不要树立屏障。

课堂练习

1. 以"我与某位老人的初次会谈"为例运用贯注技巧进行一次三分钟的会谈。会谈中每小组三人或者四人，一个扮演会谈实施者，一个扮演老人，有一到两名观察员，观察员负责填反馈表。结束后回顾会谈，由老人、会谈实施者和观察员进行反馈。要求反馈具体，要贯注积极面。

反馈参考：

（1）视觉和目光接触。属于促进性的、回避性的、推动性的，还是干扰性的。

（2）声音性质。语气、语速、音量、重音如何，回应老人时以上各项在什么地方有所变化，主要变化或言语犹豫的次数为多少。

（3）言语跟踪以及注意选择。老人能讲述其经历吗？话题保持下去了吗？主要话题跳跃的次数为多少？变换是否能暗示出会谈人员的兴趣模式？老人是否拥有大部分的谈话时间？

（4）表示关注的肢体语言。比如是否前倾，手势、面部表情如何；会谈人员在什么地方变换了位置或者表现出明显的肢体语言变化；促进性的肢体语言动作次数为多少；会谈是否可信等。

（5）会谈的具体积极方面。

2. 请分组进行练习，每组选出2～4名观察员，其他组员以如何与老年人会谈为主题进行讨论，观察员按照下面给出的5个表（见表4-5～表4-9）进行分工观察并做记录（表中第一列给定的内容为参考，不一定每一项都出现）。讨论结束后，由全组同学根据记录的情况，分享表中的第三列"对此行为的感受"。

表4-5　非语言信息观察记录表之眼神

眼　　神	出　现　频　率	对此行为的感受
1. 自然的眼神接触		
2. 向下打量		
3. 向上看		
4. 看别的地方		
5. 毫无表情地注视		

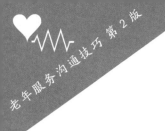
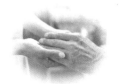

表 4-6 非语言信息观察记录表之表情及头部动作

表情及头部动作	出现频率	对此行为的感受
1. 安详而有表情		
2. 适当的微笑		
3. 配合说话内容的表情		
4. 脸部表情严肃		
5. 无关的面部表情		
6. 不停地微笑		
7. 很少笑		
8. 冷漠的表情		
9. 皱眉头		
10. 过度情绪反应		
11. 肯定地点头		
12. 不停地点头注视		
13. 其他		

表 4-7 非语言信息观察记录表之身体姿势

身体姿势	出现频率	对此行为的感受
1. 稍微前倾		
2. 身体面向说话者		
3. 放松的姿势		
4. 触摸说话者		
5. 抖脚		
6. 舒适地往后靠		
7. 固定僵硬的姿势		
8. 离说话者很远		
9. 离说话者太近		
10. 不停地更换姿势		
11. 放松的手势		
12. 夸张的手势		
13. 双手交叉在胸前		
14. 其他		

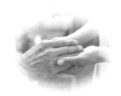

表 4-8　非语言信息观察记录表之音质

音　质	出 现 频 率	对此行为的感受
1. 愉快的语调		
2. 适当的讲话速度		
3. 声音单调		
4. 装腔作势		
5. 太小声		
6. 太大声		
7. 太快		
8. 太慢		
9. 使用口头禅		
10. 声音颤抖		
11. 结巴		
12. 其他		

表 4-9　非语言信息观察记录表之使人分心的个人习惯

使人分心的个人习惯	出 现 频 率	对此行为的感受
1. 玩头发		
2. 玩笔		
3. 嚼口香糖		
4. 拉扯衣服		
5. 喝水或饮料		
6. 敲手指及脚		
7. 其他		

▶ 案例分析

在一所养老院内，心理咨询师阿琳为院内几名患有阿尔茨海默病的老人提供了治疗小组服务，服务进展非常顺利。在小组会谈中，老人们由最初的沉默、茫然，到投入，再到积极分享，开始认识到小组对自己的影响，并且与带领者阿琳的关系越来越好。

不过过些日子小组服务要结束了，因为工作关系阿琳也要离开。阿琳意识到给每个人一些时间去和他们很难再见面的人告别是很重要的，所以阿琳提前六个星期将这个消息告诉了老人们。但是老人们依然感到非常失落，老人阿霞尤其严重。

阿霞极度悲伤，她说："你不能这样。"

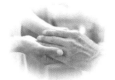

阿琳虽提前做了准备，但仍感到不安，最后她说："我知道这些。这的确是个打击，但是，我必须离开了。"然后，她再也没说什么。

之后，阿琳告诉护工她已经跟组员们说了要离开的事情，而且老人们的焦虑、抑郁等情绪可能会增多，特别是阿霞。

离小组服务结束还有五周时，护工告诉阿琳，阿霞的确看上去很沮丧，她发呆的时间比以往增多了。此时，阿琳在小组中再次说了要结束的事情，这次出现了更多议论。阿霞说："你总是那样微笑，看着你，我们就感觉很好。"阿琳告诉组员他们同样让自己感到舒服。

阿琳在后面每次聚会都会说结束这个话题。倒数第二次的会谈中，阿霞说："我喜欢你一直在。"阿琳说："我爱你们所有的人。"

最后一次会谈，阿琳告诉老人会有其他人继续带领这个小组，每月进行一次会谈。但是阿霞摇头说："你是不可替代的，你是我们当中的一员，你平等地对待我们，与我们交谈，而不是发布命令。"

阿琳非常惊奇和感动，她没有想到老人会说出这么丰富的一段话。最后，她说："这太让我感动了，跟你们说再见对我来说也并非易事，我会想念你们每一个人的。"

请问：
1. 在会谈结束期，会谈实施者需要做好哪些工作？请结合案例进行分析。
2. 在处理老人离别情绪时，阿琳在会谈中运用了哪些技巧？
3. 在最后一次会谈后，阿琳还可以做哪些工作？

模块六 会谈中的其他问题和处理技巧

➡ 学习情境

在你与老人会谈过程中，老人告诉你："这个周末我的孩子们没有一个给我打电话问问我的近况的，我觉得如果不能保证每周一个电话那就表示他们不需要我了，而我对他们来说是累赘了。"说着老人神情黯然，情绪低落不已。

此时，你对他说："可能是孩子们忙着加班又或者出差在外，太晚了又怕打扰您休息呢，您想他们可以主动打给他们呀。"

老人本来沉浸在自己抑郁的情绪中，听了你的建议后，开始拨打孩子的电话。在与孩子们一番聊天之后，你继续说道："现在这样做，您是不是会感觉好一些呢？"

➡ 情境分析

会谈的知识和技巧多种多样，真诚地与老年人会谈并能熟练而巧妙地运用技巧，会谈就会事半功倍。会谈实施者除了需要掌握对会谈起支持作用的倾听技巧外，还需要学习如解释、自我披露等影响性技巧，推动会谈的发展。但是这些技巧要运用得当，否则会危害双方关系。

此外，在会谈中还会出现如沉默、多话等其他现象，此时就需要会谈实施者根据自己的经验、专业素养、直觉等分析这些现象产生的原因并采取针对性的措施。这些现象的处理都离不开会谈实施者对会谈技巧的运用。

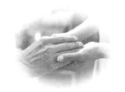

相关知识

一、与老年人会谈中给老年人建议或指导

在会谈中，有的时候需要给予老年人建议，指导老年人认识自己，教导老年人在身体、医疗、情绪、精神和社交等各方面照顾自己。但是老年人由于其丰富的人生经历与阅历，在生活中形成了比较固定的思维模式和想法，对他人给出的意见或建议不是那么容易接受。此时一定要注意方法与策略。

（1）要特别注意不要与他们争论，也不要强迫他们接受你的意见，要让他们慢慢去考虑，并且由他们自行做出决定。在会谈中要多听取老年人的意见，千万不要以权威者的姿态去强迫他们。你可以说，但要由他们自己去选择、去决定。你的责任是向他们做解释，说明正反两方的利与弊，提供意见即可。

（2）要保持尊敬，并让老人感受到你真心的关爱。年轻人在被辅导时，会感到反感而失去效果。老年人是因感到害羞而拒绝被辅导。他们内心会认为自己年纪那么大了，还要被年纪轻的（辅导者）来教导，心里很不是滋味。为了避免这样的阻抗现象，要以尊敬的姿态，并说明是参考意见，减少教导的味道与气氛。

想让老年人听取你的建议，可以先承认老年人的"可取之处"，然后顺势说出如果怎样做可能会更好。比如本模块情境中的问题，你可以跟老人这样说："您真是挂念您的孩子呐，有您这样的父亲是孩子们的福气，我想您的孩子们也会跟我一样这么想您的，怎么会认为您是累赘呢？您这是爱之深呐！""您看，您这么挂念他们，他们也一定在挂念您，但是他们可能因为加班或者出差错过了联系您的时间，您可以联系您的孩子啊，看看他们在忙什么。"

（3）以商量的语气提出建议。有位住在养老院的老人血压一直非常高，最近天气变化剧烈，院里对老人加强了身体检查频率，每天早晚都会量一次血压。这位爷爷虽然知道吸烟对自己身体不好，但是仍然坚持每天吸两根。跟他一起住的爷爷非常不开心，向院里护工和管理人员反映老人吸烟问题。如果你负责去和这位吸烟的爷爷会谈，不妨选择在量完血压的时候，结合爷爷居高不下的血压指数，跟他说："哎呀爷爷，您看您真是让我担心呀，您这血压又上去了，我很是担心您的健康。爷爷您看这样好不好，您啊试着每天少抽一点烟，我多跟您说说话，咱们把这血压降下来，健健康康、快快乐乐的，好不好？"这样商量着来，老人可能会比较乐意接受。但是如果你直接说一定要戒烟，否则害人害己，老人可能就不开心了，也不一定配合你。

（4）接受老人的不足之处。老年人不一定会听你的建议，不一定会接受你的指导。我们既要尊重老年人自我决定的权利，又需要认识到老年人也有不足之处，在不危及老年人自己或他人人身安全的情况下，我们需要接纳老年人的不完美，给予老年人意见。但是如果老年人选择不听，有时老年人可能还会攻击你，用刻薄的言语抵抗你，我们也不应该感到遗憾或者不耐烦，要保持耐心，在不破坏会谈关系的前提下，寻找机会再次尝试。

二、与老年人会谈中对对方沉默或少言寡语的处理

不是所有的老年人都会接受你与他的会谈，有的老年人会因为各种原因而选择拒绝，表现出寡言少语或者沉默，很难让你走入他的内心；有的老年人会因为在会谈中谈到了某件事实或者某

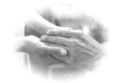

种情感而陷入沉默。沉默可表现为老年人拒绝回答你提出的问题，或长时间的停顿；少言寡语通常以短语、简句及口头禅（嗯、噢、啊）等形式表现，这些都是会谈中老年人的抵抗表现。

如有位老人因为生病刚住进医院，开始很多人看望他，后来慢慢没人来了。老人心情一直很低落。院内的工作人员问他："今天感觉怎么样？"老人警惕地望着她，说道："不清楚。"

再比如当你和某位老人谈起她逝去的老伴时，老人可能一直流着泪，沉默不语。

在与老年人进行会谈时，沉默或少言寡语本身也是一种重要的交流，而且它们还是可以被理解和处理的。当我们遇到老年人沉默或少言寡语时，不必慌张，不必着急找话说，更不要害怕冷场。这个时候并不一定代表你对会谈失去了控制。

你需要做的是：

1. 分析出现此现象的原因

出现这类现象，需要你善于发现背后的原因。一般说来，会谈中老年人因为思考而出现的沉默，是非常有建设意义的。这个时候老年人大多在努力回想某一件事情的意义，或者在认真思考你的建议，他可能在努力回想，也可能在自言自语，但是这时候出现的沉默是完全不需要你担心的。

而其他情况下沉默或寡言少语很可能是会谈中的阻碍。比如上文中的两个例子都是因为老年人受情绪影响而不愿意深谈有关的话题；有的时候，尤其是会谈刚开始的时候，你与老年人的信任关系还未建立起来，老年人不知道该跟你说些什么，也会采取沉默或者说一些简句来回应你；还有一种情况是当你在会谈中没有很好地做到尊重、理解老年人时，他们往往很不情愿继续跟你交谈下去，所以会选择沉默或用简句来表明自己的态度；当然有的老年人可能个性内向，喜欢安静，不愿意别人过多了解自己的内心，也可能在会谈中保持沉默。

2. 保持关注、理解和鼓励

无论哪一种原因导致老年人沉默或寡言，你都需要做到耐心等待，同时以微笑、目光、点头等非语言行为表示自己的关注、理解和鼓励。一般不需要急于打破沉默。

如果在此过程中，你发现老人顾虑重重、欲言又止，鼓励和必要的保证是非常重要的，尤其要重申为老年人保密，甚至可以暂停此会谈主题。

如果老年人是通过这种方式表示不满的，你需要主动示好，鼓励老年人宣泄不满情绪，并及时给予澄清、解释。

如果是因为老年人的个性特点导致的沉默或寡言，那你更应该热情主动、耐心引导，多倾听、多鼓励、多加领会老人的想法，切不可表现出急躁或者责备对方的意思，这样不但解决不了问题，反而会促使老年人更加沉默或退缩。

3. 坚持努力并保持尊重

让老年人认识到你是友善的，但这需要花一定的时间，同时要尊重老年人的反应。

有的时候可以一起沉默，将沉默作为一种沟通方式。此时，注意观察老年人，如果老年人处在很轻松的状态，你可以以"这样的沉默是不是让您感到很放松"类似的话语引导老人说出他当下的放松状态与感受，然后安静地等待老年人再次开口。如果对方对此感到不安，你可以使用贯注技巧把刚才谈话的内容做个总结或者评论。

但是，当老年人处于危机或情绪不稳时，不要使用沉默，沉默可能会引发他们的焦虑情绪。

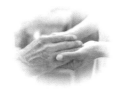

总之,你需要记住的是,不论什么原因,最重要的是你首先要与老年人建立彼此信任的关系,同时提高你的会谈技巧。

三、与老年人会谈中对对方话多的处理

这里的话多排除器质性病变引起的。在与老年人会谈中,经常会遇到老年人话非常多、滔滔不绝的情况。有些是因为老年人身体或者精神衰退引起的,因为老年人缺少倾诉的机会;有些是因为老年人性格开朗,过于健谈。当老年人遇到一位自己喜欢的、能耐心听他们叙述的会谈实施者时,则更是一发不可收。

面对话多的老年人,应该看到它的双重作用:一方面,老年人话多,为你提供了了解、认识老年人的机会;另一方面,如果应对不好,话多的情况可能影响会谈的正常进行。

因此,我们应该做到:

1. 了解老年人话多的原因

俗话说"树老根多,人老话多"。老年人话多是一个普遍现象,但在会谈中需要仔细分析老年人话多的原因,并不能一味地认为老年人就是话多而失去对发现问题并了解老年人话多背后隐藏需求的敏感性。心理学家认为人的言语与心理和生理都有密切的关系,老年人话多可以反映出很多心理或生理的变化。

有的老年人话多是一种自我排解孤独的表现。老年人所需要的就是有人与之交流,以减少孤独感。此时要求会谈实施者认真、耐心地倾听。叙述之后,一般老年人都会非常开心有人注意到自己,并且愿意听自己讲话,老年人需要这样的陪伴。

有的老年人话多则可能是有心理上的转变。老年人在经历较大心理变化的时候可能突然变得话多起来。甚至在一个人看电视、听广播或者坐着的时候都会自言自语,此时需要在会谈中密切关注老年人在最近生活中发生了哪些事件及老年人的心理变化过程。如可以询问对方"您是不是觉得有些不安或紧张",或者直接点明问题,寻找答案。

2. 充分尊重老年人倾诉的需要

对于有强烈情感倾诉需要的老年人,尤其要注意保持耐心、给予充分的尊重和理解,保持认真倾听,不可粗暴地打断老人的叙述。如果老人已经宣泄和倾吐后,可以根据自己的经验判断给予必要的指点,以免老人不断重复。同时要牢记会谈的目标和进度,适时提醒,将谈话切入正题。

比如,有位老人告诉你她面临的困境主要是她和儿媳妇关系不好,儿子也不帮她。老人一讲起来就收不住,从自己如何把儿子含辛茹苦地养大,到帮助他成家,再到帮他们照顾孩子等,讲了许久,而且经常反复。你觉得老人开始反复讲一些已经讲过的东西时,你可以这样对她说:"听您讲了这么多,感觉您真是不容易啊,这么多年辛辛苦苦,都是为了孩子。但是目前您挺苦恼的,不如我们好好谈谈现在让您苦恼的事情——和儿媳妇的关系吧,您可以告诉我是从何时、从哪件事开始的吗?"

年老的人,其心理、言语、精神与行为会受到各种因素的影响,需利用常识及心理学、医学等专业知识去仔细判断。特别是老人的精神状态与行为常牵涉到躯体性的疾患或者精神疾病,要充分利用医学知识来做判断。譬如:老人不太讲话,是忧郁还是轻度的痴呆?上下午的精神反应不一样,

是谵妄的问题还是情绪的变动？说生活没意思，是日常的消极口头语还是表达严重的厌世意念而需要住院保护？这些都需要凭借临床知识与经验来判断，并决定处理方法。

知识链接

与阿尔茨海默病患者的会谈技巧

阿尔茨海默病（Alzheimer's disease，AD）即我们常说的老年痴呆，它是因为大脑神经细胞病变引致大脑功能衰退而产生的疾病，患者的记忆、理解、语言、学习、计算和判断能力都会受到影响，部分会有情绪、行为及感觉等方面的变化。

有人认为，一旦阿尔茨海默病病发，患者就不会再发起交谈，会谈就没有意义了。这是一种对阿尔茨海默病患者的误解，你需要用合适的方式建立交流，并保持关怀和敏感。与阿尔茨海默病老人会谈，需要耐心、亲切、关心、同情心，还要坚信你的努力是会有回报的。

一些技巧如下：

（1）每次会谈时，叫他们的名字，介绍自己，说明将会与他们一起做什么。

（2）他们活在当下，每个新的场合可能都需要重新解释——一个微笑，一个温暖的问候，再一次进行自我介绍。

（3）保持眼神接触，辅以手势或身体动作。

（4）留意他们的非语言信息，从中推测他们的感觉。

（5）采用简短、易懂的字句，尽量每次只表达一个信息。

（6）用其特有的措辞或者选择他们熟悉的字眼进行交谈。

（7）避免反驳和对质，这样会妨碍交流，甚至会发生争吵。

（8）如果他们因无法说出想说的东西而难过，不要强迫他们继续表达，可转移话题。

（9）不要说无关痛痒的话，用幽默的话回应他们。

（10）尽量重复很久之前的一些事情，比如"您还记得十几年前您……吗？"。

（11）当他们不断重复相同的问题时，不要恼怒，这些重复的话语可以成为你们会谈的起点。

（12）面对患者的指责，不要做出否定、理性或者逻辑性的回复，而要认真对待且抱有歉意，表现出你的同理心，或者提供帮助去纠正不恰当的情境。

课堂练习

1. 背景：住在养老院的张奶奶一直和照料她的护工关系不好，院里为她换了好几个护工她都不满意。最近新安排了小李为张奶奶服务，可是不久小李就哭哭啼啼地来找院长诉苦。原来张奶奶的裤子找不到了，于是就怀疑小李弄丢了她的裤子，对小李各种指责……你和院长来到张奶奶住的房间，帮她找了一会儿，发现裤子被张奶奶塞进一个箱子里了，但是她忘记了。老人也意识到自己误会了小李。

问题：你会如何对老人提建议，使老人与小李的矛盾得以化解？

2. 两人一组进行角色扮演，其中一个扮演会谈中沉默的老人，分别模拟建设性的沉默和非建设性的沉默；另一个人尝试不同的方法应对沉默。

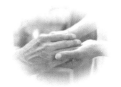

案例分析

以下是在社区内发生的一位刘姓社工（以下简称刘社工）与一位老人（李奶奶）的对话。

刘社工：奶奶，您好，我是小刘，怎么称呼您呢？

李奶奶：哦哦，小刘你好，我姓李。

刘社工：那我就称呼您李奶奶吧。李奶奶，我是社工，今天过来社区走访，想问您一些问题，了解下您的需要，看看我们能够提供哪些服务。

李奶奶：（表情有些疑惑）哦……你……你是什么？

刘社工：社工啊，社工就是社会工作者，是由英文Social Worker翻译过来的，我们是遵循助人自助的价值理念，运用个案、小组、社区、行政等专业方法，帮助机构和他人发挥自身潜能，协调社会关系，解决和预防社会问题，促进社会公正为职业的专业工作者。

李奶奶：（眼睛看了看别处，没说话）哦……

刘社工：说了您可能不懂，咱先不管它。下面我将就您的基本情况、服务需要进行提问，您如实回答就好啦。

李奶奶：（开始端详自己手中的扇子）好啊……

刘社工：奶奶您今年多大？家住在社区哪里？家里有几口人呢？

李奶奶：我70了，家住在那儿（奶奶伸手指了指不远处的一栋房子），家里只有我一个人了，老伴去世好多年了。孩子都成家了，在另一个城市住，一年也就回来两三天。（说到孩子，老人笑意浮上脸，但是马上又落寞下来）

刘社工：嗯，老伴去世，孩子不在身边，您是空巢老人，我记下啦，谢谢您。您每天主要的生活内容是什么？

李奶奶：早上起床时间较早，洗完脸就开始烧水，烧完水吃完早饭，会到隔壁的邻居家坐会儿（隔壁也有老人家）。吃完午饭会睡会儿午觉，起来后会和街坊邻居一起聊聊家庭小事什么的，有时也一起去公园逛逛。反正就是瞎逛，找人说话，要不然一天我一句话都不用说，也不知道跟谁说。

刘社工：嗯，我记下了。您希望能找人陪您聊聊天，对吧？

李奶奶：孩子，现在你们都那么忙，哪有时间呀？

刘社工：（未等李奶奶说完）放心吧，我们会安排好的。您还有什么其他服务需要吗？

李奶奶：啊？（老人先是很疑惑，然后又很尴尬）

刘社工：就是您在生理上和心理上还有什么问题或者需要，我们可以帮您。

李奶奶：没……没什么需要啊，我挺好的，你们也挺辛苦的，不用为我们操心啦。

刘社工：怎么会没需要呢？李奶奶，您太客气啦，帮助你们社会弱势群体是我们的责任，您再想想，比如经济上啊、心理上啊、身体上啊，都可以说一说的呀。

李奶奶：（头开始看向社区的广场）我真没什么需要，经济上孩子们虽然赚的不多，但是多少会给我些，我一个老人家也花不了多少钱。我也很开心啊，人活着不就得知足嘛，要求那么多就是自己找不开心了。我身体也很好，就是高血压，不过很多年了，也习惯了。我都不给孩子们增加负担，又怎么会麻烦你们呢？谢谢你啦。

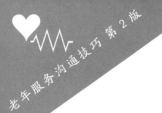
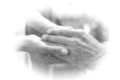

刘社工：嗯，奶奶，我知道了，高血压，我记一下。
李奶奶：（看着刘社工不断记录，开始走来走去）我想去广场那边看看热闹啊。
刘社工：哦，好的，打扰您了，奶奶。（掏出名片，指着自己的联系方式）这是我的名片，如果您还有什么其他心理或生理的问题，记得打这个电话给我。
李奶奶：好啊好啊。（说完快步走向广场）

请问：
1. 在整个访谈过程中，你觉得刘社工有哪些地方做的不妥？该如何改进？
2. 如果你是刘社工，你会怎样设计本次访谈提纲？

单元小结

本单元关注老年人倾听、倾诉与陪伴的需要。

首先，本单元介绍了倾听的相关知识，分析了倾听对老年人的重要性，指导我们在与老年人沟通中学会识别倾听的障碍：环境、技能、态度与情感因素，并且能够从营造良好的倾听环境、提高倾听者的技能以及改善讲话者的技巧三个方面克服倾听障碍。在此基础上，系统介绍了有效倾听的实务技巧。

除倾听之外，老年人还特别渴望与人交流，会谈具有其他沟通方式无法比拟的优势。本单元后半部分着重介绍了会谈的相关知识与技巧。老年人需要会谈，但是会谈双方都会对会谈产生影响。为此需要做好会谈前的准备工作，心理准备和事务性准备必不可少。本单元第五模块结合会谈的开始、发展和结束，详细介绍了会谈实施者需要掌握的实务技巧，并辅以丰富案例加以说明。但是会谈的过程是多变的，会遇到给老人建议或指导、老年人沉默或寡言以及老年人话多等情况，第六模块即针对这些问题提供了实务技巧参考。

实践强化

实训一　倾听角色扮演和小组讨论

一、实训目的

通过实训，让学生扮演不同类型的倾听者，在倾听的过程中，分析积极倾听与消极倾听的不同。

二、实训组织

将学生分为六组，学生自愿报名扮演不同情境下的老年人，表演结束后进行分组讨论。

三、实训要求

各组同学按照以下要求进行角色扮演：

人物一：两位讲述者

一对退休老年夫妇，利用三年时间环游中国。现在由两位同学扮演这对夫妇，请用三分钟的时间讲述环游途中让你们印象深刻的事情，其中包括旅游的地点、遇到的人或者你们曾做过的记忆深刻的事情。

人物二：第一位倾听者

你是一位倾听者，请用心倾听讲述者讲述的内容，保持倾听的积极性和有效性。

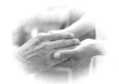

人物三：第二位倾听者

你是第二位倾听者，请先用心倾听一分钟，接着用另一种心态（比如不耐烦）去倾听讲述者的讲述。

问题讨论：

（1）作为讲述者，你有何感受？为什么？

（2）作为第一位倾听者，你的有效倾听技巧有哪些？

（3）作为讲述者，你如何判断倾听者有没有进行有效倾听？

（4）评价几位讲述者在扮演老年人过程中的表现。

（5）你常用哪些有效倾听技巧？你犯过哪些错误？你觉得讲述者的感受如何？

实训二　会谈模拟和记录填写

一、实训目的

通过实训，让学生模拟会谈环境，扮演会谈实施者和会谈对象，在会谈过程中搜集和分析资料。

二、实训组织

会谈场景分为三种：家访中与老年人的会谈、与养老院内老年人的会谈以及与社区中的老年人会谈。将学生分为六组，每两组选择同一个场景。

三、实训要求

每组学生需要扮演的角色如下：会谈实施者（1～2人），会谈对象即老年人，会谈观察者（1～2人）以及记录者。学生自选角色，进行实践、观察和记录。

表演完毕，由观察者和记录者完成会谈记录表 4-10 的填写。然后整组讨论，完善记录，最后进行分组讨论。

表 4-10　会谈记录表

时间：	会谈实施者：		编号：		会谈次数：	
会谈对象基本资料	姓名：		年龄：		民族：	
	职业：		婚姻状况：		联系方式：	
	其他					
会谈经过						
会谈对象需求分析						
其他观察						
会谈感受						
下次会谈计划						

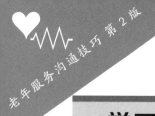
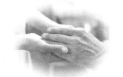

学习单元五　家庭养老、社区养老及其老年服务沟通

▶ 单元导读

党的二十大报告指出，实施积极应对人口老龄化战略，报告从"增进民生福祉，提高人民生活品质"的角度，提出"发展养老事业和养老产业，优化孤寡老人服务，推动实现全体老年人享有基本养老服务"。家庭养老、社区养老和机构养老是我国目前三种基本的养老模式。家庭养老是传统的养老模式，机构养老是社会化的养老模式，社区养老是一种兼顾家庭和社会的养老模式。目前使用最多、最普遍被接受的是家庭养老和社区养老两种模式。本单元将学习的主要内容就是老年服务工作者在提供这两种模式的服务中所需要具备的基本内容常识和相应的沟通技能。

结合案例和课堂练习，对家庭养老服务和社区养老服务有基本的了解，包括这两种模式的内涵与意义、作用，存在的模式类型和面临的挑战，也包括服务的内容和老年人的需求，并对这两个养老模式中的服务对象特点和需求有明确的认识。在此基础上，学习家庭养老和社区养老服务沟通的技巧。在实践强化中结合实践任务，选择合适的沟通方法，综合运用这两类养老模式中服务沟通的技巧。

▶ 学习目标

知识目标

1. 了解家庭养老和社区养老的概念和作用。
2. 明确家庭养老老人的类别。
3. 明确当前家庭养老与社区养老的困境和难点。
4. 掌握家庭养老和社区养老的服务内容。

技能目标

1. 能准确判断家庭养老与社区养老需提供的服务。
2. 学会与失独老人进行有效服务沟通。
3. 学会与独居空巢老人进行有效服务沟通。
4. 能熟练地在社区养老服务中有效地与老年人进行沟通。

素质目标

1. 主动根据家庭和社区养老老人需求进行服务沟通。
2. 具备通过恰当有效的沟通解决服务问题的意识。
3. 善于使用沟通技巧提供高质量家庭和社区养老服务。

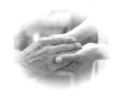

模块一 认识家庭养老

学习情境

小陈的老家在农村,他在上海的某大学毕业后留在上海工作。他的两个哥哥在老家的县城工作,两个哥哥在前几年已经把父母接到县城居住了。如今,父母的养老问题是困扰他和两个哥哥的问题,农村父母的养老主要还是依靠家庭子女的力量。但是两个哥哥收入不高,家里又都有刚上小学的孩子;小陈刚参加工作,工资也不高。即便如此,他们兄弟三人还是竭尽全力设立了父母的养老基金,保证父母的老年生活和医疗资金。但是大家都很吃力,小陈非常担忧,如果哥嫂家有紧急的支出,那么家庭经济状况就会捉襟见肘;而自己尚未成家,也不知道何时能在上海购置属于自己的房子。前段时间发生的一件事情也让他困扰不已,父亲不小心摔伤了腰,哥嫂工作很繁忙,平日对父亲的照顾无法周全,基本全靠母亲护理父亲,但是一个月下来,母亲就累病了,哥嫂需要请假在家照顾二老,心力交瘁。父母在电话中向小陈透露了自责的心声,让小陈非常心疼。而自己又远在上海,无法回家照顾父母,待父母再上些年纪,类似的事情还会发生,不仅给家里造成经济负担,更糟糕的是让全家背负心理负担,小陈对未来父母的养老问题感到非常迷茫。

情境分析

以上情境涉及的是传统的养老方式——家庭养老。养老是中国家庭几千年来的传统职能,家庭养老指的是养老支持力量主要来自配偶和儿女的养老模式。老年人居住在家庭中,主要由有血缘关系的家庭成员对老人提供赡养服务,包括经济上的赡养、生活上的照顾和情感上的交流三个方面。这种方式适合不愿意脱离熟悉环境且子女有经济能力、照顾精力和照顾时间的老年人,或是高龄老人和对到养老院或护理院养老存在着一定偏见或顾虑的老人。学习情境中小陈碰到的困扰并不是个案,我国的老龄人口预计 2025 年将突破 3 亿,在人口老龄化与社会发展的新形势下,传统的家庭养老正在受到前所未有的挑战。现代社会的人际竞争加剧,生活节奏加快,工作负担加重,致使家庭养老的人力成本剧增,再加上生育率下降,直接导致家庭的供养资源减少,老龄人口增加,子女养老的人均负担不断增长,可以说,家庭养老功能正在急剧弱化。

相关知识

一、家庭养老的意义与作用

1. 有利于孝道美德的弘扬

传统家庭养老的伦理基础是传统孝道,孝道是家庭内调节代际关系的基本伦理原则与规范,也是一种普遍性的社会伦理,儒家文化的核心"孝"观念则又构成传统养老文化的思想依托。儒家特别强调家庭与家族观念,由于家庭是社会最基本的生产单位,包括农业生产在内的家庭的大事项,自然而然要由父辈、祖父辈来决定。对有生产经验的长者的遵从,对父辈、祖父辈的服从,内化为心理情感和道德准则,便是"孝"。孝是儒家道德伦理学的核心,在儒家的经典理论中有

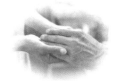

"孝为百行之首"之说，以"孝悌"为中心的家庭之爱是仁的根本。从古到今，流传着许多关于孝悌的故事。唐朝有个姓杨的人，家贫如洗，但十分守孝道，靠讨饭养其父母，故人们叫他杨乞。他所讨食物，都带回家中奉献双亲。父母如果还没有尝过，他虽然饥饿也不敢先尝。如有酒时，就跪下捧给父母，等父母接过杯子后，他即起来唱歌跳舞就像小孩子一样，使父母快乐。有人怜悯他穷困，劝他给人家打工，用所得收入养亲。杨乞答道："父母年迈，若为人家打工，离家太远，就不能及时侍奉他们。"后来父母去世了，他又乞讨棺木安葬。每逢初一、十五，就拿着食物去墓前哭祭，有诗赞曰："乞酒奉亲尽礼仪，高歌跳舞学娇姿；娱亲精彩引欢笑，满室春风不断吹。"

家庭养老模式的核心是血亲价值，是家庭成员自觉认同对长辈的养老责任。晚辈服侍长辈不只是一种责任与义务，同时也是一件光荣的事。这种模式和方式不仅使得尊老、敬老、养老体现了家庭内代际间的互动，而且有利于孝道价值观和传统美德的继承和发扬。

2. 对老年人精神慰藉的满足

家庭养老不是单纯的经济互助关系，而是"反馈式"养老，是维系代与代之间"哺育"与"反育"的供养关系。家庭中父母与子女有着天然的血缘关系，而且家庭养老能提供三大条件：物质支持、生活照料和精神慰藉。家庭是老年人晚年生活的精神依托园地，儿孙满堂，与儿孙住在一个屋檐下以享天伦之乐，是老年人的愿望。家庭中长辈进入晚年后，晚辈在衣、食、住、行等方面给予老年人帮助。我国《老年人权益保障法》规定，60岁以上可称为老人，60岁以上老人可以适当承担一些力所能及的家务性劳动，家庭不能强迫其承担田间劳动或其他力不能及的劳动；当老人生病时，赡养人要为其提供送医、送药等服务，并有专人照料其生活。在家庭养老中，老人能更多地享受到家庭的关爱，生活上得到子女的照料。同时，老年人在家庭中有精神上的依靠，和晚辈有情感上的交流，使老人有归属感，心理得到安慰，与子女的相互交流使老人有种被记挂、被重视的感觉。

王大爷体检时查出了冠心病，因为过于担心，血压也飙升。他的女儿看到父亲因诊断结果而闷闷不乐，特意举家搬到王大爷身边一同居住，方便对王大爷进行开导，督促他服药，定期带王大爷到医院复查。平时两个外孙跟王大爷海阔天空地闲聊，逗得老人家哈哈大笑，女儿深知父亲的口味，每天准备营养可口的饭菜。半年过去，王大爷精神状态和身体状态都有了很大改善。对于患病老人来说，老年病中有一部分病症重在早期的预防和及时的发现，家庭养老有助于子女了解老人的健康状况，提醒老人预防常见病，当老人生病时可以及时发现，并在身边安慰、照顾老人，使老人从心理上对疾病有一个较早的认识。家人的支持、照顾可以减轻老人因疾病产生的心理压力和恐惧感。

3. 减轻社会养老的压力

面对近年来人口老龄化程度加深的现实问题，我国实施积极应对人口老龄化国家战略，发展养老事业和养老产业，优化孤寡老人服务，推动实现全体老年人享有基本养老服务。虽然我国现行的养老保障体系包括基本养老保险、企业年金等，但是由于缺乏充足的资金支持，这些保障措施的覆盖面还不够广泛。尤其是在农村地区，农村的养老保障问题更加突出，农村的养老大部分仍需要依靠家庭养老。另外，养老服务人才也相对紧缺，护理人员匮乏，养老服务的提供尚停留在较为基础的阶段，无法满足个体的差异需求，养老硬件设施也无法满足每位老人的需求。因而，就当前的情况看，家庭养老能在一定程度减轻社会养老的压力。因为在经济供养上，家庭养老是代与代之间的经济转移，以家庭为载体，自然实现保障功能，自然完成保障过程。晚辈为长辈提供一些经济上的帮助，特别是老年人在患病时的经济需求。农村老人有自己承包的田地、林地和牧场，当老人不能进行生产劳动时，赡养人有义务耕种老年人承包的田地，照管老年人的林木和牲畜等，收益归老年人所有，这是农村家庭养老中经济供养的最基本形式，能补充社会养老保障的不足。

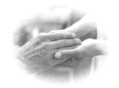

二、家庭养老老人的类别

针对老年服务提供内容的不同,我们把家庭养老的老人主要分为以下几类:

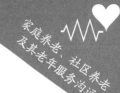

拓展阅读:以孝亲敬老
弘扬社会主义核心价值观

1. 失独老人

在我国的养老大潮中,有这样一些家庭,家中唯一的子女不幸离世,这样的家庭被称为"失独家庭"。家中的老人、失去孩子的父母即被称为"失独老人"。根据卫生部门发布的数据,目前我国失独家庭已超过100万个,且以每年7.6万个的速度增长。家庭养老一直是我国最主要的养老方式,但是对于失独家庭来说,这"最主要"的养老方式失去之后,他们就只能依赖国家和社会。而这些家庭大多数"独自"承受失独之痛,独自面对养老、基本生活照顾和精神痛苦等问题。在我国的传统家庭观念中,基于养儿防老和传宗接代的考虑,孩子不仅是血脉的延续,也是精神的寄托。但是对于数量庞大的失独家庭来说,失独老人如何安度晚年就成了一个亟须解决的社会问题,也是一个迫在眉睫的社会治理要务。

2. 空巢老人

空巢老人一般是指子女离家后,只剩下老年一代人独自生活。当子女由于学习、工作、结婚等原因而离家后,独守"空巢"的中老年夫妇因此而产生的心理失调症状,称为家庭"空巢"综合征。在我国实行的是"9073"养老模式:90%的老人通过家庭养老,7%的老人通过社区照顾实现养老,3%的老人入住养老机构集中养老。由于我国家庭趋于核心化和小型化,家庭规模平均只有3.1人,60岁以上的老人数量快速增多,老年家庭空巢率急速上升。随着我国逐步进入老龄化社会,高龄化、空巢老人问题日益突出。根据《第四次中国城乡老年人生活状况抽样调查成果》显示,2020年我国失能老年人达到4 200万,空巢和独居老年人已达到1.18亿,且空巢老人尤其是独居老人还将不断增长。民政部发布的调查数据显示,截至2022年10月,我国老年人口中空巢老人占比已超过一半,部分大城市和农村地区占比甚至超过70%,大量老年人不与子女或其他家人共同居住生活,面临着居家养老的许多生活不便或困难,甚至是安全风险隐患。

3. 独居老人

独居老人指的是身边无子女和配偶陪伴居住的老人,不仅无子女还丧偶,比空巢老人更为弱势。很多独居老人会有寡居效应,因丧偶增加了心理焦虑和抑郁,从而增加了死亡率。科学研究发现,40%的女性和26%的男性会在伴侣去世之后三年内死亡,许多年迈的夫妻在失去伴侣之后也相继去世,女性的平均寿命要长于男性。在独居老人中,老年妇女一般比男性老人更贫困,患慢性病和因病致残的比例更高,也更容易受到歧视和忽略。独居老人普遍面临着晚年生活无人照料、精神文化活动相对匮乏等问题。

三、当前家庭养老面临的挑战

1. 农村家庭养老压力大

根据第七次全国人口普查公布的数据,截至2021年,全国60岁及以上老年人口达2.64亿,占总人口的18.7%。其中60岁及以上城市人口、城镇人口、乡村人口比例为34%、20%和46%。农村老年人群体最为庞大,占比接近一半。与此相对的是,农村的生育率持续下降,农村人口的大量外出导致赡养脱离,养儿难以防老,这是农村几千万留守空巢老年人面临的普遍难题。有媒体报

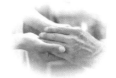

道过这样的情况：黄山村76岁的村民冉岁兰总共种了两亩玉米地，她以前还种点水稻，但身体实在吃不消就放弃了。冉岁兰5个子女长期在外打工，老人独居近10年。"比起别人自己还算幸运，我还有儿女，虽然不常回来，但可以打电话，村里有的独居老人连个打电话的人都没有。"她最怕生病没人管、没钱治。"去年6月，我在玉米地除草时，高血压犯了，直接倒在地上，幸亏过路人把我送到卫生院，输了3天液。"五通村黄桂淑老人笑称自己是"开药店"的，因为患有各种慢性病，家里备了10多种药品。黄桂淑今年75岁，她说今年差点死了两次。"今年正月十五刚起床，冠心病犯了，整个人天旋地转，我拼命爬到门口，喊邻居帮忙，才把我送到乡卫生院。但我没有人照料，卫生院护士人手也不够，开药后我就回家了。"

在农村，大量的年轻人和中年人背井离乡外出打工。他们中的大部分人为了节约交通费用和赚更多的钱，通常要一年才能回一次家，有的甚至两三年才回一次家。他们很少有时间去照顾老人，更别说照顾老年人的精神需求，比如陪老人聊聊天、外出旅游等，最多只是在经济上对父母有所补偿。更有学者指出，在我国农村，不仅存在着养老资源不足的问题，还存在代际间资源分配不均的问题，在有限的资源下，资源更多的是流向子代而不是流向父代，这使得本来就稀缺的农村家庭养老资源变得更加稀缺。对于农村养老来说，老年人中领取退休金的比例相当少，大部分仍是依靠家庭和土地养老，而农村老年人的贫困发生率是城镇的3倍以上。

2. 赡养者客观条件变化

随着市场经济的发展和社会的进步，现代社会日益开放，职业间和地区间的人才流动增多，社会竞争和就业压力日益加剧，大城市聚集效应越发明显。现代的生活成本在不断攀高，住房、医疗、教育、交通的开支都是年轻一代的负担，城市老人大部分虽然有退休金，但是退休金只能应对基本的日常生活，一旦面临重大疾病和突发状况，昂贵的医疗费用和照顾成本就摆到了子女和老人面前，给家庭带来沉重的负担。农村也是如此，子女的上学费用、结婚费用和盖房费用等仍是家庭最主要的开支，给农村家庭带来巨大的压力。在这个层面上，家庭养老功能被大大弱化，甚至出现依赖老年人微薄收入生活的啃老族。

在广州工作的刘女士，把在老家患有肺气肿的父亲接到广州的医院来进行治疗。在父亲住院期间，刘女士每天需往返公司和医院大概10公里的路程，还有医院和家里5公里的路程，算上堵车的时间，大概要在车程上花超过三个小时的时间。她的丈夫负责接送上小学的女儿，晚上刘女士回家还需要辅导女儿功课，周末还需要做些有营养的食物给父亲，有时候晚上照顾完父亲还需要加班。刘女士和她的丈夫都觉得疲惫不堪。可见在老年人的家庭养老照料中，受时间、精力、经济实力所限，照顾父母令相当一部分人群有心无力。尤其是在生活和工作节奏较快的城市，儿女对老年人的照料更是力不从心。

3. 家庭人口和结构的变化

有研究显示，如果家庭养老资源提供者不存在或数量不足，家庭养老就会受到影响。当前人们的生育观念正在逐渐发生变化，甚至出现很多丁克家庭，子女的数量大大减少。子女数量的减少同时也会带来亲属网络的缩小，比如兄弟姐妹减少和表亲关系的疏离，使得家庭规模正在缩小，呈现小型化趋势。持续的低生育率，家庭将出现规模小型化、关系离散化、风险放大化的趋势，家庭养老问题接踵而至。随着独生子女风险家庭，"4—2—1"结构脆弱家庭，失独、孤儿等残缺家庭和代际居住分离的老年空巢困难家庭不断增加，家庭养老的困境不断产生，抗风险的能力受到极大挑

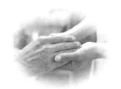 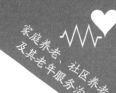

战。很多独生子女家庭的老年人缺乏来自子代的养老支持和情感慰藉，当两个独生子女组成的家庭要承担4个甚至更多老人的养老责任时，无论在经济还是精力上，都是难以承受的。

课堂练习

练习一：

练习要求：

1. 全班分为若干讨论组，阅读以下情境案例。

2. 思考并讨论：为什么本该是最佳避风港的家庭却被养老问题压垮？在老太太随着自己身体的日渐衰弱而一步步走向绝望的这个过程中，其子女扮演了什么样的角色？社会又扮演了什么样的角色？可以怎样避免发生类似的事件？

情境案例：

六旬老太太崔某悉心照顾瘫痪丈夫，15年不离不弃。因长期过度劳累，崔某身患多种疾病，丧失了继续照顾丈夫的能力。为了不拖累儿女，崔某选择勒死已成植物人的丈夫并割腕自杀。后崔某经抢救脱险。案发后，检察院为是否起诉崔某召开听证会，听取多方意见。最终，检方以涉嫌故意杀人罪对崔某提起公诉。

老太太是不是构成犯罪，是一个法律问题，而公众关心的是居家养老制度能否得到完善这个更为重要的社会问题。2015年，全国首个居家养老服务条例——《北京市居家养老服务条例》正式实施。之后，全国各省市陆续出台居家养老相关条例，完善与居家养老相关的社会保障制度，完善基层医疗卫生服务网络，提高老年人的社会保障水平，提升老年人居家养老服务质量。这传递出了一个积极的信号，政府和国家对居家养老的重视程度越来越高，政策倾斜和财政支持力度越来越大，着力解决老年人居家养老困难，帮助家庭化解安全风险。

练习二：

练习要求：

1. 全班分为若干讨论组，阅读以下三段材料。

2. 小组内进行思考并讨论：家庭养老的伦理基础是什么？家庭养老在弘扬孝道伦理价值中有何作用？家庭养老是否能被取代？

3. 形成小组意见，各小组间进行交流和分享。

材料一：杨懋春在《中国家庭与伦理》中认为，孝就是延续父母与祖先的生命，其含义可分为三层：第一层是延续父母与祖先的生物性生命，这一层孝道的实践是结婚、成家和生育子女；第二层是延续父母或祖先的高级生命，这一层孝道的实践是教育子女，使其生活与生命具有社会、文化、道义等部分；第三层是做子女者能实现父母或祖先于生时不能实现的某些特殊愿望，或补足他们某些重大而特殊的遗憾。

材料二："孝"，上为"老"字，下为"子"字，其意有二：一是子女肩负老者，意为伺老养老；二是子女尾随老者，意为承继父道。在养老与承道关系上，承道是首位，养老是第二位的。或者说，养老不是终极目的，而是为承道服务的。

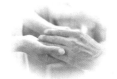

材料三：首先，为了确保农民拥有土地，各朝各代都实施了相应的土地分配政策，如井田制、占田制和均田制等。除了土地制度之外，政府还通过法律条文严禁子孙与长辈分家分财。如《唐律》中规定："诸祖父母、父母在，而子孙别籍异财者，徒三年。"《明律》中规定："凡祖父母、父母在，而子孙别立户籍，分异财产者，杖一百。"其次，小农经济时期的家庭被政治化了，成为统治者制度化的一种养老安排。其一，倡敬老之风，立尊老之礼。这涉及尊老礼律和传统律例。其二，均分土地，定期赈济。土地是传统家庭赖以生存的基础，也是家庭养老的经济基础。无论国家实行何种形式的土地制度，都为家庭职能的实施提供了一种经济保障。其三，多方优容，抚养高年。这涉及减免赋役、留人养老、就近任职、兼顾父母，以及缓期执刑、留养为上等政策制度。

▶ 案例分析

案例一：

"中专10万，大专12万，本科15万……"这不是非法机构的办假证价格，而是一些农村婚姻中男方按学历给予女方的娶亲彩礼价码。在部分农村地区，举全家之力为儿子娶亲是很常见的模式，因娶亲一夜返贫的情况也普遍存在。在这样的婚姻中，只有女孩的家庭自然希望在彩礼上有较为丰厚的回馈，以备将来养老之用；有儿有女的家庭同样会面临彩礼的难题，需要通过收取女儿的彩礼帮助缓解儿子的娶亲难题；而最容易被挤压的恰恰是男孩多的家庭。

有人认为女方家长过于势利，将送女儿出嫁做成了"卖女儿"的生意；也有人幸灾乐祸，说这是重男轻女种下的恶果，不值得同情。

不可否认，在我国部分地区，男嗣延续香火的传统思想依然存在。但是，在靠劳力吃饭的农村，更多家庭青睐男孩也是源于对劳动力的渴望、对将来养老的打算，"养儿防老"是农村人绕不过去的一个话题。

在我国，大多数独生子女出现在城镇职工家庭，这类人青壮年时有工作，年老后有退休金保障，加上子女对生活细节的照料，基本可以有比较安详的晚年生活，因此对生儿生女比较释然。

与城镇不同的是，农村老年人的经济收入主要来源于种地自养和子女的经济资助。一些地区还秉持着"嫁出去的女儿泼出去的水""出嫁的女儿是亲戚"等传统思想，这种观念下嫁出去的女儿能回头资助父母的少之又少。虽然随着新型农村合作医疗的普及，民政部门对达到一定年龄的农村老人发放补贴政策的实施，以及低保等其他保障措施的逐步落实，农村老人的养老问题有了较为明显的改善，但还不足以解决根本问题。在这种现实情况下，农村"巨额彩礼"现状很难在短时间内缓解，解决农村"娶妻难"问题还有很长的路要走。

思考与讨论：
1. 除了彩礼负担外，农村家庭的经济负担还有哪些？
2. 彩礼负担带给农村老人什么样的养老负担？
3. 农村家庭养老面临哪些困境？该如何改善？

案例二：

家庭养老在日本具有悠久的社会文化根源。第二次世界大战结束以前，"家"制度在日本起主导作用，家庭是老年人资源、援助系统的核心，老年人生活所必需的资源和援助基本上都是由家庭来保障的。日本的"家"不仅代表一个现实中的家庭，而且是一家过去和现在的总和，是一种制度。

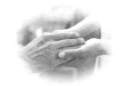 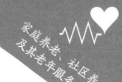

在父权制直系家庭实行长子继承制,由长子继承家业,继承人婚后仍与父母同居,形成三世同堂的大家庭。在"家"制度之下,"家"从上一代传向下一代,永远持续,长子夫妇的义务就是要与老年人父母同住,形成一个共同的家庭。与父母同住的子女是家族的继承者,也因而要承担赡养父母的义务。长子必须与父母同住,供奉祖先,生育子孙。孝顺这种意识形态作为生活规范深入人心,养老的伦理观念牢固地生根于家庭、风行于社会,支撑着战前日本由家庭赡养老年人的赡养模式。

第二次世界大战以后,日本制定了新宪法,1947年颁布了经过大幅度修改的民法,废除了专制的家长权和长子优先继承权,强调夫妻双方在婚姻、继承等问题上的平等。"家"制度由此而崩溃。

日本社会保障制度的最大特点在于重视家庭的作用,强调国民的自立,主张建立"日本型福利社会"。在日本,对于需要护理的老年人,一般都是以家庭或亲属的护理为前提,公共福利服务和市场化的服务等仅是一种补充。在与社会保障相关的法律当中,许多内容都把家庭和家庭的赡养关系作为前提条件。一种是强制家庭和亲属进行赡养的法律,如《生活保护法》《老年人福利法》《儿童福利法》《老年人保健法》《残疾人福利法》等都有明确记载;另一种是在家庭或亲属之间已经形成赡养关系时在制度上给予承认的法律,如《国民养老金法》《厚生养老金法》《健康保险法》等都有有关条文。重视家庭的作用,发挥家庭的福利功能是日本社会保障制度的基本特点。

思考与讨论:
1. 日本家庭养老的观念根基是什么?
2. 日本家庭养老与我国家庭养老有何类似的地方?
3. 日本家庭养老的制度设计有何特点?

模块二　认识社区养老

➡ 学习情境

社区组织妇女进行两癌筛查,王阿姨被检查出患有乳腺癌。王阿姨无法接受这个事实,开始变得心事重重,在女儿和朋友的多次劝说下,她才肯去医院接受乳房切割手术。化疗后经常呕吐、头晕、失眠,这是王阿姨最难熬的日子,六个月的化疗花去了大部分的积蓄,留医期间的费用都是靠女儿支付。半年后,丈夫又因病去世,一年内王阿姨人生中遭遇了两次重大打击,她更是整天郁郁寡欢。当时,医生建议她术后要多参加集体活动,保持乐观开朗的心情。后来经朋友介绍,王阿姨来到文化宫学习唱歌,尝试从阴影里走出来。慢慢地,王阿姨开始在义工的介绍下在社区参加兴趣类活动、健康讲座、生日会、怀旧小组、义工服务等。"印象最深刻的,是参加小组座谈会。"社工安排老人一起谈谈老故事和自己的经历。在一次分享中,王阿姨坦诚说起了自己的患癌经历,并分享自己的切身感受及情绪变化过程,分享过后,自己心情也放松了不少。她觉得:"每个老人都有丰富的阅历,我们多交流,彼此心情也会得到疏解,还能从彼此身上学到许多关于养生和愉悦身心的方法。"

➡ 情境分析

王阿姨在社区参与的针对社区老年人的精神文化娱乐活动是社区养老的一部分服务。社区养老服务是指以家庭为核心、以社区为依托、以专业化服务为依靠,为居住在家的老年人提供以解决日常生活困难为主要内容的社会化服务。社区相当于一个无围墙的养老院。社区养老的具体做法是在城市各个社区建立养老护理服务中心，老人仍然居住在自己的家里，享受服务中心提供的营养和医疗护理以及心理咨询，并由服务中心派出经过训练的养老护理员按约定定时到老人家中为老人提供做饭、清扫、整理房间等家务服务和陪护老人、倾听老人诉说等亲情服务。社区养老的经济供养由家庭及成员提供，老年护理及照料服务由社会或社区养老服务组织有偿或无偿提供，老年人在家庭亲人的亲情氛围以及亲切、熟悉和安全的居家及社区环境中安度晚年。有的社区培养训练一批社区养老的护理人员走上门去，实行上门包户的服务；还有的社区动员那些能自理的、身体比较好的老年人尽量从家里走出来，参加一些社区组织的活动，不仅有益老年人身心健康，也可以让老年人更好地了解社会、融入社区。

相关知识

一、社区养老的意义和作用

社区养老相对于家庭养老和机构养老而言，是介于这二者之间的。它吸收了家庭养老和机构养老方式的优点和可操作性，把家庭养老和机构养老的最佳结合点集中在社区，是一种扬长避短的理想养老模式。老年人住在自己的家中，同时能享受社会上的养老服务，相对于机构养老来说，更适合我国老年人的生活习惯和心理特征，能够满足老年人的心理需求，也更符合我国实际。"十三五"时期，中央财政共计安排约 50 亿元，支持 203 个地区开展家庭和社区养老服务改革试点，2021—2022 年共计安排 22 亿元支持实施家庭和社区基本养老服务提升行动项目。截至 2021 年年底，全国城市社区综合服务设施实现全覆盖，农村社区综合服务设施覆盖率达到 79.5%，面向老年人、儿童等群体开展各类服务。"十三五"期间完成 16.4 万户特殊困难老年人家庭适老化改造，为近 20 万名贫困重度残疾老年人进行家庭无障碍改造，"十四五"期间将对 200 万户特殊困难老年人家庭实施基础项目改造和老年用品配置。社区养老的作用和优势是明显的，体现在以下几个方面：

1. 综合充分利用各种养老资源

老年人居住在自己的家里，与饮食起居相关的一切物品都会继续发挥作用，在一定意义上可以说是通过社区服务的方式把家居住房设施变成一个老年公寓。利用社区资源提供养老服务能够就地取材，服务广、见效快，社区内的生活、医疗、文教、卫生等设施基本能够满足老年人日常衣食起居、卫生保洁、医疗保健等方面的需求。同时也不需要太多的基建投资，一个社区只要有几间房屋略加改造即可成为养老护理服务中心。如广州不少街道都建立了敬老院、医疗站、老年活动中心等，有的街道还为孤寡老人安装了"生命钟"，老年人有紧急需要时只要一按"生命钟"，邻居就会过来给予帮助。

2. 服务内容方式可灵活选择

老年人可以根据自己的需要选择不同的服务项目，社区养老护理服务中心提供的服务价格也比较低廉，老年人可以根据自己的经济承受能力选择服务方式。经济条件好的可以选择更多、更优质的服务，条件差的可以选择最基本的服务，可以满足城市社区老年人的大部分需求。

3. 老年人的接受度较高

老年人不愿离开自己熟悉的社区、不愿离开自己多年居住的住所，社区对老年人而言是一个情感共同体，这里有他们熟悉的街坊邻居，能够给他们带来认同感和归属感，在其中老年人更容易找到生活的乐趣。老年人居住在家庭中，与其他家庭成员一起生活，既符合我国的传统家庭文化，又

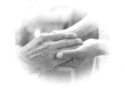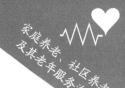

能使老年人得到充满亲情的养老护理服务，老年人对这种养老模式的接受度较高，不会有失落感和压抑感，能够减轻他们的依赖感和被社会排斥感，还可以解决老年人精神上的空虚寂寞，从而较大程度地提高老年人的生活质量。

社区养老在一定程度上既解决了家庭养老能力不足的困难，又解决了机构养老亲情淡薄、环境适应障碍等问题，是适合我国老年人养老观念和当今社会生活特征的一种养老模式。中外社会化养老的历史经验表明，社区养老也是城市大多数老年人安度晚年的主要方式。20世纪70年代初，日本发起了"扩大生活圈"运动，一部分本来住在收容中心、有一定生活自理能力的老年人，提出"回到社区，与人民共同生活"的要求。社会上一些需要照顾的老年人和残疾人出于感情因素，也不愿意离开自己生活习惯了的地区，希望现有的环境进一步得到改善，一直在此生活下去。这就出现了针对老年人"终住"住宅的研究，并根据东方子女赡养老年人的价值观念研究建造三代同堂的住宅。在英国和美国，老年人日间医院把日常护理、家庭护理和医疗保健结合起来，让老年人能够获得在白天需要的帮助和照料，晚上则可以回到自己的家里。在德国，一些老年人住在一起，共同出钱雇佣兼职护理人员，共同支付日用品、上门服务费用，或者一起预约医生或者护士。

二、社区养老服务的类别和方式

1. 社区养老服务的类别

社区养老服务采取无偿服务、低偿服务和有偿服务三类：

无偿服务面对的对象是低保户老人、城镇"三无"或"五保"老人、革命"五老"人员、百岁老人、重点优抚老人和低收入家庭中生活不能自理或部分不能自理确需帮助的老人、二级及以上肢体残疾的老人，其经费来源于政府及志愿者、慈善资助等。

低偿服务面对的对象是居住地和户籍地均在辖区的60周岁以上的低收入家庭老人、享受生活费补助且未参保的城镇集体企业退休人员、享受定补的救济对象及60周岁以上的"空巢"老人，除老人承担的费用外，其余经费和服务提供来源于社区网络服务单位。

有偿服务对象方面，为居住在辖区的60周岁以上需要居家养老服务、有经济能力的、以自费的形式购买服务的老年人，也由社区居家养老网络服务单位提供养老服务。

2. 社区养老服务的方式

社区养老服务提供的方式主要有以下五种：

政府购买服务方式：政府向特殊困难老年群体发放助老服务券等，持券老人凭券自主选择由社区服务员、家政服务公司等提供的社区养老服务项目。比如社区里的林大爷，老人家的两个女儿早已成家，多年来一直独居。"老了，很多事都需要别人来照顾，女儿远嫁，也很少回来。现在社区养老服务站的服务员每天都会来我家一次，帮我干点家务或聊天，现在我家热闹了好多。真的不知道怎么感谢他们。"林大爷高兴地说。

社会组织服务方式：成立社区养老服务的专业性社会组织、团体或机构，鼓励有关单位、社会团体、中介组织等社会力量积极参与社区养老服务，积极发挥其为老年人服务的作用。

社区专项服务方式：通过设立"托老所""日间照料中心""老人爱心餐桌"等项目，依托社区开展形式多样的社区养老专项服务。如老人日托所是一个集生活照料、保健康复、休闲娱乐、老人超市等多种功能于一体的老人日托服务中心，解决了一些工作繁忙的年轻人白天无法照顾老人的问题。

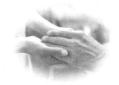

志愿者服务方式：鼓励和支持社区内外的志愿者队伍为社区老人提供多种形式的养老服务。倡导低龄健康老人组成志愿者队伍，为"空巢"、高龄、病残老人提供服务。

邻里互帮互助方式：积极倡导邻里间开展互帮互助、结对子等活动，定期或不定期为社区老人提供服务。比如依托社区"五级治理"平台，组织辖区内的居民楼长带动院内党员、团员、离退休人员、志愿者长期为老人做好事、办实事、解难事。邻里互相扶持、搭伙养老，社区整合资源，为老人提供全方位服务。

三、当前社区养老服务的难点

目前我国社区养老从总体上看还处在发展阶段，在模式实践和服务提供中还存在一些难点，主要表现为以下几个方面：

拓展阅读："二十大"布局养老事业发展

1. 社会化程度不高

市场运作机制不完善，资金来源上过度依赖社会力量和慈善捐助。有的社区老年服务中心由于资金严重不足，导致服务项目难以创新发展，难以搭建个性化服务的平台，难以为老年人提供方便、快捷、周到的社会服务，也很难使社区养老服务进入良性循环轨道。目前，有一些具有市场运作雏形的社区养老服务项目，由于缺乏事先规划，布局过于零碎，辐射范围大多囿于一两个社区，服务的老年人多则百人、少则数十人，在经济上缺乏规模效应，难以维持日常运作。由此导致虽然很多社区养老服务站有休息、助餐、托管等服务功能，但一提及收费，老年人就望而却步；而有些服务站尝试市场化运营，收费也较低，但参与的人很少，终因无法承担服务站运营的水、电、取暖、人员工资等基本费用而关闭。

2. 服务内容提供有限

服务提供以简单的家务劳动和情感沟通为主，为五类老人提供的服务也仅仅是日常生活照料方面的，例如烧饭、买菜、打扫卫生、日常护理等。不在这五类老人中的广大老人并不能享受到这些服务，他们如果有需要，必须自己购买服务。很多有需求的老人得不到相应的服务，只有符合了一定标准的老年人，如贫困老人和空巢老人等，才能享受相应的服务，而由于资金和人员的限制，普通的老年人并未被纳入到服务目标人群中。

3. 从业人员专业化程度不高

从业人员主要有护理服务人员、专业管理人员、志愿者。在护理服务人员方面，养老服务中心一般除了对服务人员进行一些必要的家政服务培训之外，很少进行其他的专业培训。甚至在一些从业经验丰富的服务中心，培训内容涉及的只是叠被子、擦桌子、拖地、保养家具、保养地面等家政课程，对于老年人需要的养身、保健、心理健康、理财投资等完全没有涉及。从业人员的年龄、学历、素养等本身也没有达到进行更高层次、更专业化层次培训的可能。陪护和家政都是属于流动性很强的行业，在很多人眼里，这个工作好像低人一等，如果能进企业工作，就没人愿意去干这种工作。而具有医学或护理学专业知识背景的高层次护养人员更是奇缺。在管理人员专业化方面也是存在不足的，社区养老管理人员教育培训一直采用非正规的"自我"教育培训的方法，各类教育针对培养这方面专业人才设置的相关专业不多，与人数众多的社区养老需求相比存在很大的缺口。专业管理人员的不足直接制约了社区养老服务的进一步发展和服务水平的提高。在志愿者方面，由于我国还没有健全完善的志愿者激励和培训机制，志愿者在养老服务中发挥的作用

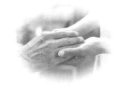

还比较小,真正参与到社区养老服务中的志愿者远不能填补缺口。很多有服务意愿的人缺乏相应的路径参与到社区养老服务工作中来,而参与服务的志愿者提供的服务又不能完全满足社区养老服务的要求。

4. 服务宣传力度不足

现阶段主要是通过社区工作人员对辖区内的老年人进行宣传,加上社区工作人员自身有时对社区养老服务认识有偏差,又没有统一的宣传资料,就造成了居民参与社区养老的认识不足、积极性不够、参与率不高。某社区中有三层楼的社区服务中心,健身房、图书馆等所有跟老年人相关的配套设施都很齐全,已经建了一两年的时间,但是很少有人去,一问之下才知道因为老年人都不知道这个地方。而有的服务中心在使用一段时间后老年人不愿意再去,因为很多设施破损却没有及时修缮,而有的设施因为缺乏指引的工作人员,老年人不知道如何使用。有的康乐活动中心设施完善,但是老年人误以为是收费场地,也不愿意进入使用。

课堂练习

练习一:

练习方法:

1. 全班同学分成若干讨论小组,阅读以下材料。
2. 阅读后从材料中的老人饭桌举办的困难出发,找出社区养老服务提供的难处。
3. 每组讨论出尽可能多的答案,并轮流公布自己的答案。每轮每组说一个社区养老服务提供的难处,不得重复,比较哪个组得出的答案多。

材料:

老人饭桌　好吃不好办

为了让老年人就近吃上热乎可口的饭菜,近年来多个城市尝试建立以社区为单位的"老人饭桌",让不便做饭的老人能够在离家很近的服务中心吃饭,或享受送餐上门的服务。各地在实践"老人饭桌"时,取得了一些成效,但也遇到了不少困难。

1. 饭菜性价比高,聊天吃饭两不误

中午11点半,在上海市共和新路社区老年人日间照料服务中心,70张座位已经满员。虽然中秋已过,但中午还是有些燥热。服务中心里,开着电扇和空调,清凉惬意,相识的老人聚在一起,边吃边热络地聊天。

70岁的戚老伯住在西藏北路,骑自行车过来只要三五分钟。"爱人在家带孙子,她的午餐由送餐车送上门,每份11元。我在这里吃,只要10元。"戚老伯乐呵呵地指着餐盘说:"你看,一个鸡腿、两个炒青菜,加一份鱼汤,既卫生又营养,性价比实在高。外面哪里吃得到这么好的午餐?"

"我是独居老人,平时子女不在身边。我情愿每天走上15分钟来这里吃午餐。为啥?因为在这里不仅解决午餐问题,还找到许多老伙伴一起聊天解闷。"73岁的邵阿婆说。

目前,该区设有助餐点22家,每天为1500位老人提供服务,布点数每年还在增长。对出门

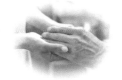

不便的老人，只需提前一天预约，第二天就可送餐上门。

而对于服务中心而言，每天为老人们开勺做饭却是个伤脑筋的难题。"每周安排好菜谱公示，来这里就餐的老人从最初每天100人上升到目前的620多人，其中外送为370人。"共和新社区老年人日间照料服务中心主任介绍说。为了让老人有一个好的就餐环境，街道特地收回原先每年可收50万元租金的三层小楼；为弥补物价上涨，街道每年还拿出30万元为老人"就餐"补贴水电气等费用。食堂设有民主管理小组，及时听取老人对饭菜的质量意见，及时调整口味。

2. 老人住得散，送餐上门难

家住南京市新街口武学园社区80多岁的赵老太中午陪着老伴来到了社区里的"银发会所"老年服务中心就餐。"这儿的伙食很适合我们老人家吃，烧得又烂，口味又淡。"老人一边不停地给自己的老伴夹菜，一边说道。"菜挺丰盛，有西红柿鸡蛋、红烧茄子，还有土豆鸡丁，这给我们老人吃就够啦，还送一碗青菜汤。"据了解，这样一顿午餐只花费6元钱，而低保、边缘老人享受政府补助，每顿只交1～2元。

武学园社区有1700多位老人，小区老年人口比例为22%。为满足银发一族的需求，社区在2011年创办了"银发会所"老年服务中心，它是在街道社区养老中心传统品牌"银发餐桌"的基础上扩展而来的，其面积约160平方米。社区居委会主任说："银发会所的房租、水电和煤气等都是由街道补贴的。目前在社区里，这样的'银发餐桌'共有两个服务点，每个服务点能接纳50多名老人。"

据了解，"银发餐桌"项目是南京老人小饭桌项目中做得比较成功的，但仍然存在人手不足、资金紧张的情况。

赵阿姨，今年70岁，曾是武学园社区居委会主任，退休后义务来到银发会所为老人买菜烧饭。在银发会所里，有4名像赵阿姨这样的低龄老人义务为高龄老人服务。给失能老人送饭是一个大问题，赵阿姨和其他3名志愿者11点钟左右就要轮流去给社区里的几位失能老人送饭，保证让这些老人能准点吃上饭，但常常是顾得了这边顾不了那边，所以社区里享受送餐上门服务的老人还不到10位。

面临同样困难的还有鼓楼区的心贴心养老服务中心，虽然他们也有老人小饭桌，但主要还是老人来吃饭，想要真正实现上门送餐还是非常有难度。心贴心养老服务中心院长坦言："现在是养老中心每天在贴钱送饭，8块钱的送餐费里，7块钱是饭钱，1块钱给服务员，但是现在1块钱谁给你送啊，没有办法，我们就只能再倒贴1块钱给送餐服务员。而且附近的失能老人住得都比较分散，经常10个人的饭都送不了。"

3. 运营成本高，微利运营步履艰难

武汉市江汉区很早就开始为老人提供配餐、送餐服务，户籍地和居住地在江汉区的60周岁以上的老人均可享受配餐服务。就餐对象分为全免送餐对象和自费助餐对象。全免对象为"三无"老人、95周岁以上高龄老人、低保空巢独家老人、65周岁以上失独家庭和重度残疾家庭老人，目前共364人，由政府埋单；自费对象为有助餐需求、60周岁以上且有经济能力的老年对象。就整个武汉市来看，目前全市有1100多个社区能够提供送餐服务，覆盖人数达1万多人。

家在武汉市江汉区常青街社区的郭爷爷和周婆婆没有孩子，郭爷爷今年80岁，和周婆婆一样身体不好，常年出不了门。由于周边的菜市场离家较远，过去郭爷爷每天早上出门买菜都得花一个上午时间。"他自己身体也不好，每次等他买菜回家做饭都等得心里烦，怕他出事。"周婆婆说，

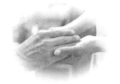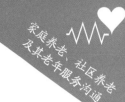

过去在家经常吃剩菜和腌菜,现在则可以享受政府送餐服务了。

周婆婆定制的午餐有菠菜粉丝、榨菜肉丝、煲南瓜和卤鸡蛋。周婆婆算了一笔账,现在两位老人每天定制的午餐共计16元,两荤一素一汤,还能吃两顿。如果自己做,这样简单的一餐就超过了16元。

常青街扬子社区居家养老服务中心干事介绍,社区有30多名老人就餐,其中6人是免费提供。社区每月光食材的支出就要5 000多元,再加上厨师、送餐人员、水电气开支,成本每月需要1万多元。万松街居家养老服务中心干事表示,站里有15张餐桌,平均每天有70多人在此就餐。该站每月食材支出要9 000多元,加上其他成本每月要花费近两万元。

这些天,周婆婆发现,菜的分量比往常少了,但她说能理解,毕竟菜价涨了那么多,送餐的价格仍旧最低8块、最高12块。

练习二:

练习方法:

1. 阅读下列材料,找出材料中提到开办老年饭桌的困境。
2. 针对企业的困境提出解决和改善的方案。

材料:

老年饭桌:老人"点赞" 企业"喊亏"

1. 开办老年饭桌缺场地

根据探访情况,目前北京地区老年餐的价格多在10多元,大多数老年人对老年饭桌提供的菜品质量及价格都反映不错。然而,仍有很多社区并未开设老年饭桌,老人们只能到隔壁社区"蹭吃"。

据了解,场地是阻碍很多社区开设老年饭桌的难题。定慧东里的老年饭桌此前设在社区活动中心阅读室,地方不大,用完餐后留下的一些气味也不太好闻。社区居委会主任说,在征求居民意见后,八里庄街道办拨款,专门在小广场建了目前的老年饭桌,场地免费提供给餐饮企业使用。

与该社区合作的餐饮公司经理说,此前不少社区都有合办老年饭桌的想法,但始终协调不下来一个合适的场地,最后不得不放弃。

2. 企业亏本、居民怕断顿

"刚开始办的半年里,来吃的老人少,天天赔。"某餐饮公司负责人说。办老年饭桌,需要企业购买诸如冰箱、微波炉、烤箱、水浴槽等设备,更大的还有人工成本,单做一个老年饭桌肯定是亏本赔钱的。在社区的帮助下,该餐饮公司为居民供应早餐,同时还开发一些半成品菜。

"这样下来,目前我们在这个社区的运营做到了基本持平,算是做得好的了。"该负责人说,但他们在其他4个社区开办的另外4个老年饭桌,现在依然亏本。他希望政府部门能提供一些资金资助。

与广外街道合作的餐饮公司也表示经营状况只是基本持平,如果只经营老年餐桌,则是亏本,必须有其他商业运营。该公司希望以街道为单位,由街道出面组织、建立集中厨房,向社区服务站供餐。

企业的运营情况也让居民担心老年饭桌会"断顿",定慧东里社区的李老人表示,现在物价贵,

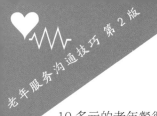
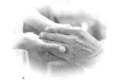

10多元的老年餐很合适,就怕哪天终止了。红莲北里社区的一位老人也觉得,找一家合适的供餐企业不容易,应该坚持下去。

案例分析

案例一:

随着老年人口的不断增多,各地开始对养老福利模式进行积极探索,社区养老服务应运而生。在各种社区养老服务模式中,为老人提供医疗卫生服务是一项基本内容,包括医教宣传、远程问会诊、提供并保存健康档案、慢性病管理、用药提醒等,其中信息化技术起到了重要的推进作用,但也存在着一些难点。常见的社区养老医疗服务模式有以下几种:

(1)医教宣传。随着医学的不断发展,对老年人医教宣传的意义突显。常见模式包括举办医学课堂或讲座,通过宣传栏、宣传单方式,或通过电视、手机等媒体,向老年人群传递科学的医学知识。

(2)远程问会诊。常见的远程问会诊是大医院与社区卫生机构联合开展的,针对社区内的老年人群体进行远程问诊、会诊、用药咨询等。对老年人来说,远程问会诊模式将大医院的优势资源带到社区,足不出户即可享受到优质的医疗服务,目前具有较好的应用前景。

(3)健康档案与慢性病管理。为实现"大病到医院,小病到社区"的目标,各地都在着手建立所属区域范围内的健康信息中心,并为居民建立健康档案,及时掌握居民健康状况。在此基础上,实现了区域内居民尤其是老年人的慢性病管理,成为社区养老服务的重要组成部分。

(4)移动服务。随着信息技术的发展,通过移动技术可以为老年人提供更多的服务内容,如通过手机终端进行用药提醒,利用可穿戴式监控设备对老年人生命体征进行实时监测,为子女提供老人的位置信息、活动异常信息等。

信息化难点:

(1)信息网络互联互通困难。在社区养老服务模式探索过程中,各地不断深入开展信息化建设,包括建立社区养老信息平台,搭建社区与医院、小医院与大医院之间的远程会诊网络,与当地服务平台或社会化服务提供商对接(如12349公益服务平台),建立居民健康档案信息服务平台等。信息网络的互联互通是提供更好的社区养老服务的基础,目前仍面临着诸多技术或非技术问题。如大医院网络与外网的互联互通,不少大医院因数据安全问题而不愿接入,从而为开展远程医疗、双向转诊带来困难。在与地方公益平台的信息互通上,也存在与医疗机构信息网络沟通不畅、与电信运营商衔接不畅等问题。

(2)老年群体信息化适应程度低。由于社区养老信息化搭建的平台和服务项目有部分是老年群体直接参与的,如获得医学宣教、参与远程问诊、进行医疗求助等,尤其是老年群体中行动受限、生活自理存在困难的人群,对信息化的接受适应程度不同,所以信息化虽然能够帮助实现更优质的社区养老服务,但必须充分考虑老年群体的特性。例如有的老年人不会或不愿使用智能手机,无法通过移动终端获取医疗服务;视力、听力存在问题的老年人对社区养老的服务需求存在特殊性等,这些都会成为信息化的难点。

(3)新技术与居家养老需求的切合度不高。信息化新技术的不断发展能够为社区养老提供更广阔的发展空间,但采用的新技术需要贴近社区养老需求。如利用物联网技术可以对老年人的日常活动数据进行采集并远程传送,社区医疗机构和老人子女可随时获悉其异常行为或异常身体状态,能够很好地解决独居或空巢老人的日常管理问题。但由于社区养老目前还未能成熟、普遍地开展,很多人没有意识到这种模式的发展必然性,因此对需求的提出也不清晰,为新技术找到合适的切入点造成了困难。

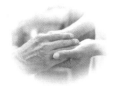

思考与讨论：
1. 社区养老服务的内容有哪些？
2. 社区养老模式下，提供医疗卫生服务的意义和作用有哪些？
3. 社区养老模式下，在医疗卫生服务提供的过程中遇到了哪些困难？
4. 如何有效解决养老医疗卫生服务中的信息化服务问题？

案例二：

瑞士的很多社区都配备了全科医生和护理工，社区还在被允许的情况下，替部分独居的老人安装24小时智能闭路电视监管摄像头、对讲机。一旦老人按下对讲机上的报警按钮，即使老人无法说话，值班员也可查找到老人的门牌号码。独居老人外出活动时，社区还为他们准备了随身携带的定位系统，老人出现意外时，几分钟内救援人员就会找到老人。社区还为自理能力稍强的独居老人配备了智能手机。这些电子辅助求救装置被形象地称为"电子保姆"。

在乌镇镇政府提出"互联网＋养老"的创新模式下，老韩一直在寻找合适的IT系统设备，"技术实现是很容易的，重要的是了解老年人的真正需求和目标。"据老韩介绍，他在北京养老展会上看到日立系统的照护服务管理系统后，即决定与对方开展合作。"日立把在日本应用成熟的产品技术给我，我在项目中进行本土化转化，大家共同设计、规划，共同探索我国养老服务信息化。"日立系统在华公司的董事长表示，日本养老和我国一样，都在从养老机构、养老设施中走出来，更强调地域包容模式。"我们所做的是想支持老年人在自己常住的生活环境中过老后生活。原来是把人送到医院提供服务，今后我们想把服务送到舒适的家中去。"

据了解，"乌镇智慧养老综合服务平台"主要分为线上和线下两个部分。线上平台即日立老年服务交互系统，通过在老人家中安装智能居家照护设备、远程健康照护设备、SOS呼叫与报警定位等，实现远程监控和管理。如老人意外跌倒后，呼叫中心和老人家属就会立即收到报警，相关救助可及时跟进。目前，该系统已为2010位老人录入相关信息，提供设备160多台，接到的报警及通知700多次，提供服务1800余次。"日立照护服务管理系统进入中国，如果不能适合当地使用，也难以发挥最大效应。"日立系统负责人说，"在和老韩合作的乌镇智慧养老项目上，我们的技术通过他的平台落地，他知道怎么做来更好地改进服务，这对我们双方都是非常愉快的合作过程。"

思考与讨论：
1. 案例中瑞士和乌镇采取的养老方式属于什么方式？
2. 这一养老方式有何优点和缺点？
3. "互联网＋养老"的创新在哪里？
4. 结合本地的实际，讨论如何开拓"互联网＋养老"模式。

模块三　家庭与社区养老服务沟通

学习情境

张大爷现年66岁，独居，身患肛瘘。平时自己可以独立生活，但病发严重时经常卧床不起。张大爷退休前在事业单位工作，有固定足额的退休金，生活上还算过得去。虽有四个儿女，但他们都在国外工作，由于工作原因，很少有时间回来探望他。张大爷曾经想再找个老伴，可以相互照顾，

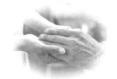

但担心影响与子女的感情,因此没有向子女们开口。随着年龄的增长,张大爷记忆力下降,外出经常忘记锁门或关煤气,有一次差点引起火灾。最近老人病情加重,脓肿血流不止,生活无法自理。受医疗条件限制,张大爷所在的社区医院束手无策;大医院因老人年龄较大且心脏不太好,不能动手术,也婉拒了老人的求医要求;上门送医送药也不现实。后来张大爷几次写信、打电话向某医院肛肠科求助,该科青年医务志愿者帮助的对象是经济特困老人,出于道义,该科青年医务志愿者免费上门送医送药三次,帮助老人缓解病情,但要根治暂时还不可能。再加上一个人生活,面对生活中遇到的种种困境,张大爷常常感到孤立无援、焦虑不安。

情境分析

张大爷是位独居老人,家庭养老对他来说已经无法实现;子女不在身边照顾,而他的疾病和生活中的困难又无法独立解决,需要依靠社区养老来提供服务,包括生活的照料、疾病的医治和精神的慰藉等服务。社区养老服务中,将接受服务的老年人进行分类并提供相关的服务,并将老年人需求分为无须协助、半协助、全部协助三个类型。针对这三种类型提供三种服务——普通协助服务主要是日间照料,上门协助主要是家政照料,特殊协助主要是护工照料。以上门服务为主、托老所服务为辅,整合社会各方力量的服务。

可为家庭和社区养老的老年人提供的服务包括四类:一是社区照料,分为居家老人照料服务和社区养老机构照料服务,以前者为主,后者为辅。居家老人照料又分为上门照料和"日托"照料,以前者为主,后者为辅。上门照料的内容包括家务型和护理型。二是社会参与,是老年人实现自身价值、寻求精神寄托、获得心理满足的需要。对绝大多数老年人来说,社区是他们参与社会活动的重要窗口和桥梁。三是社区活动,包括社区老年活动中心和老年学校开展的各式各样的社区老年文体活动以及社区专门为老年人举办的各种活动。四是社会支援,一些社会服务机构在市场经济的原则下,以社区的名义在社区开办的各种为老年人所需要、所欢迎的项目和连锁服务。

相关知识

一、家庭与社区养老服务的基本内容

68岁的独居老人张伯伯是社区摄影小组的骨干,在一年的元旦拍摄时不慎摔倒,造成骨折。经过一段时间治疗,医生说张伯伯可以出院了,但至少得休养一个月才可以慢慢行走。张伯伯听了很着急,因为这样会错过春节民风民俗的拍摄时机。社会工作者了解情况后,一方面安抚张伯伯的情绪,另一方面联系社区医院协助其康复训练。同时,社会工作者还联系社区服务机构为张伯伯提供居家和送餐服务,并发动社区老年志愿者轮流上门陪其聊天。由这个案例我们可以看出,对家庭和社区养老的老年人,可提供的服务内容有以下几类(见表5-1):

(1)生活照料服务。具体包括饮食服务、起居服务、卫生清理服务和代办服务。即为老年人提供日托、陪购代购、配餐送餐、家政服务等一般照料和陪护等特殊照料服务。

(2)医疗保健服务。具体包括预防保健服务、医疗协助服务、康复护理服务和健康咨询服务。即为老年人提供疾病防治、康复护理、心理卫生、健康教育、建立健康档案、开设家庭病床等服务。

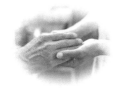

（3）安全守护服务。具体包括安全设施的安装和安全隐患的检查及排查。如突发身体不适，可直接拨打服务中心 24 小时救助电话，服务中心采取相关的援助服务。

（4）精神慰藉服务。具体包括精神支持服务和心理疏导服务。即为老年人提供亲情慰藉、聊天谈心、协助交友、节假日或纪念日关怀、日常心理疏导等服务，具体服务形式有邻里结对、老年人互助、志愿者慰问、社区关怀等。

（5）法律援助服务。具体包括法律咨询服务和权益维护服务。即为老年人提供法律咨询、法律援助、司法维权及维护老年人的赡养、财产、婚姻等合法权益的服务。

（6）文化体育服务。具体包括文化教育服务和体育休闲服务。即为老年人提供活动场所、体育健身设施、健身团队等服务；为老年人提供老年大学学习、知识讲座、书法绘画、图书阅览、棋牌娱乐等服务。

（7）慈善救助服务。具体包括救济救助服务和志愿服务。即为老年人提供救助与救济服务，帮助老年人从社会获取公益性服务。

表 5-1 家庭和社区养老服务内容

服务类别	服务项目	具体内容
生活照料服务	饮食服务	送餐及餐后清理
	起居服务	协助穿脱衣服及如厕，衣物整理
	卫生清理服务	协助老年人刷牙、洗脸、洗脚、擦洗身子，定时打扫室内外卫生
	代办服务	代领、代购物品，处理文书资料
医疗保健服务	预防保健服务	根据老年人需求制订预防方案，定期进行上门医疗卫生保健服务
	医疗协助服务	遵照医嘱及时提醒和监督老年人按时服药，或陪同就医；协助开展医疗辅助性工作
	康复护理服务	提醒老年人正确执行医嘱，协助老年人正确使用康复、保健仪器
	健康咨询服务	通过电话、网络、会议报告或老年学校等方式为老年人提供预防保健、康复护理以及老年期营养、心理健康等咨询服务
安全守护服务	安全设施的安装	安装和调适呼叫器、求助门铃、远红外感应器等设备
	安全隐患的检查及排查	了解老年人家庭设施的安全状况，不定期检查水、电、气、取暖、降温等设施运行情况，排除安全隐患
精神慰藉服务	精神支持服务	耐心倾听，与老年人进行有效的谈心与交流
	心理疏导服务	掌握老年人心理特点和基本沟通技巧，能够观察老年人的情绪变化，用心沟通疏导
法律援助服务	法律咨询服务	帮助老年人获得有用、及时的法律咨询服务
	权益维护服务	帮助老年人通过法律程序和相应的手段维护其合法权益
文化体育服务	文化教育服务	提供适宜老年人阅读的报刊书籍，开展适宜老年人的文化学习、教育宣传活动
	体育休闲服务	建有老年活动室或室外文体休闲场地，开展适宜老年人的体育健身、休闲娱乐活动
慈善救助服务	救济救助服务	帮助符合条件的老年人及时、全面享受到政府或社会所提供的救助、救济服务
	志愿服务	社区养老服务机构应与志愿者团体建立联系，帮助老年人从社会获取公益性服务

二、失独老人的服务沟通

1. 失独老人的生活状态

在我们传统家庭观念中,养儿防老和传宗接代的观念认为,孩子不仅是血脉的延续,也是精神的寄托。但是对于失独老人来说,他们如何安度晚年就成为一个急需解决的社会问题。我国现有超过100万户的失独家庭,且每年新增约7.6万户失独家庭,而根据人口学家的预测,未来我国将有1000万户失独家庭。这批第一代、第二代最先执行计划生育独生子女政策的家庭,失独老人目前基本年龄处于55~70岁。他们现有的生活状态基本上有如下表现:

实务案例:与失智老人家属沟通的技巧

(1) 疾病加剧。遭受失独打击的老人在身体健康上更容易遭遇身体和心理上的疾病,身心疾病像高血压、心脏病等患病风险大大增加。如老年骨折、脑溢血、心肌梗死、老年性痴呆(失智)、老年孤独、老年精神疾病等老化疾病较其他正常的老年人的发病概率增高且发病年龄提前。失能、失智,加之本身的失独,少部分人正成为或将成为"三失"人群。

(2) 人际疏离。很多失独老人因为长期沉浸在失去孩子的痛苦中不能自拔,逐渐变得自我封闭,不愿意与他人交往。具体表现为在生活中与社区其他居民的人际关系淡漠,与自己父母及兄弟姐妹、其他亲朋好友的关系日趋疏远。很多失独家庭搬离原来生活的社区甚至城市,独自到其他陌生环境中生活,不愿意见亲友也不愿意与熟人往来,但是与同样命运的失独家庭容易抱团取暖。这种同命相惜的感受是他们无奈中的自我选择,也是为数不多可以获得延续生活希望和人际关系的精神支撑。

(3) 养老焦虑。失独老人的养老焦虑要比正常家庭的老人大,主要表现在三个方面:第一,失独老人在就医、再就业、居家养老、精神生活等一系列的生活需求中,缺少完善的制度保障和系统的人文关怀,甚至有的老人还遭到歧视。第二,失独老人大多经济贫困,部分人由于丧子之痛而不能坚持工作,只能病退或者内退,领取较低的养老保障金;而农村老人在独生子女死亡后只能依靠土地继续维持自己的基本生活,有的由于劳动能力的丧失,使得生活更加艰难。虽然有失独帮扶金的支持,但是对于没有退休金保障的失独家庭而言,尤其是农村的失独家庭,经济贫困仍然是养老的一个巨大障碍。失独老人最为焦虑的问题是养老的经济保障和精神上的慰藉。第三,衰老、疾病与孤独成为巨大压力。失独老人往往面临巨大的精神打击,同时还可能面临住院无人陪护、生活无人照料、出现突发的健康情况无人知晓的情况,焦虑和无望便不可避免地产生,缺乏精神寄托和慰藉而产生恐惧和自卑。

2. 失独老人服务沟通的特点

由于失独老人的特殊生活和心理状态,以及与其他老年人不同的服务和沟通需求,作为服务工作者,综合前面四个单元学习的服务沟通技巧,我们在与失独老人进行服务中的沟通时,在内容和方法的选择上需侧重如下几个方面:

(1) 沟通建立信任。信任是进行服务的前提,失独老人在极度的悲伤下将自己和自己的生活封闭起来,不与外界联系,作为服务人员想要获取其信任,相比于其他老年人要更加困难,需要多次真诚的沟通才可能达成。社区张爷爷年仅28岁的儿子被疾病夺去生命,这是老两口唯一的孩子。张爷爷和老伴搬了家,从此不愿出门、不愿见熟人,也不愿与人交往,几乎与外界断绝了联系。他们说,当看到别人儿孙绕膝、为儿孙忙前忙后的时候,看看自己孤独的生活,心里非常难受。社区选派的两位社工第一次登门时,老两口明显有抵触情绪。但是两位社工没有放弃,坚持经常上门陪

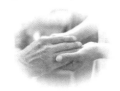

老人聊天、为老人做家务，天冷了还不忘提醒老人加衣服；同时让老两口与其他失独老人一起参加节日活动，比如端午节包粽子、中秋节采摘葡萄、重阳节出游等，让老两口在过节时不会增加悲伤和孤独感。通过两位社工的努力，失独的老两口终于认可了这两位社工，甚至觉得他们就是自己的孩子，久违的笑容重新绽放在老人脸上。

（2）协助疏导情绪。在服务过程中，服务者可采用同感、积极倾听、语言沟通与非语言沟通相结合的技巧，让失独老人在服务过程中感到被了解、接纳和尊重，帮助失独老人顺畅地表达自己的情感，能够面对自己的情绪和心境，能够阐述自己的感受，以帮助失独老人克服今后生活中的障碍，以健康的方式把情感投注到新的生活中。

（3）关注生活需求。在服务中通过积极的沟通了解失独老人的真实生活需求并尽可能通过服务予以满足。失独老人邓奶奶说："我独自生活8年了，如今时常有人来看我、帮助我，日子又有了盼头。"邓奶奶在省立医院做了一个眼部手术，专业社工小杨全程陪同，帮助老人找医生、交费、办理各种手续，邓奶奶非常感激地说："没遇到小杨前，我生病是能拖就拖，一个人懒得出门，到医院也找不着北。"

（4）鼓励进行人际交往。老年人连续地参与社会和老年人团体活动，有助于减少他们的失落感，并能提高老年人的效能感。对于失独群体来说，群体内部成员更容易敞开心扉进行交谈，倾诉各自的痛楚以及遇到的困难和解决困难的方式。服务者在与失独老人沟通中，可鼓励其参与集体活动、进行人际交往，以促进群体间的互助。社区的失独老人陈阿姨只参加了一个月的团体活动，就自告奋勇地当上了志愿者，开始为活动出谋划策，服务其他失独老人。另外一位失独老人在活动中结识了志同道合的老年人，一起聊天、一起跳舞、一起外出旅行，慢慢地减少了由于心中的丧子之痛带来的人际交流障碍，以更加积极的态度面对生活。

三、空巢、独居老人的服务沟通

1. 空巢、独居老人的生活现状

根据《第四次中国城乡老年人生活状况抽样调查成果》显示，2020年我国失能老年人高达4200万，空巢和独居老年人已达1.18亿；而据民政部发布的调查数据显示，截至2022年10月，我国老年人口中空巢老人占比已超过一半，部分大城市和农村地区占比甚至超过70%。而伴随老龄化、高龄化而来的是失能老人、半失能老人数量也在增长。丧偶、失去自理能力的老人由子女轮流赡养，也有一些失能老人因子女迁往外地，常年不在身边，养老问题成为长期困扰他们的"难言之痛"。

空巢和独居老人面临的共同生活状态是，子女工作繁忙，平时都不在身边，基本上没时间回来看望他们。而老年人随着年龄增长，身体多少都有这样那样的毛病，而独居老人中有一部分是无儿女无亲人的；也有的空巢与独居老人因过早失去老伴，儿女又不在身边，平时连个说话的人都没有，因而普遍会产生空虚、寂寞、焦虑、忧郁等负面情绪，甚至连基本的生活需求都无法满足。

年龄稍小的空巢和独居老人们在吃饭穿衣、洗澡、上厕所等个人日常生活中并没有表现出太多的困难，但在去医院看病及打扫卫生、买菜做饭、洗衣服等家务活上是需要帮助的。某社区曾经接到一位独居老人的反映，这位独居老人李爷爷70岁，是位事业单位的退休老人，目前身体健康，子女都忙于工作，很少有时间来看望他。老人每天就是看看报纸、电视，或独自到小区里

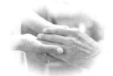

散步来打发时间。因为他不喜欢热闹，社区组织的一些活动他很少参加。某天他来到社区反映，自己年事已高，说不准哪天自己去世了都没人知道。他希望能得到社区养老机构提供的服务，每天能有服务人员到他家去看看他，帮他做一些简单的家务，社区的志愿者也能常去看望他。最重要的是，万一哪天自己不行了，服务人员能及时赶到他家里并及时通知他的子女到场。他说，社区里像他这样的老人很多，希望社区能多关注像他这类老人。绝大多数独居和空巢的老年人面对一天天变老的现实，对"突然犯病身边无人"和"生活不能自理时无人照顾"的担忧，成了他们最担心的事情。

2. 空巢、独居老人服务沟通的特点

空巢与独居老人虽然处境是有差异的，但是他们面临的养老问题和心理需求有很多相似之处。作为老年服务提供者，在为空巢老人和独居老人提供服务的过程中，需要注意以下沟通内容和沟通方式：

（1）主动沟通取得信任。在家庭养老与社区养老的服务过程中，取得老年人的信任是非常重要的。在服务沟通中，经常会对社区中的独居老人进行上门走访，需要积极与服务对象进行沟通，得到大多数服务对象的认可；也可以通过服务对象与服务对象的子女沟通，得到子女的认同；还可以通过老年人能够接受的沟通方法和方式取得信任，比如可以将日常琐事作为聊天的切入点，也可以主动引导和倾听老人过去的故事。社区工作人员小刘在走访独自居住了50年的老人张婆婆的过程中，发现张婆婆对工作人员有抵触心理，不善于与外界打交道。小刘想了一个办法，他收集了张婆婆熟悉的关于这个社区变迁的老照片，集成一个小册子，在上门走访的时候拿出这个小册子，向张婆婆介绍照片里面的影像，老人不仅招呼他进门，而且打开了话匣子，兴致勃勃地为小刘讲述她以往的生活，还有社区建筑物的变迁。老人非常开心，小刘离开的时候，张婆婆主动邀请小刘下次有空继续来聊天。

（2）保持经常性的沟通。服务沟通需要经常性的保持，这是为空巢和独居老人提供高质量服务的要求，一来保持服务人员与老年人的良性互动和信任感，二来也能达到关注和关怀老年人的服务目的。某社区的网格管理员小陈在巡查过程中，发现这几天好像没见独居的刘爷爷的踪影，窗台上挂的衣物也已经晾晒很多天了。小陈有些担心，刘爷爷平时一人居住在这里，子女并不在身边。小陈又特意询问了一下周围的邻居，确定邻居也有好几天没有看到刘爷爷了。小陈回到办公室连忙找出刘爷爷的电话打过去，原来这段时间他去探望儿子了，因走得急，没来得及告诉周围邻居，在儿子家又住了一段时间。事后刘爷爷很感动，认为自己被重视和尊重了，小陈的做法也受到上级的认可。保持经常性的沟通和关注，掌握独居老人近期的生活状态，是提供高质量老年服务的途径。

（3）引导老年人培养兴趣爱好。空巢老人离开子女时间较长后容易产生孤独感。空巢老人和独居老人都会认为家里四处静悄悄的，没有生气，他们有心里话没处诉说，有时间没事可打发。这样的老人很可能会出现抑郁症状，精神寂寞、孤独，觉得生活没有意思，经常回想往事，感觉失落、悲观。经常独处且很少与人交流的老人往往容易产生悲观情绪，有的人甚至会产生自杀行为。服务提供者可以鼓励和引导独居老人培养兴趣爱好。如组织老年人学习政治时事、参加信息交流活动等，吸引空巢和独居老人融入其中，参与社会活动，消除孤独寂寞感；组织参加麻将、桥牌、书法等各种文体活动，丰富老年人的生活，培养兴趣爱好，使他们做到老有所学、老有所

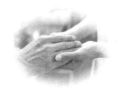

好、老有所乐。通过兴趣爱好的黏合作用，老人们还可能找到与自己志同道合的伙伴，结交新朋友，扩大交际圈，提高社会生活参与率，这样丰富的生活会在很大程度上减少子女不在身边的孤独感。

（4）耐心倾听老年人的倾诉。空巢老人与独居老人都有强烈的与他人进行倾诉的需求，但苦于身边没有亲人。服务提供者应关注老年人的倾诉需要和沟通需求，耐心倾听，做老年人的忠实听众。在服务沟通中注重与老年人进行闲聊，闲聊是排遣老年人寂寞和孤独的好方式，在轻松舒适的闲聊状态下，老年人比较容易排解负面且不满的情绪，展现乐观与积极的态度。

（5）鼓励老年人加强互助沟通。采用邻里互助的方式，通过低龄健康老人、服务人员、社区义工、志愿者来照料左邻右舍中高龄和生活困难老人。一来可以提高空巢老人和独居老人的社会交往机会，增加与外界的互动，融洽邻里间的关系；二来邻里互助能够做到随叫随到，老人如遇突发疾病等意外事件能及时发现和救助，同时邻里间也比较熟悉，也便于与其子女进行联系和沟通。邻里的互助使大家沟通起来更融洽，相互间可以照顾，老人们每天可以在一起聊天、一起参与社区活动，这种"搭伙养老"的良好氛围让独居老人的心灵不再孤单。

（6）协助老年人增强自我沟通能力。协助老人正确认识自身的状态以及接受现为独居老人的事实，回顾整个生命历程，重新找到生命的意义，以此来提升独居老人的认知能力。李老曾经参加过抗美援朝，作战期间多次荣立二等功，退役后转移到地方进行养老。从部队到地方，李老有着深深的失落感和被抛弃感，心里的"结"很难打开，随着年岁日高，李老连门也不愿意出。因负伤的左腿越来越不听使唤，躺在床上的李老唯一的乐趣就是每天翻看泛黄的军营相册，擦拭尘封的一枚枚军功章。休养所的社会工作者在引导李老进行人生回顾时，引导李老寻找往事的意义，珍惜当下生活。因而服务者应协助改变老年人的认知，帮助老年人适应其无法改变的情形，协助老年人进行自我沟通，使他们在心理上产生自我满足感，抛弃那些"老无所用、是拖累、是负担"的消极想法，主动去适应独居的老年生活。

与空巢老人积极沟通，协助空巢老人认识到子女外出打工并不是切断了与老人的一切联系，让老人看到子女外出打工的积极方面，比如能改善老人的物质生活条件，也能为满足精神赡养打下基础。子女在外打工，是正当的谋生手段，也是实现儿女人生价值的渠道。以此协助老人们进行自我安慰、自我劝导，减轻对子女的依赖心理，实现自我慰藉和自我沟通。

（7）关注空巢老人的节后综合征。近年来，空巢老人的分离综合征发病率相当高，心理上的问题会通过行为、情绪、躯体等症状表现出来。前两种情况较容易发现，躯体的问题则容易被大家忽略，可事实上表现为躯体症状的最为常见。临床上2/3的"分离综合征"老人都有躯体症状，而这些症状又以消化道不适和心血管问题最为多见。尤其是春节后，心理门诊的老年人剧增。春节是我国最大最喜庆的传统节日，然而欢欢喜喜的日子总是过得太快，假期中儿孙绕膝，热热闹闹，但是假期过后恢复了空巢的家也显得格外冷清，老人们的心情也随之由晴转阴，常常呆坐着不知干什么好。一些老年人在情绪和心理上一时还适应不了儿孙们一下从身边全部离开的巨大反差，一下子从热闹非凡的天上掉入"凄凉、孤单"的地下，空巢老人便会产生"分离综合征"，表现为孤独、空虚、寂寞、伤感、精神萎靡等，如体弱多病、行动不便时，上述消极感会加重，这在精神病学中属于"适应障碍"的一种，是老年人的一种心理危机。

实务案例：与独居老人沟通的技巧

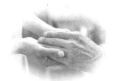

老年服务提供者在这个非常时期应更加关注老年人的情感和行为变化，鼓励有此类倾向的老年人参与社区活动，帮助老年人调整并回归正常的生活，减少对儿女的依赖。

情境反馈

在学习情境中，张大爷是一名独居老人，且面临着如何及时进行疾病治疗和健康维护的问题，作为独居患病的老人，还面临着减少或消除家庭安全事故的问题。为此，作为老年服务提供者，与张大爷的沟通应该侧重以下方面：①缓解或消除老年人的孤独感和焦虑，及时对老年人进行情绪的疏导，积极了解老年人的真实想法，协助老年人处理婚姻和家庭的问题，协助老年人与子女沟通，鼓励其把再婚的想法告诉儿女。②协调医院和社区，对老人的疾病投入更多的精力，并和老人一起商量制订出合适的治疗方案。③在日常的交流中，鼓励老年人多参与社区活动，如唱歌、下棋、读书等，从而排遣寂寞。④教会老年人一些日常保健知识，通过一些肢体练习，减缓老年人记忆力的衰退速度，减少家庭安全事故的发生。

课堂练习

练习一：

练习方法：

1. 全班同学分成若干讨论小组，阅读以下材料。

2. 讨论：社区养老服务的内容有哪些？上门服务的流程有什么特点？在社区养老服务沟通中要注意哪些方面？

阅读材料：某社工机构的社区养老项目服务规定

一、社区养老上门服务流程

1. 建立专业服务关系

（1）寻找合适的服务对象。在社区中通过居委会或者机构宣传招募等方式寻找适龄老人，进行评估，筛选出符合条件的服务对象。

（2）通过茶话会的形式把服务对象召集起来，向服务对象讲解本机构社区养老上门服务项目，并与这些老年人接触，与有需求的服务对象建立专业关系，签订服务协议。

2. 上门服务

（1）上门服务前的准备。

1）对服务对象的基本状况有一个较深入的了解。

2）通过电话与服务对象确认服务时间，了解服务对象的需求，确定每次服务的内容。

3）确定上门服务的服务人员。

4）服务人员准备上门服务所需实际物资。

（2）上门服务的过程。

1）轻敲三下门，等待服务对象或其家人开门。做自我介绍，并说明来意（××您好，我们是××，今天来是为您做××，希望您能对我们的服务感到满意……）。注意说话语气、语调、语速，不要触犯老年人及其家人的忌讳。

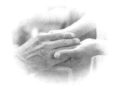

2）进门开展服务：①与服务对象确认服务内容。观察服务对象家庭状况，以便分析在服务开展过程中应该避免哪些触犯服务对象或其家人的忌讳之处。②开展服务时需保持良好的服务态度，保持微笑，使用敬语。③服务人员严格按照机构服务标准开展相应服务。④现场与服务对象进行沟通，了解服务对象对本次服务的满意度和对服务的不足之处提出意见与建议。

（3）上门服务的结束。

1）征求服务对象的同意，在相关服务表上签字确认。

2）服务人员离开前请求服务对象检查相关财物。

3）服务评估。服务对象、服务人员及机构人员对服务进行评估，以改进服务，以保证下一次的服务质量。

4）服务跟进。电话反馈并约定下次服务时间。

二、社区养老上门服务标准

（1）服务人员在工作时间一律佩戴工作证，着机构统一的工作服装。接到服务指令后，在规定时间内提前五分钟到达。

（2）在与服务对象及其家人交流时应保持微笑、使用敬语。

（3）服务人员应遵守保密原则，对服务对象的隐私保密。

（4）服务人员不得接受服务对象及其家人任何形式的馈赠。

（5）服务人员在进行上门服务的过程中，不得做与服务内容无关的事。

（6）服务人员在服务时间内，要做好自身安全防范措施，同时不给服务对象家里留下安全隐患。

（7）在当次服务内容完成后应告知服务对象本次服务结束，并陪同服务对象或其家人检查相关财产，避免产生纠纷。

（8）应该在服务对象有监护人陪同的情况下开展服务。

（9）服务结束后，要主动征求服务对象的意见，现场真实填写服务表的相关内容，并请服务对象在上面签名确认。

（10）服务人员完工后，整理好自己的东西，并向服务对象微笑道别："很高兴为您服务，下次再见！"帮服务对象关好门。

练习二：

练习方法：

1. 全班同学分为若干学习小组，阅读下列材料后完成以下任务。
2. 任务一：找出该社区在丰富老年人生活上的做法并进行评价。
3. 任务二：根据家庭和社区养老服务内容的提供，设计一个针对春节后空巢老人的文体活动方案，每组均进行演示解说。

阅读材料：

××社区总占地面积2.9平方公里，现有住宅楼149幢，常住户3 241户，常住人口1万余人。社区中60岁以上老年人近2 000人，约占总人口的20%，是一个典型的老龄化的住宅小区。

某年，社区在老年理事会改选过程中，对候选人的工作开展能力、活动组织能力、群众中的威信等做了侧重考虑，将威信较高、能力合适、乐于奉献又有一技之长的老年人吸收进老年理事会，以老年理事会为纽带，进行老年文体活动的组织、开展、培训等，鼓励组建有群众基础、适合老年人运动的文体活动队伍，加强原有的老年人较满意、参与度高的队伍建设。经过比较筛选，社区决定重点建设老年抖

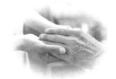

空竹队、老年门球队和老年歌咏班三个在老年人中基础较好、适合老年人特点的老年文体活动队伍。

自年初开始，社区就定期召集各活动队伍队长开会，总结前阶段活动开展情况，商讨下一阶段文体活动开展安排，有计划地在春节、元宵节、三八妇女节、中秋节、重阳节等节日为居民开展精彩纷呈的活动，并积极参与市、街道两级组织的活动。

老年抖空竹队经过一段时间以来的发展，已形成覆盖社区老、中、少三代居民为核心的队伍，队员们天天在固定场地训练，互相学习并外出考察，积极向社区老年人宣传抖空竹，自编自导的《空竹飞龙》等节目，多次参加市、街道组织的各级各项活动。通过这些活动，队员们不仅锻炼了身体，也练就了一项艺术表演手段，促进了社区老年人之间、祖孙之间的交流、沟通和互动，先后带动社区及周边社区的近400位老年人加入，推动了抖空竹运动的发展，得到许多老年居民的欢迎和支持。

老年门球队由社区多个区块的老年居民组成一、二线队伍，坚持每周在老年文体活动室开队会，讨论总结学习，每周三次到门球场进行场地练习，定期与其他兄弟社区开展门球邀请赛、巡回赛等，积极参加市、街道组织的门球活动，先后吸引了近100位老年人参与，也为社区赢得了不少荣誉。

老年歌咏班由几位退休老师负责，每周一、三、五下午开班学习，风雨无阻，坚持年初计划、年中回顾、年底总结，先后为社区500多位老年人开设红歌专题班、军旅歌曲专题班、越剧培训专题班等特色班次，深受社区老年居民特别是老年妇女们的喜爱和欢迎。

自年初以来，这些文体队伍先后参加了由市、街道、社区组织的新春联欢会，市"热血颂歌"文艺会演，社区迎建党一百周年大型广场文艺会演，街道老年运动会等活动。蓬勃发展的老年文体队伍，不仅取得了市百队门球比赛城区组银奖等荣誉，还在街道第三届老年运动会上，实现了门球、汽排球、乒乓球、飞镖、太极拳等各个老年体育项目的全面开花，取得了团体总分第二的好成绩。

通过外向参赛、交流、内向组织、训练，打造出了数支老年文体拳头队伍，引导了一大批老年人走出家门，参与到相互学习、相互交流的队伍中，极大地丰富了社区老年人的精神文化生活，取得了良好的社会效果。

练习三：

练习方法：根据以下情境，选择合适的沟通内容和沟通方式，设计服务沟通方案。

情境一：小李是社区的社工，某天在走访一独居老人的时候，发现老人把家里的门窗都关了，弥漫着一股异味。老人的床上还放着打火机，还发现老人习惯把一个脚凳放在床尾处，而这可能会成为影响老人健康安全的隐患，于是小李想就此与老人沟通，说服老人在生活中注意这些隐患。

情境二：老人在罹患某种疾病时，往往会产生悲观的心理。社区的空巢独居老人赵大妈刚被检查患上了冠心病，她碰到社区工作人员就会很低落地说："你说说我怎么就得这种病了呢？哪天病发了走了都没人知道。"有段时间电视新闻上总是在反复播放一则关于独居老人去世三年才被发现的新闻，赵大妈低落、伤感、悲观的情绪就更严重了。社区工作人员小黎决定制订服务计划帮赵大妈走出困境。

案例分析

案例一：

论老之将至（作者：伯兰特·罗素）

虽然有这样一个标题，这篇文章真正要谈的却是怎样才能不老。在我这个年纪，这实在是一个至

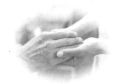

关重要的问题。我的第一个忠告是，要仔细选择你的祖先。尽管我的双亲皆属早逝，但是考虑到我的其他祖先，我的选择还是很不错的。是的，我的外祖父67岁时去世，正值盛年，可是另外三位祖父辈的亲人都活到80岁以上。至于稍远些的亲戚，我只发现一位没能长寿的，他死于一种现已罕见的病症。我的曾祖母是吉本的朋友，她活到92岁高龄，一直到死，她始终是让子孙们全都感到敬畏的人。我的外祖母，一辈子生了10个孩子，活了9个，还有一个早年夭折，此外还有过多次流产。可是守寡以后，她马上就致力于妇女的高等教育事业。她是格顿学院的创办人之一，力图使妇女进入医疗行业。她总喜欢讲起她在意大利遇到过的一位面容悲哀的老年绅士。她询问他忧郁的缘故，他说他刚刚同两个孙子分别。"天哪！"她叫道，"我有72个孙儿孙女，如果我每次分别就要悲伤不已，那我早就没法活了！""奇怪的母亲。"他回答说。但是，作为她的72个孙儿孙女的一员，我却要说我更喜欢她的见地。上了80岁，她开始感到有些难以入睡，她便经常在午夜时分至凌晨三时这段时间里阅读科普方面的书籍。我想她根本就没有工夫去留意她在衰老。我认为，这就是保持年轻的最佳方法。如果你的兴趣和活动既广泛又浓烈，而且你又能从中感到自己仍然精力旺盛，那么你就不必去考虑你已经活了多少年这种纯粹的统计学情况，更不必去考虑你那也许不很长久的未来。

至于健康，由于我这一生几乎从未患过病，也就没有什么有益的忠告。我吃喝均随心所欲，醒不了的时候就睡觉。我做事情从不以它是否有益健康为依据，尽管实际上我喜欢做的事情通常都是有益健康的。

从心理角度讲，老年需防止两种危险。一是过分沉湎于往事。人不能生活在回忆当中，不能生活在对美好往昔的怀念或对去世友人的哀念之中。一个人应当把心思放在未来，放到需要自己去做点什么的事情上。要做到这一点并非轻而易举，往事的影响总是在不断增加。人们总喜欢认为自己过去的情感要比现在强烈得多，头脑也比现在敏锐。假如真的如此，就该忘掉它；而如果可以忘掉它，那你自以为是的情况就可能并不是真的。

另一件应当避免的事是依恋年轻人，期望从他们的勃勃生气中获取力量。子女们长大成人以后，都想按照自己的意愿生活。如果你还想象她们年幼时那样关心他们，你就会成为他们的包袱，除非她们是异常迟钝的人。我不是说不应该关心子女，而是说这种关心应该是含蓄的，假如可能的话，还应是宽厚的，而不应该过分地感情用事。动物的幼子一旦自立，大动物就不再关心它们了。人类则因其幼年时期较长而难于做到这一点。

我认为，对于那些具有强烈的爱好，其活动又都恰当适宜并且不受个人情感影响的人们，成功地度过老年决非难事。只有在这个范围里，长寿才真正有益；只有在这个范围里，源于经验的智慧才能得到运用而不令人感到压抑。告诫已经成人的孩子别犯错误是没有用处的，因为一来他们不会相信你，二来错误原本就是教育所必不可少的要素之一。但是，如果你是那种受个人情感支配的人，你就会感到，不把心思都放在子女和孙子女身上，你就会觉得生活很空虚。假如事实确是如此，那么你必须明白，虽然你还能为他们提供物质上的帮助，比如支援他们一笔钱或者为他们编织毛线外套的时候，决不要期望他们会因为你的陪伴而感到快乐。

有些老人因害怕死亡而苦恼。年轻人害怕死亡是可以理解的。有些年轻人担心他们会在战斗中丧生。一想到会失去生活能够给予他们的种种美好事物，他们就感到痛苦。这种担心并不是无缘无故的，也是情有可原的。但是，对于一位经历了人世的悲欢、履行了个人职责的老人，害怕死亡就有些可怜且可耻了。克服这种恐惧的最好办法是——至少我是这样看的——逐渐扩大你的兴趣范围并使其不受个人情感的影响，直至包围自我的围墙一点一点地离开你，而你的生活则越来越融合于

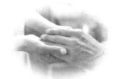

大家的生活之中。每一个人的生活都应该像河水一样——开始是细小的,被限制在狭窄的两岸之间,然后热烈地冲过巨石,滑下瀑布。渐渐地,河道变宽了,河岸扩展了,河水流得更平稳了。最后,河水流入了海洋,不再有明显的间断和停顿,而后便毫无痛苦地摆脱了自身的存在。能够这样理解自己一生的老人,将不会因害怕死亡而痛苦,因为他所珍爱的一切都将继续存在下去。而且,如果随着精力的衰退,疲倦之感日渐增加,长眠并非是不受欢迎的念头。我渴望死于尚能劳作之时,同时知道他人将继续我所未竟的事业,我大可因为已经尽了自己之所能而感到安慰。

思考与讨论:
1. 此篇文章展示了怎样的老年生活?
2. 家庭养老与社区养老中老年人的心理状态是怎样的?
3. 在老年服务沟通中应该如何满足老年人的沟通需要?

案例二:

在广州市永安社区,退休十几年的老党员黎叔和老伴,虽然已经年逾古稀,仍然发挥余热,长年照顾社区里的寡居老人。

黎叔是永安社区党支部退休老干部,年过古稀的他虽已退休十余年,却仍秉持着"落红护花"的品德与情操,几十年如一日地照顾社区寡居老人。永安社区共2 000多居民,其中20%为寡居老人,这对老夫妇每天早上都会坐在社区门口看着寡居老人出门买菜,如果哪位老人没有出屋,他们就会主动去老人家里看看是否需要提供帮助。而每天晚上,这对夫妇又会在社区里走一遍,直到帮每户寡居老人检查好门窗和水电气,才会回家休息。

去年底,寡居老人林伯患上急性肾炎,黎叔老两口把他送进医院住院40多天,为他办理住院手续、送衣送物。然而就在出院后的一天晚上,林伯突患呼吸道梗死,黎叔和老伴在深夜12点立即把老人送入医院。那时正临近春节,黎叔老两口为照顾林伯,顾不上自家过年。林伯前后在两家医院住了100多天,都是黎叔老两口送入院、当护工、办出院、带回家。林伯在社区党支部探病时称赞老两口道:"不是亲人,胜似亲人!"

黎叔夫妇对他人慷慨,但对自己却很吝啬。黎叔夫妇的家位于永安社区一个稍显陈旧的居民楼,这个大概50平方米的两室一厅房间陈设简单,只有陈旧的木板床和几件木质家具,没有冰箱也没装空调,客厅中间挂着的一个风扇就是两位老人驱走夏天炎热的所有"武器"。

说起为何不安装空调,黎老先生的理由却是"我舍不得电费"。当问到是什么让黎老先生十几年如一日付出的时候,他露出了慈祥的笑容:"年轻的时候也有很多人帮过我,日子就是要这样,你帮我、我帮你嘛。"

思考与讨论:
1. 黎叔老两口为社区寡居老人提供的服务属于哪些类别?
2. 黎叔老两口为寡居老人提供的服务为何得到大家的称赞?
3. 在为寡居老人服务过程中,要关注寡居老人的哪些特征和需求?

▶ 单元小结

本单元学习的是家庭养老与社区养老的服务沟通技巧,分为认识家庭养老、认识社区养老、家庭与社区养老服务的沟通技巧三个模块。

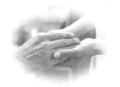

　　第一个模块是认识家庭养老，从家庭养老的意义和作用出发，认识家庭养老的老人类别，主要学习的是三类较为特殊的老年人，包括失独老人、空巢老人和独居老人，进而认识当前家庭养老面临的挑战，主要有农村家庭养老压力大、赡养者客观条件变化大、家庭人口和结构的变化。第二个模块是认识社区养老，从社区养老的意义和作用出发，认识社区养老模式服务提供的三种类别和五种方式，最后学习的是社区养老模式运行过程中的难点，主要包括社会化程度低、服务内容提供有限、从业人员专业化程度不高、服务宣传力度不够。第三个模块是家庭与社区养老服务的沟通技巧，分为三个部分：第一部分是家庭与社区养老服务的七种内容；第二部分是与失独老人的服务沟通，这一部分中先了解失独老人的生活现状，进而学习服务沟通技巧；第三部分是与空巢和独居老人的服务沟通，通过先了解空巢与独居老人的生活状态和需求，进而学习与空巢和独居老人服务沟通的技巧。

　　本单元在使大家习得家庭与社区养老服务沟通技巧的同时，也希望大家能够主动并多关注养老服务的模式特点和服务的提供，能对各类养老服务模式有客观的认识，并能对其缺陷进行服务补足。

▶ 实践强化

实训一　服务沟通实务练习

背景材料：

　　退休后的王阿姨一直忙于照料孙子，现在孙子长大外出读书了，她整日闲于家中，也不大愿意出去与人沟通。老伴几年前去世了，儿女也不在身边居住，儿子每两周才过来探望一次。她通常是出去买了菜就回家，一段时间后，家人发现她思维明显迟钝，说话词不达意。社区社工小芳看在眼里，急在心里。怎么能让王阿姨重拾欢笑呢？在与王阿姨的沟通中，小芳发现，对于旅游、跳舞、唱歌、看书，王阿姨都不感兴趣。偶尔一次小芳发现王阿姨为邻居缝扣子，于是就找来很多针线活和十字绣等，王阿姨一下来劲了，很快进入状态，连原本有些发抖的手都变得稳健了，精神明显好转。

　　任务：设计一套有效的服务和沟通方案，鼓励王阿姨与邻里多些互动，引导王阿姨进行手部练习，协助王阿姨走出空巢的低落和抑郁状态。

实训二　居家养老服务方案设计

背景材料：

　　杨大姐是下岗女工，在饭店打工近五年，有一定的厨房经验。杨大姐在小区院内一楼居住，儿子升学后家里只有她一人。社区社工经过问卷调查，了解到本小区有空巢、独居老人310名，有意向去食堂吃饭的老人近200名，其他的老人也表示会不时地光顾，据估计每天会有100名左右的老人会在食堂用餐。杨大姐将自己100平方米的房子简单装修了一下，一个干净、明亮的食堂就诞生了。在社区社工的帮助下，杨大姐办理了营业执照和卫生许可证等，就在大家的期盼下开张了。杨大姐的老年食堂只针对老年人，膳食搭配合理，适合老年人口味，经济实惠，深受老年人喜欢。杨大姐还承揽送餐服务，充分地满足了社区老年人的需要。虽然只是个体工商户，却被经营得红红火火。经常来这里吃饭的黄大爷说："子女平时上班忙，都很担心我一个人在家吃午饭凑合。社区食堂开张后，子女就不用为我的午饭问题发愁了。这里的饭菜便宜、有营养还卫生，我每天都来这里吃午饭。"

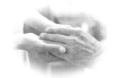

任务：

1. 杨大姐提供的是哪一类社区养老服务？
2. 除了解决独居老人的吃饭难问题，还需要解决独居老人哪些生活上的问题？
3. 解决这些问题可以采取哪些方式？提供哪些服务？

参考答案： 比如可以每日为自理能力差、独居和高龄老人提供理发服务；为老人们增设健康咨询、临时寄养、心理疏导、结伴出游等服务项目；定期为老人提供量血压、测心率等医疗保健服务，或帮助困难老人定期进行体检；开放活动室让老人随时享受娱乐、健身活动；开放阅览室让老人每天能够阅读书报杂志，丰富精神文化生活等。

实训三　独居老人服务沟通练习

社区的老年服务工作人员赵姐非常受老年人的欢迎，谁家里的老人身体不好、行动不方便，需要她帮忙买菜买东西，她都会去帮忙。谁家有什么烦心事也都会告诉她，让她帮着开导，大伙有什么困难第一个想到的就是她。一次，两位老人闹矛盾，志愿者上门调解，但是调解失败，志愿者找到了赵姐，请她帮忙。原来，两位老人都是独居老人，住在楼上楼下，两人的作息时间反差很大，一位睡得早，晚上九点多就上床睡觉，另一位则睡得很晚，每天要看电视到凌晨才睡。楼下早睡的老人埋怨楼上晚睡的老人每天把电视声音开得很大，吵得他天天睡不着觉。楼上的老人说他没有开很大声，是楼下的老人太挑别，自己失眠还怪别人。

任务：

1. 独居老人具有哪些心理特点和沟通需求？
2. 如果你是赵姐，你会如何与老人们进行沟通，解决这个矛盾？

实务案例：与患有认知障碍征老人沟通的技巧

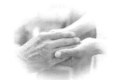

学习单元六 机构养老与沟通

随着经济的发展、社会的变迁以及人们养老观念的改变，传统的家庭养老功能逐渐弱化，我国老年群体对社会养老服务的需求倍增，老年人的日常生理、心理需求都需要专门的组织和机构来满足。

如何提升老年人的生活质量，消除危机隐患，促进老年人的自我整合和机构成长，需要我们积极研究和探索。本单元将探索机构养老的相关知识、机构养老环境下老年人的特点以及相关人员与老年人的沟通技巧。

单元导读

夕阳里的等候

老人们静坐在回廊中，随着阳光的游移不时挪动着身子，生怕这暖阳瞬间而逝。他们都保持着一种等候的姿态。等候许久不曾相见的子女，等候有一句、没一句的闲聊，等候夕阳斜照的那一刻……这是很多养老机构一天的缩影。

我们懂得"爱往下传"，所以我们注重"优生"，却很少考虑怎样走向生命的终点。每个人忙忙碌碌一辈子，忙完了工作忙家庭，忙完了儿子忙孙子。老龄化问题日益严峻的今天，许多农村六七十岁的老人还在干农活、打零工、做家务；即使在城市，很多老年人也在为下一代升学、成家和工作忙碌着。当他们老得不能动的时候，最渴望的是有儿孙在身边照看。正如歌词"都说养儿能防老，可儿山高水远他乡留"所写，现实中各种因素让不少老人不得不来到养老机构，走完人生最后的旅程。

随着养老机构的不断完善和工作人员的专业化发展，机构养老为老年人提供了很好的选择。老年人可以在机构中得到包括医疗康复、日常生活照顾和心理慰藉等持续性服务。老年人既有物质的需要，也有心理上的需要。相对于物质上的供养，精神养老问题是独特而重要的。居住在养老机构的老年人渴望亲情，需要与人沟通。机构服务人员如何与老年人沟通、如何与家属沟通都需要学习和实践。

学习目标

知识目标

1. 了解机构养老的基本知识。
2. 熟悉机构养老的老年人特点和需要。
3. 学习把握与机构养老老年人沟通的技巧。

技能目标

1. 能够分析机构养老的老年人的特点和需要。
2. 分析机构养老老年人的沟通需要。
3. 掌握与机构养老老年人沟通的技巧。

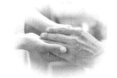

素质目标

1. 正确看待机构养老模式。
2. 重视机构养老老年人的沟通需求。

模块一　认识机构养老

▶ 学习情境

陈爷爷，70岁，三无老人，之前一直一个人居住。但是年前出了一次车祸，之后便失去了生活自理能力，由其弟弟照顾。但是其弟弟生活也非常艰苦，加上两兄弟住得也比较远，后来，其弟弟与老人商量后把老人送进养老院。养老机构了解了老人的家庭情况后，帮老人办理了公费住养的手续，老人成为一名国家供养的三无老人。老人可以在养老院安心住下了，其弟弟闲时也过来看看哥哥，与哥哥聊聊天，入院养老减轻了老人及老人家属的负担。

▶ 情境分析

我国老年人口数量多，人口老龄化速度快。截至2021年年底，全国60岁及以上老年人口达2.67亿，占总人口的18.9%。据测算，预计"十四五"时期，60岁及以上老年人口总量将突破3亿，占比将超过20%，进入中度老龄化阶段；2035年左右，60岁及以上老年人口将突破4亿，在总人口中的占比将超过30%，进入重度老龄化阶段；而在2050年前后，我国老年人规模将达峰值。面对汹涌的老龄化浪潮，独生子女逐渐成为社会的主力军，养老的压力非常巨大，养老问题也成为热点问题。我国的养老模式主要由家庭养老、社区养老和机构养老三部分组成。机构养老是我国未来最主要的养老模式之一。国家提倡养老机构主要面向老年人提供专业的综合性服务，尤其对于失能、失智的老年人提供专业护理。老年人常常患有多种慢性病，而且病情复杂、养老风险高、养老纠纷多。加强与机构养老老年人的沟通，可以更深入地了解老年人的心理与行为，更好地为其提供优质服务，降低养老风险，减少养老纠纷。

想要做好与养老机构老年人的沟通工作，首先要对机构养老老年人及机构本身和工作人员有清晰的认识，然后结合机构养老的环境、老年人的特点进行沟通技巧的学习。

▶ 相关知识

一、养老机构

养老机构是社会养老专有名词，是指为老年人提供饮食起居、清洁卫生、生活护理、健康管理和文体娱乐活动等综合性服务的机构。它可以是独立的法人机构，也可以是附属于医疗机构、企事业单位、社会团体或组织、综合性社会福利机构的一个部门或者分支机构。根据民政部2001年颁布的《老年人社会福利机构基本规范》，我国一般将养老服务机构分为老年社会福利院、养老院或老人院、老年公寓、护老院、护养院、敬老院、托老所和老年人服务中心。

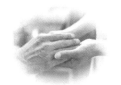

养老机构服务的主要对象是老年人,但某些养老机构(如农村敬老院)也接收辖区内的孤残儿童或残疾人。机构养老的需求源自老年人生理年龄增长引起生理机能衰退和家庭照料能力下降的客观现实。高龄、独居、孤寡老人等可以选择机构养老。

从目前我国养老机构的功能来看,除属于卫生部门主管的老年护理医院(也称老年护理院)与民政部门主管的老年公寓对收养的老人在照料程度上有明显差别外,一般的社会福利院、敬老院均未有明确的功能定位,其收养的老人有的基本生活能自理,也有的长期卧床不起,甚至还有需要"临终关怀"的,是一种混合管理模式。虽然我国大部分养老机构在功能定位和服务对象上存在交叉现象,但是养老机构提供的养老服务正在向"全人、全员、全程"服务方向努力。所谓"全人"服务是指养老机构不仅要满足老年人的衣、食、住、行等基本生活照料需求,还要满足老年人医疗保健、疾病预防、护理康复以及精神文化、心理辅导与参与社会活动等需求;要满足入住老人上述需求,需要养老机构全体工作人员共同努力,这就是所谓的"全员"服务;绝大多数入住老人是把养老机构作为其人生最后的归宿,从老人入住那天开始,养老机构工作人员就要做好陪伴老人走完人生最后旅程的准备,这就是所谓的"全程"服务。

如广州寿星大厦是集养护、托管、娱乐、康复和医疗等服务于一体的大型老年人社会福利机构。作为花园式养老机构,寿星大厦拥有前后花园,环境优美且交通便利。走进大厦内部,可以看到方便老人入住的单人房、双人房、多人房和豪华套房,房间整洁明亮,家具一应俱全。大厦内还设有老年大学、寿星农庄、怀旧馆、寿星网吧、图书室、老人文化广场、大型歌舞厅、桌球室、音乐茶座、麻将室、美容美发室、自选商场等,每天都为老年人安排丰富多彩的文化娱乐活动。大厦内还配有医院,为老年人提供医疗服务。

寿星大厦为老年人提供的服务覆盖老龄化的全过程,基于老年人在生命周期不同阶段的要求,覆盖健康、自理、半自理、半失能、半失智到失能、失智的状态需要的各类服务,免于老年人在不同层级机构间往返迁徙的困扰。

二、机构养老

"以家庭养老为基础、社区养老为依托、机构养老为支撑"是当前我国所倡导和建构的社会养老服务体系,是基于目前绝大部分老年人的养老居住方式而做出的安排。机构养老是社会养老服务体系的重要组成部分,是我国目前最主要的养老模式之一。

1. 机构养老的概念

机构养老也叫机构照顾,是一种让老年人离开自己熟悉的家,到各种养老机构生活,通过规范的管理,整合各类专业养老服务人员,向主动或被动入住机构的老年人提供有偿或无偿的生活照料与精神慰藉,以保障老年人以较高的生活质量安度晚年的养老方式。

老年人选择机构养老往往是因为家庭养老或社区养老服务没有办法满足老年人的需求,以及老年人在家庭养老中不能保持某种程度的自主性和选择性,如在家庭饮食、生活节奏等方面;也有一些老年人是为了不给家人增加负担或缺少家庭支持而主动选择机构养老。

机构养老在组织结构、服务形式和服务内容等方面与其他养老方式既有区别又有联系:与传统的家庭养老相比,机构养老可以通过提供社会化的养老服务分担家庭的养老功能;与社区养老相比,机构养老能够为老年人尤其是生活自理能力受限的老人提供更为专业的服务。

同时,从目前社会养老服务的发展趋势来看,我国政府正在积极鼓励和倡导机构养老成为社区

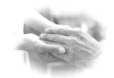

养老和家庭养老的有力补充形式,与社区服务和居家服务的建设相互配合,在养老服务供给中发挥着不可替代的作用。

2. 机构养老的组成要素

机构养老是重要的养老模式之一,一般包含以下几个要素。

(1)养老机构。包括福利院、养老院、托老所、老年公寓、临终关怀医院等。

(2)工作人员。指专业的机构管理者、护理人员、医技人员、社会工作者等,其中以护理人员为主。

(3)入住老人。指自愿要求入住、被亲属或社区送往养老机构的老年人,以及其他不得不入住养老机构的老年人,也包括少量虽然还没有达到60岁却罹患严重老年病(包括中风、早老性老年痴呆等)的中年人。养老机构入住老人的结构可以分为如下几类:

按国家收费政策划分:①自费代养老人;②"三无"老人(无劳动能力、无生活来源、无赡养人和抚养人,或者其赡养人和抚养人确无赡养或抚养能力的老人)。其中,"三无"老人的服务费用一部分由政府资助,另一部分由相关福利机构义务负担。自费代养老人的所有服务费用均由其个人或家庭成员负担。

按家庭结构的完整性划分:①完整家庭结构的老人;②失独老人;③空巢老人。

按照老人的年龄划分:我国将60岁及以上的老人界定为老年人。根据世界卫生组织的标准,可将60~74岁划分为"年轻老年人",75~89岁划分为"老年人",90岁及以上划分为"长寿老人"。

按照老人的生活自理能力划分:①自理老人。通常指通过直接观察或者生活自理能力评估,其日常生活行为完全自理,不依赖他人的护理。②介助老人。通过观察或生活自理能力评估,属于"生活自理能力轻度和/或中度依赖",日常生活需要他人部分具体帮助或指导的老人,其日常生活行为依赖扶手、拐杖、轮椅等设施帮助。③介护老人。通过观察或生活自理能力评估,属于"生活自理能力重度依赖",其日常生活行为完全依赖他人的护理即生活完全不能自理的老年人。

(4)服务内容。包括生活照料、医疗护理、心理慰藉、学习娱乐、社会交往等,涵盖服务对象生理、心理及社会需求等各方面。随着养老服务实践的不断发展,现在对机构提供的养老服务要求呈现重心逐渐从生活护理向心理护理转移的趋势。

(5)服务对象获得服务的方式。包括老年人自付费用、亲友资助、社会捐赠、国家补助、政府供养等。

3. 机构养老的意义

(1)以人为本,满足老年人需要。机构养老服务坚持以人为本的基本理念,是指要以老年人为根本的态度、方式、方法来发展机构养老服务,即一切为了满足老年人的养老服务需求,确保老年人的生活质量,不仅包括确保物质生活质量,还包括确保精神慰藉、社会参与、权益维护、价值尊严等精神生活质量。

机构养老服务的发展把满足老年人的需要作为首要原则,我国机构养老服务的发展就是为了不断满足城乡老年人日益增长的养老服务需求。老年人的需要很多,但总体来讲是以生活照料、健康医疗、精神服务三大类为主,机构养老服务的最终目的也是较好地满足老年人这三方面的需要。

如广州寿星大厦生活中心划分为以下几个区,实行分区管理:

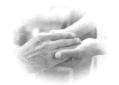

颐乐区：供身体好、生活可以自理且家庭经济条件较好的老人居住。以退休老干部为主，其中大部分为知识分子，他们较多喜欢居住单人间。

颐年区：供身体健康情况良好、但家庭经济状况较差的老人居住，以双人间、三人间为主。

颐护区：供身体条件较差、生活不能完全自理或完全不能自理、要医护人员护理照顾的老年人居住，以双人间、四人间为主。

颐痴区：专供患有中、深度老年痴呆的老人居住，以接受更专业的护理、康复服务。

老人生活重心主要以老年人的身体状况和经济条件为依据进行划分，主要考虑到文化层次高的老人与文化水平低的老人在生活习惯、思想上共同点较少，而生活能自理的老人与生活不能自理的老人在心理上会有较大的相互影响。这种"以人为本"的分区管理方法，既满足了老人的需求，又方便了护理员的专业服务和机构的管理，使寿星大厦相对于其他养老院显示出较大的优越性。

（2）提供专业化的服务。我国机构养老服务走专业化、规范化、职业化道路，对老年人来说是需求，对政府来说是要求，对机构来说是追求。机构养老应先依据老年人在老龄化过程中的不同需求，覆盖老年人全生命周期，提供多元化与多层级的服务，且不同的照护机构有不同的服务重点与目标。

如：一位老人在家的时候，孩子们发现老人总是丢三落四，且常常走失，需要孩子们四处寻找。但是老人在穿衣、做饭、睡觉、家务活等方面表现又很正常，没有多大改变。其实，孩子们没有意识到老人在智力上已经发生了很大的改变，没有及时给予更加细致的关心和照顾。有一次，老人又走失了，孩子们找了两天两夜，最后还是一个熟人把老人送了回来，此时老人满头是血，回到家已经很难下床了。孩子们帮老人请了医生给老人治疗后，因为没有护理知识，老人卧床不久就生了褥疮，伴随着褥疮，老人开始发烧并引发肺炎。最后，孩子们实在不知道该如何照顾，就把老人送入当地一家养老院，在养老院专业人员的精心护理下，老人的褥疮不但消失了，病也慢慢好了起来，而且再也没有发生过走失的事情。

（3）减轻赡养者的负担。到2035年，我国60岁以上老年人口将突破4亿，失能老年人、慢性病患病老年人人数都将持续增加。与此同时，由于我国采用了较为严格的人口控制政策，"80后""90后"独生子女已成为社会的主力军，养老压力非常大。机构养老可以把老人的亲人从繁杂的对老年人的日常照料中解脱出来，减轻他们的压力。

如：一位退休人员，在老伴去世后，自己一个人在南方小城生活。老人唯一的儿子远在北京工作。为了照顾老人，孩子每月从北飞到南看望老人。有时候老人生病了，孩子必须请假，连着来回飞好几次。看着孩子疲惫不堪的样子，老人心里压力很大，自己也很苦闷。身边没人说话，自己很孤独，孩子虽然孝顺，又觉得这样来回跑耽误工作又影响生活。于是，老人决定到北京和儿子一起生活。儿子为了照顾好老人，专门请了保姆，日常开销变得更大了。老人觉得太浪费钱，于是自己联系了养老院，跟儿子儿媳商量后搬到了养老院。在养老院里，老人因为自理能力比较好，收费也不高。更重要的是老人在这里住得开心，院里老人多，没有代沟，相互尊重，护理员对待老人也很亲切。老人的儿子儿媳慢慢放下心来，隔三岔五来看望老人。

目前，我国面临着社会转型、政府职能转变和家庭养老功能弱化的挑战，面对如此庞大的老年

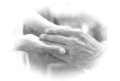

人群，特别是高龄、带病和空巢的老年人，机构养老的需求必然迅速增长。"十三五"时期以来，我国社会化养老服务供给格局日渐形成，机构养老从"补充""支撑"，再到"与居家社区相协调"，其定位日渐明晰，作用不断凸显。

知识链接

发达国家机构养老模式

1. 德国专业化的机构养老模式

德国机构养老服务业的核心和特色是走专业化护理的机构养老模式。

德国养老机构中对护理服务要求明确，根据入住老年人身体机能状态以及生活各方面的能力，制定出Ⅰ级、Ⅱ级、Ⅲ级和Ⅲ级以上的护理级别。各级别的日常护理时间也有一定的要求：Ⅰ级护理每天不少于90分钟，Ⅱ级护理每天不少于180分钟，Ⅲ级护理每天不少于300分钟，而Ⅲ级以上的护理则由养老机构根据老年人的具体情况安排更长的护理时间。

德国养老机构经过多年的发展，建立了较为完善的养老护理人员培训体系。从事养老护理的工作人员必须经过专业的培训，修完国家规定的养老护理课程，掌握相关的专业知识。德国从事养老护理的工作人员分为执业护士和助理护士，在提供长期护理服务的养老机构中，至少有一半的护理人员是执业护士，并且每天24小时都有执业护士值班。这些执业护士必须经过3年相应理论和实践的职业培训才能上岗。养老机构中的助理护士也必须有相应的工作经验，需在护理学校接受三个月的老年护理教育和培训。养老机构中的护理人员取得上岗资格后，仍需要每年参加一定时间的进修，否则取消来年上岗资格。

2. 日本多样化的机构养老模式

日本的养老机构种类繁多，服务分类详细，根据老年人不同层次、不同身体状况及不同的护理要求，设置了不同类型的养老机构以提供不同的服务内容，全面覆盖不同老年人群的服务需求。

根据功能进行划分，日本的养老机构大致可分为养老护理机构、养老保健机构和医疗养老机构三大类。养老护理机构的数量占养老机构总量的50%以上，主要收住需要特殊照顾服务的老年人，为其提供日常生活帮助以及健康管理康复等方面的服务；养老保健机构针对需要长期照顾的老年人，老年人在机构中可获得日常生活护理和医疗健康管理，必要时还可获得治疗，多数老年人经专业照护后可返回家庭；医疗养老机构是提供长期专业照护服务的疗养型养老机构，将医疗与养老相结合，可为老年人提供康复管理、医疗照护、个人照护、肢体锻炼及其他必要的医疗服务。

3. 美国市场化的机构养老模式

在美国，营利性的私立养老服务机构占66%，非营利性的私立养老机构占27%，其余7%为政府举办的养老服务机构。各大社会力量纷纷投资养老这一产业，他们在享受政府税收优惠政策的同时，依照相应的行业准入标准涉足养老事业，使市场化与政府福利相结合，不仅缓解了政府在养老机构建造、运营上的压力，还有力地推动了美国机构养老服务质量的提高。这些社会养老机构的功能完全按照老年人的需求而设计，除了基本的生活护理外，还配备了各种娱乐休闲和生活设施，以供老年人安享晚年。需要照顾的老年人，可根据自己的身体状况和经济承受能力选择不同水平的服务。

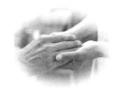

4. 英国人性化的机构养老模式

英国机构养老服务最大的特点是以人为本。它们以老年人的需求为导向，了解老年人的要求和愿望，综合考虑老年人的年龄、健康状况、物质需求、精神文化需求及心理需求等各方面因素，尽量为老年人提供相应的服务。这些机构中的设施建造充满了人性化，工作人员态度友好，擅长与老年人沟通和互动，对老年人充满关爱。最有特色的是边缘化服务，即亲属可以直接参与到养老机构的服务中。亲属来到养老机构，在专业工作人员的指导下，参与一些简单的日常服务。这样既缓解了老年人在养老机构中的孤独感，又加深了亲情，让老年人感受到浓浓的人文关怀。英国养老机构人性化的特点，使老年人进入机构后有很强的归属感，因此很乐意去养老机构安度晚年。

三、老年护理人员的素质要求

1. 具有高度的责任心、爱心、耐心及奉献精神

老年人群有较多的健康问题和需求，对护理人员的依赖较大，其生理、心理变化复杂，增加了老年护理的难度。因此，要求护理人员要以高度的责任感关注老年人，不论其地位高低，都应一视同仁，以充分的爱心、耐心对待老年人，全身心地投入到老年护理的过程中。

2. 具有博、专兼备的专业知识

老年人多数都身患多种疾病，多脏器功能受损，因此，全面掌握专业知识，能够将其融会贯通，全系统、全方位地考虑问题、处理问题；同时还要精通专科领域的知识和技能，有重点地为老年人解决问题，帮助老年人实现健康方面的需求。

3. 具有准确、敏锐的观察力和正确的判断力

老年人的机体代偿功能相对较差，健康状况复杂多变，要求护理人员具备敏锐的观察力和准确的判断力，能够及时发现老年人的健康问题及各种细微的变化，能够对老年人的健康状况做出正确的判断，及早采取正确有效的措施，解决健康问题，提高护理质量。

4. 具有良好的沟通交流能力

对于老年人群的诸多问题，需要良好的沟通交流能力。良好的沟通交流可以使护理人员准确全面地评估老年人的健康状况，为护理诊断提供重要依据，也为护理措施的正确有效实施提供保证。

▶ 课堂练习

1. 课堂分组。六人一组，小组里一人扮演养老机构的工作人员，一人扮演老人，四人扮演老人家属。

情境一：老人家属和老人一起前来咨询入院事宜，工作人员与老人家属及老人就入院相关事宜进行沟通。

情境二：老人入住三年了，入住时老人生活自理，费用为3 000元/月；现在经过专业评估，老人生活自理能力下降，需要部分协助，但是这需要增加部分费用。这个时候，老人和家属都不愿意增加费用，还认为养老院收费太高，他们承担不起，但是他们又不愿意出院。请模拟这一沟通过程，尝试用相关知识与老人和老人家属沟通，让他们接受合理的费用增加。

要求：请同学们轮流扮演养老院工作人员、老人和老人家属。

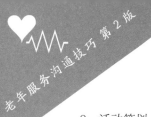
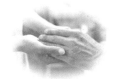

2. 活动策划

在某小区附近新建了一所养老院，养老院严格按照当地民政部门要求，各项证照、手续齐全。现在养老院准备进社区宣传，希望有意愿或有需要的老人及老人家属能够进院参观，办理入院手续。

请大家分组，完成养老院入社区宣传工作的策划方案。

案例分析

长寿时代我国养老机构的高质量发展

2022 年 11 月 10 日，北京泰康溢彩公益基金会、北京师范大学中国公益研究院、智睿养老产业研究院在京联合发布《长寿时代中国养老机构高质量发展研究报告》（以下简称《报告》）。《报告》显示，一方面，养老机构建设与发展呈现强劲势头；另一方面，养老机构也面临着入住率下滑、专业人才缺乏、发展能力不足等问题。

报告以《2021 中国民政统计年鉴》数据为支撑，全面分析了 2010—2020 年我国养老机构发展的特点。我国养老机构经过"十二五""十三五"这十年的增量发展和提质增效，社会力量积极参与发展养老服务，养老机构建设与发展呈现新局面，"十四五"时期步入高质量发展阶段。

1. 养老机构入住率下滑

截至 2020 年年末，我国注册登记的养老机构 38 158 个，养老机构床位 488.2 万张，年末在院人数 222.4 万。其中，社会福利院 1 524 个，年末在院人数 18.6 万；特困人员救助供养机构（敬老院）17 153 个，年末在院人数 83.4 万；其他各类养老机构 19 481 个，年末在院人数 120.4 万。

目前，我国养老机构平均入住率约为 45.56%。从近十年养老机构的入住率来看，整体呈下滑趋势。2010 年，我国养老机构床位 314.9 万张，年末在院人数 242.6 万人，入住率 77.04%。

养老机构入住率下滑的重要原因是公办养老机构的社会化功能尚未有效发挥，以敬老院为主体的公办养老机构还停留在保障特困供养人员的水平上。2010—2020 年，全国特困供养人员减少 110 万人，住在养老机构中的特困供养人员也从 187.2 万减少到 88.3 万人。养老机构内特困救助供养人数减少近百万，导致全国养老机构平均入住率持续下滑。

养老机构床位一半以上的空缺率，意味着机构无法获得更多的营业收入，易形成"低入住率——低服务水平——低入住率"的循环，严重制约着养老机构的发展。

2. 机构养老需求总量持续增加

当前，我国正处在从轻度老龄化迈向中度老龄化的发展阶段。国家卫健委统计数据显示，我国人均预期寿命由 20 世纪 50 年代初期的 35 岁提升到 2021 年的 78.2 岁。在长寿时代，机构养老服务潜在需求规模持续扩大，专业化、普惠化、综合性的服务需求更加突出。

报告显示，从在院老人的类型看，自费老人从 2010 年的 43.4 万增长至 2020 年的 124.2 万，增加 80.8 万人，凸显了社会化养老需求的逐步释放。

3. 养老机构照护和医养结合能力明显提升

养老机构照护能力提升，收住失能老年人逐年增长。2010—2020 年，全国养老服务机构年末收住半自理和不能自理老年人从 51.8 万人增长到 109.8 万人，收住失能半失能老年人的比例从 21.35%

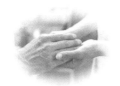

增长到49.38%。两证齐全的医养结合机构持续增长，截至2020年年底，全国共有两证齐全的医养结合机构5 857家、床位数158.5万张。养老机构工作人员数量增长，照护比提高，2020年，养老机构平均4位老人配备一名工作人员。

4. 养老机构区域发展存在差异

东部沿海省份和中部人口大省养老机构密集，养老床位与当地人口总量紧密相关，江苏、安徽、山东、浙江、河南5个省养老床位总量全国排名前5，共计180.9万张，占到全国总量的37%。超大城市、特大城市的核心城区养老机构"一床难求"，社区嵌入式养老机构明显增长。

5. 养老机构服务市场已呈多元化发展格局

随着全国放开养老服务市场，养老机构准入门槛降低，社会力量已成机构运营主体，民办养老机构数量已经超过公办养老机构数量；企业类型养老机构增长迅速，泰康保险、中国太保、中国太平等头部险资企业、央企国企加速养老机构规划。同时，涌现一批规模发展、连锁化运营的养老机构，比如泰康之家养老社区已实现全国26城29家养老社区布局。

6. 提升养老机构发展体系化、专业化、智能化水平

一是应加强与社区的联系，开展体系化布局。依托养老机构专业优势，参与社区养老服务体系建设，积极推动区域养老服务综合体建设、打造嵌入式养老机构是未来养老机构布局重点。二是持续推进机构专业化、标准化和连锁化，严格贯彻执行26项养老机构国家和行业标准，加强养老机构内部管理。三是提高养老机构信息化智能化管理水平，强化管理、技术和服务，实现机构的长足进步和发展。

7. 鼓励支持更多社会力量参与养老机构发展

养老机构肩负缓解贫富差距的公共服务职能，体现以人为本，体现生命伦理，需要公益力量介入，反思生命的尊严与价值。鼓励公益力量助力养老机构发展，多方共建养老服务联合体，促进居家社区机构协调发展；积极支持养老人才队伍培养和能力建设；推动论坛等交流平台发展，吸收国内外经验，持续推动创新，为养老机构高质量发展提供更好的社会环境。

请问：

1. 我国的机构养老呈现怎样的发展特点？存在哪些问题？
2. 关于发展我国机构养老，你有什么建议？
3. 请说一说我们未来机构养老发展的趋势有哪些。

模块二 了解机构养老老年人的需要

学习情境

高奶奶已经住在养老院近十年了，一直以来都比较配合养老院的起居和活动安排。高奶奶五年前就已经无法下床了，所以为了她的健康着想，护工一直控制着她的饮食，而高奶奶也非常理解，并且很配合。然而最近三个月高奶奶每餐吃得非常多，晚上还经常要求加餐。这样下来，高奶奶越来越胖，天热时，肚子因为肉多，褶皱处都长了痱子。护工觉得不对劲，就报告给了养老院院长，

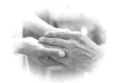

院长过来和高奶奶聊天，高奶奶羞涩地告诉院长："我怀孕啦，所以要多吃一点，补充营养。"院长和护工们都非常吃惊，高奶奶已经快八十了，卧床五年，而且同屋并没有男性老人，高奶奶怎么会怀孕了呢……

情境分析

老年人随着年龄的增长，机体各组织器官生理功能衰退，心理也随着生理、社会生活变化发生变化，认知、人格都会发生变化，机构养老的老年人还面临着居住环境、人际关系、生活方式等的变化。为了更好地为老年人服务，我们需要首先了解机构老年人的特点，还需要了解老年人在面对这些变化时的服务需求。院舍老年人有着适应环境、身心康复、心理慰藉、人际交往、精神文化生活等方面的需要。只有了解了机构养老老年人的特点和需要，才能在为老年人服务中做到有的放矢。

情境中的老年人随着年龄增长，加上长期卧床，脑萎缩比较严重，对自己的年龄及身处环境已经出现认知错误；同时长期卧床导致老人的人际关系非常单一，但老人同样需要人际交往和情感慰藉，故在与其他老人相处过程中，对双方关系产生了错误的认知，进而导致认为自己怀孕了。因此，在进行机构养老服务时既需要了解机构养老老人的特点，还需要对老人的服务需要有所了解，才能通过老人的言行举止判断出服务方向。

相关知识

老年期是人生历程的最后一个阶段，老化是老年人的一般特点。而机构养老的需求源自老年人生理年龄增长引起生理机能衰退和家庭照料能力下降的客观现实，老化程度较高的老年人成为入住养老机构的主要人群。

一、机构养老老年人的特点

1. 入院老人生理、心理、社会适应老化程度较高且三者互相影响

养老机构中的老年人往往生理老化程度比较高，且伴随各种老年疾病，丧失或部分丧失生活自理能力；进入养老机构这一事件作为老年人人生的一项重大变迁，势必会对老年人的心理产生一定影响，加之生理老化程度的加深，负面情绪往往成为老年人的困扰；进入养老机构，老年人的角色进一步被细化，"自理""介护""病人""老年痴呆"等各种各样的标签往往会强加到老年人身上，使老年人的能力得不到体现或者被赋予超出自己能力范围的要求。鉴于身体条件的限制，老年人往往会不得已减少社会参与，同时健康问题也会增加老年人对自己身体状况的担心甚至对死亡的恐惧。而消极的念头及糟糕的心理状态也会削弱老年人参与各类社会活动的动力，并对其身体健康造成不良影响。同样，老年人的社会适应老化势必带来心理的波动并影响健康。

如：有一位老人，因为身体患有多种疾病，家里儿女照顾压力太大，加上照护专业知识缺乏，不得已把老人送到养老院接受全方位的专业服务。但是老人入住养老院后，虽然得到了及时治疗和专业照护，但是老人从来不与其他老人说话，也不参与其他老人的娱乐活动，每次都形单影只地一个人看风景。

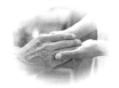

2. 院内集体生活方式易引发老年人失能

由于老化本身带来的能力下降,加之机构制订的各种制度规定的限制,机构内的老年人容易失去对自己生活的控制,而以各种标准命名的标签落在老人身上,老人自身的优势和能力逐渐被忽略。在统一布置的生活环境中,老年人难以按照自己的个性要求摆设自己的物品;在统一的生活作息时间下,老年人难以按照自己的意愿进行日常生活。在集体生活环境及需要生活护理的情况下,老年人的隐私保护也受到或多或少的限制。

如:刚入住养老院的孙大爷,非常不适应院内生活。孙大爷常常对护工打骂,找出各种理由,如饭菜不合口,房间其他老人作息时间和自己不一样,影响自己休息,每天院里的活动太吵,自己的自由受到了限制等,刚入住几天就嚷嚷着要离开养老院回到自己的家中。

3. 院舍境遇易导致老年人社会角色的混乱和丧失

相对隔断的院舍环境,不但影响着老人的行为方式,也影响了老年人的心理健康。老人入院后,经受的角色转变对其心理和生理都会造成很大影响。机构中的老年人与机构外的社会之间形成障碍,在没有"亲人""朋友""同事"的环境下,他们容易丧失在外界所扮演的各种角色,他们不再是"家长""老领导""战友"等,而仅仅是"需要被照顾的老人",这使得老年人常常感到羞辱和没有自尊。缺少隐私保护和在机构中有限的社会关系,也可能使得老年人容易在他人面前掩饰自己的一些想法和感受。

如:有一位老人曾经是某一领域的专家,虽然已经退休,但是找老人咨询、指导工作的人仍然非常多,老人每天都很忙碌,但是却很开心。后来老人生了一场大病,开始变得无法自理,为了减轻子女的负担,子女也为了让老人得到周到的照顾,经与老人商量,把老人送到了养老院。可是入住养老院后,再也没人来找老人了,老人感到了失落与无用,情绪非常低落,并出现了拒绝饮食、打骂工作人员的行为。

4. 老年人入院容易遭遇适应危机

老年人在初入养老机构时,会普遍产生不适感,主要表现在社会地位下降和社会角色弱化或者退出带来的失落感和自卑感,以及从照顾者变成被照顾者,使他们在心理上拒绝接受入住养老院这个事实。同时,机构养老老年人的实际情况也使得他们不得不依赖工作人员并从中得到身体照顾和情绪支持。但是,老年人可能不能完全表达出自己的真实想法和感受,而工作人员却有大量事务需要处理,因此有些老年人可能会感到压抑或是自我退缩。

如:有一位失能且中度失智的老人,被家人安排住进了养老院,但是自己非常不情愿。所以入住后,老人对院内的各种服务非常不配合,对护理人员态度非常差。虽然护工帮助老人进食、梳洗等,但是老人经常打翻饭盆,辱骂护工。很多护工非常委屈,但是老人无时无刻不需要专业人员的照护,为此养老院院长没少做护工的思想工作。

5. 机构养老的其他危机

虽然机构养老已经越来越专业,服务越来越系统多样,服务理念也越来越科学,但是机构养老仍然存在很多危机。一方面来自养老机构本身,如管理不规范、服务人员素质不过关等;还有一方面来自老人本身,如老人失能失智,行为无法控制、无法估计,老年人心理和行为出现异常等。这些都是院舍养老生活存在的危机。

如:某天,派出所民警接到报警,一迷路老人在吃了报警群众给他拿来的一些干粮后又离开了,随后,民警顺着报警群众指引的方向,在附近的一条小土路上找到了正拄着拐杖缓慢往前挪步的迷路的老大爷。

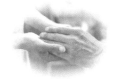

民警上前询问老大爷的身份情况，老大爷支支吾吾说不清楚。民警最终了解到辖区敬老院内的一名老人当日一大早从敬老院出走，至今没有回去。等敬老院人员赶到并认出这位老大爷就是从他们敬老院出走的老人时，见到敬老院工作人员，老大爷来了气，对着工作人员一通指责，埋怨工作人员管得严，自己不愿意待在那儿。随后，民警和敬老院工作人员一起把老人送回了敬老院。据敬老院工作人员介绍，该老人已经八十多岁了，脾气很拧，身体不好还不愿意打针，老是想出去转悠，其身体状况已经不适合外出。

二、机构养老老年人的服务需求

老年人既是一个身心的统一体，又与周围环境时刻发生互动，因此，机构养老服务是一个全方位的综合性的概念，包括身体、心理、社会、经济等各方面，涉及福利服务、保健、医疗、社会参与、居住环境、教育等各相关领域。机构养老的老年人离开原来的生活社区进入机构接受护理照料后，多数会陷入不适应环境、不习惯被照料、重建人际关系以及产生负面情绪等困境，因此住养老人对机构的医疗护理服务、生活照料服务、精神文化生活和心理慰藉服务有着强烈的需求。充分了解养老机构入住老年人的需求，有针对性地发展与需求相对应的服务，硬件设施、技术含量、服务水准应大幅度提高，尤其是专业化服务水平，是机构养老需要不断努力的方向。

1. 环境适应需求

养老院的日常生活与家庭生活有许多不同之处。养老院是个大集体，往往几个老年人共同居住在一个房间，一般的生活护理都是由护理人员完成的。在新的环境下，有的老年人对新的集体生活不适应。在自己家老人比较自由，可集体生活往往需要成员之间的迁就和包容，这些变化往往让老年人感觉不舒服。面对陌生的环境，老人或多或少地会对新环境产生紧张、恐惧的情绪。加之记忆力减退、反应迟钝、疾病影响、失眠等情况，导致一些老年人到机构中不能适应，甚至发生逃离机构的事件。

如：一位老人已经入住某养老院快一个月了，但是有一天老人说想回家，不想继续住在院中。院里的工作人员与老人沟通，希望了解老人想要离院的原因，老人说道："平时吃的菜太淡了，都没什么味道；我很想吃稀饭，但是老是馒头；我晚上想看电视，但是旁边床的人很早就要睡觉；想听歌，又没有设备。"

工作人员了解之后，表示会充分尊重老人的需求，争取解决这些问题，可是老人还是不愿意，在继续沟通之后，老人说了更多："哪里都没有家里舒服，这里什么都是自己不熟悉的，不自由又没几个朋友，一直这样下去，那不就是等死？"

案例中老人的情况并不特殊，很多老人入住养老院不久都会有各种各样不适应的问题，为此需要院内工作人员多与老人沟通，对老人进行进院前评估，深入了解老人个人情况（如年龄、爱好特长、所患疾病、使用药物、家庭背景、心理状态等），为每一位入住老人建立评估服务档案。入住后根据每位老人的特点和需求提供有针对性的个性化服务，并保持与老人沟通，了解服务效果，再将服务反馈记录在案；同时院内工作人员如护理员、医生、专职社工每天定时巡访老人，及时了解老人身体、心理、情绪和人际关系状况的变化情况，并及时采取有效措施予以解决，帮助老人迅速适应机构中的生活环境。

2. 日常生活照料及身心康复需求

日常生活照料是养老机构最基本也是最重要的服务。从老年人的饮食、居室环境、大小便、洗漱以及对患病老人的照顾等都需要专业且细致的安排。

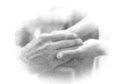

老年人有特殊的营养需求，一般饮食宜清淡，饭菜要根据老年人身体情况而选择软硬，且如有糖尿病或其他疾病的老人，应注意合理饮食。注意老人排泄情况，及时巡视老人房间，尤其是对大小便失禁或卧床不起的老年人，做到勤查看、勤擦下身，及时更换衣服，每周洗澡1次，夏季酌情增加次数，每日不少于1次。保证老年人居室清洁、整齐、空气清新无异味，每日定时开窗通风，每周定期空气消毒1～2次。

养老机构还需要重视老年人的医疗康复需求，通过整合资源将医疗护理、心理护理和生活护理统一起来。如建立医生24小时值班制度，随叫随到；老人床前配有输液装置和按铃，病重老人的房间还有输氧设备；每年组织老年人进行健康体检和疾病筛查；在易发传染病的季节，进行传染病的预防，杜绝群发性传染病的发生；为提高老年人健康意识和自我保健能力，定期请专业人员为老年人上保健课、季节防病课和老年疾病的预防课，邀请专业老师来院内为老人授课，请专职社工辅导老年人学做穴位健身操，每天组织老年人定时自我按摩保健。

3. 心理慰藉需求

因为养老机构相对封闭，机构养老的老年人生活圈子小，周围不是老年人就是工作人员，由于照顾老年人工作压力大，工作人员的精力有限，加上专业水平缺乏，较少与老年人沟通或者方法不当，面对工作人员，老年人可能不能完全表达出自己的真实想法和感受，而工作人员却有大量事务需要处理，因此有些老年人可能会感到压抑或是自我退缩；老年人都希望自己健康长寿，但衰老也是客观存在的，老年人一旦进入养老院，周围接触的都是同龄人或者年纪更大的人，且往往都是疾病缠身，这使他们在心理上一时难以适应，尤其是见到有同楼同室的老年人病故，更会产生悲观情绪；而把老年人送到养老院的老人子女一般都很忙，不能经常去看他们，有些老人是鳏寡老人，得不到亲人足够的关心和照顾。这些都会导致老年人因缺少关爱、缺少沟通而孤独、心情抑郁，没有归属感，甚至有被抛弃感。

2017年国家质检总局、国家标准委发布的《养老机构服务质量基本规范》提出，要为老年人提供心理、精神支持服务，包括但不限于环境适应、情绪疏导、心理支持、危机干预。由具有老年服务经验的社会工作者或心理咨询师开展相关服务，配置可提供服务的心理工作室，并对老年人的信息进行保密。

4. 协调人际关系需要

在养老机构中，老年人过的是集体生活，人际关系是否协调直接关系到老人在机构中的生活质量。对于一部分老年人，他们能很好地处理各种人际关系，在机构同辈群体中很受欢迎，同时也能找到知己，建立起良好的人际关系网络；但很大一部分老年人由于身体、精神或疾病等原因，不能协调好与他人的关系，此时，老人迫切需要有人协助其处理好这些人际关系。

养老机构的行政人员、护理员、社工等应充分借助老年人现有的社会支持网络资源，采用各种专业方法强化巩固老年人原有的生活能力，挖掘老年人的生活潜力，增强其自信心，并利用各项兴趣活动小组，为老人们搭建起相互熟悉与情感交流的平台，使老年人能与周围环境进行良好的互动。

5. 精神文化生活需要

老年人精神生活的需求也尤为重要。由于身体、精力等方面的原因，老年人容易产生社会脱离感，有时自愿或被迫扮演次要角色。养老机构中的老年人远离子女，家庭交往和社会交往活动减少，如果他们不懂得自娱自乐，那将导致越来越强的孤独感。

养老院可以通过多种渠道开展各类精神文化活动，如组织老年人进行文艺演出，每周组织老年人开展保健操、太极拳、舞蹈、模特表演、爱心合唱团、书法、手工、开心一刻等丰富多彩的文体

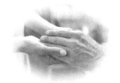

活动，让老年人感受生活中的乐趣，充分享受精神文化养老，保持社会归属感，也促使老年人之间建立良好的情感交流。

广义上的养老服务行业是指一切为满足老年人特殊需要而提供的产品和服务的行业总称，包括家政服务、医疗护理、保险、老年理财、老年休闲、老年用品、旅游、教育、文化、心理咨询和体育等行业。目前，机构养老的功能过于单一，还远不能满足老年人多元化的养老服务需求。为了给老年人提供全方位的服务，需要各个系统、资源的融合和链接，为老年人提供不同层次、不同类型的服务。

知识链接

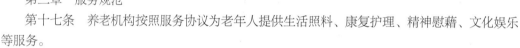

实务案例：与养老机构老人沟通的技巧

1. 《养老机构管理办法》（部分）

中华人民共和国民政部令第66号（2020年9月1日）

第三章 服务规范

第十七条 养老机构按照服务协议为老年人提供生活照料、康复护理、精神慰藉、文化娱乐等服务。

第十八条 养老机构应当为老年人提供饮食、起居、清洁、卫生等生活照料服务。

养老机构应当提供符合老年人住宿条件的居住用房，并配备适合老年人安全保护要求的设施、设备及用具，定期对老年人的活动场所和物品进行消毒和清洗。

养老机构提供的饮食应当符合食品安全要求、适宜老年人食用、有利于老年人营养平衡、符合民族风俗习惯。

第十九条 养老机构应当为老年人建立健康档案，开展日常保健知识宣传，做好疾病预防工作。养老机构在老年人突发危重疾病时，应当及时转送医疗机构救治并通知其紧急联系人。

养老机构可以通过设立医疗机构或者采取与周边医疗机构合作的方式，为老年人提供医疗服务。养老机构设立医疗机构的，应当按照医疗机构管理相关法律法规进行管理。

第二十条 养老机构发现老年人为传染病病人或者疑似传染病病人的，应当及时向附近的疾病预防控制机构或者医疗机构报告，配合实施卫生处理、隔离等预防控制措施。

养老机构发现老年人为疑似精神障碍患者的，应当依照精神卫生相关法律法规的规定处理。

第二十一条 养老机构应当根据需要为老年人提供情绪疏导、心理咨询、危机干预等精神慰藉服务。

第二十二条 养老机构应当开展适合老年人的文化、教育、体育、娱乐活动，丰富老年人的精神文化生活。

养老机构开展文化、教育、体育、娱乐活动时，应当为老年人提供必要的安全防护措施。

第二十三条 养老机构应当为老年人家庭成员看望或者问候老年人提供便利，为老年人联系家庭成员提供帮助。

第二十四条 鼓励养老机构运营社区养老服务设施，或者上门为居家老年人提供助餐、助浴、助洁等服务。

2. 老年人心理健康10条标准

良好的心理素质有益于增强体质，提高抗病能力。老年人具备怎样的心理状态才算是健康呢？以下是10条心理健康的标准。

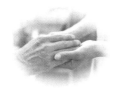

（1）充分的安全感。安全感需要多层次的环境条件，如社会环境、自然环境、工作环境、家庭环境等，其中家庭环境对安全感的影响最为重要。家是躲避风浪的港湾，有了家才会有安全感。

（2）充分地了解自己。就是指能够客观分析自己的能力，并做出恰如其分的判断。能否对自己的能力做出客观正确的判断，对自身的情绪有很大的影响。如果过高地估计自己的能力，勉强去做超过自己能力的事情，常常会得不到预期结果，反而使自己的精神遭受失败的打击；如果过低地估计自己的能力，自我评价过低，缺乏自信心，常常会产生抑郁情绪。

（3）生活目标切合实际。要根据自己的经济能力、家庭条件及相应的社会环境来制订生活目标。生活目标的制订既要符合实际，还要留有余地，不要超出自己及家庭经济能力的范围。

（4）与外界环境保持接触。这样一方面可以丰富自己的精神生活，另一方面可以及时调整自己的行为，以便更好地适应环境。与外界环境保持接触包括三个方面，即与自然、社会和人的接触。老年人退休在家，有着过多的空闲时间，常常产生抑郁或焦虑情绪。如今的老年活动中心、老年文化活动站以及老年大学为老年人与外界环境接触提供了条件。

（5）保持个性的完整与和谐。个性中的能力、兴趣、性格与气质等各个心理特征必须和谐而统一，生活中才能体会到幸福感和满足感。例如一个人的能力很强，但对其所从事的工作无兴趣，也不适合他的性格，所以他未必能够体验到满足感。相反，如果他对自己的工作感兴趣，但能力很差、力不从心，也会感到很烦恼。

（6）具有一定的学习能力。在现代社会中，为了适应新的生活方式，就必须不断学习。比如：不学习计算机就体会不到上网的乐趣；不学健康新观念就会使生活停留在吃饱穿暖的水平上。学习可以锻炼老年人的记忆和思维能力，对于预防脑功能减退和老年痴呆有益。

（7）保持良好的人际关系。人际关系的形成包括认知、情感、行为三个方面的心理因素。情感方面的联系是人际关系的主要特征。在人际关系中，有正性积极的关系，也有负性消极的关系，而人际关系的协调与否，对人的心理健康有很大的影响。

（8）能适度地表达与控制自己的情绪。对不愉快的情绪必须给予释放或宣泄，但不能发泄过分，否则既影响自己的生活，又会加剧人际矛盾。另外，客观事物不是决定情绪的主要因素，情绪是通过人们对事物的评价而产生的，不同的评价结果引起不同的情绪反应。

（9）有限度地发挥自己的才能与兴趣爱好。一个人的才能与兴趣爱好应该对自己有利、对家庭有利、对社会有利。否则只顾发挥自己的才能和兴趣，而损害了他人或团体的利益，就会引起人际纠纷，增添不必要的烦恼。

（10）在不违背社会道德规范的情况下，个人的基本需要应得到一定程度的满足。当个人的需求能够得到满足时，就会产生愉悦感和幸福感。但人的需求往往是无止境的，在法律与道德的规范下，满足个人适当的需求为最佳的选择。

课堂练习

1. 名词解释

家庭养老　　社区养老　　机构养老

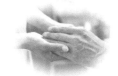

2. 聊聊你身边机构养老老年人的情况，并分析老年人的服务需要。

3. 课堂分组。每组中有一人扮演机构养老的老年人，一人扮演工作人员。要求通过设定故事背景，扮演老年人的学生表现一种老人服务需要，扮演工作人员的人对老年人的需要进行分析，其他同学对其分析进行提问和修正，然后制订服务计划。

案例分析

我初到如意敬老院时，经常有人问我，"你还年轻，怎么到养老院来了？"我告诉他们我68岁了，已经老了，年轻的时候早已过去。又问："是你儿子叫你住养老院的吗？""不是"，我回答，"是我自己选择的。""为什么？""因为他们工作忙碌，没有时间照顾我，而我体衰多病，又不能帮他们干家务活。为了不给孩子添麻烦，必须面对现实，去养老院最合适。"一位老人说："是啊！和儿女住在一起时间长了，难免有些小摩擦，因为两代人的生活方式不同，如果你不理解，互相之间就很难相处在一起。住在养老院里，孩子们经常来看望我们，这样不但没有矛盾，反而更亲近了。"老人们听了都异口同声地说：咱们的想法都一样，谁也不愿连累儿女，养老院就是我们的家，咱们在社会上是遵纪守法的合格老公民，在家庭里做了一个难得糊涂的老傻瓜，在这里享受集体生活的快乐。

其实养老院是老人的好去处，是晚年安身立命之所。在这里，老人生活有规律、医疗方便、服务周到、专心护理，老人基本满意。久而久之，在这里已经习惯，吃、住、洗、睡等都很方便，每人一间小屋井然有序。节日时子女把我们接回去住，反而不习惯。俗话说："金窝银窝，不如自己的草窝。"在养老院这个大家庭里，老人享受着晚年的安逸与平静。

养老院的宗旨是以人为本的规范管理，重视尊老敬老，处处为老人着想，形成了一种良好的敬老氛围，让老人体验到宽松、亲切的家庭韵味，让老人有一个安康、幸福的晚年。

养老院为了活跃老人生活，开展丰富多彩的文化娱乐活动，发挥老人的特点，为老人们创造条件，每月搞一次联欢会，自编自演，有合唱、独唱、快板、三句半、诗朗诵等节目，很受大家的欢迎。每星期二、四的下午为集体唱歌时间，老人都积极参加，即使聋、盲、坐轮椅、痴呆等不会唱歌的都参与其中。为了摆脱寂寞，哪里热闹就到哪里去，使老人焕发了精神，充实了生活。

有些老人每天坚持锻炼做保健操、打太极拳、散步等；有的老人自己订有报刊，坚持学习，看书、看报、写作、绘画、练书法；还有的老人会弹电子琴、拉二胡、跳舞，真让人佩服。利用各种养生的方法去消磨时间。

每当重要节日，劳动节、国庆节、春节、重阳节，养老院都有活动。如重阳节爬山，有老人歌唱队等娱乐节目，还有外来慰问演出，会友活动也很有意思。这些有意义的活动，老人们都很感兴趣，赢了就有奖品，都是生活日用品，有牙膏、牙刷、肥皂、香皂、洗涤灵、饮料及各种食品，老人们都积极参加，哪怕是拄着拐杖行动不便、坐在轮椅上的老人也会让保姆或服务员推着去参加，不想错过这热闹的场面。一位痴呆老人，服务员教她做，用手推转盘，结果转盘箭头指在一小包点心上，她高兴地打开就吃。还有一位老太太一直没有得到奖品，转来转去有点不服气，她就参加绕口令，本来就有点痴呆，口齿不清，一遍又一遍，说到两三句就说不下去了，又不肯离开，服务员理解她想要奖品的迫切心情，就给了她一个得奖证，她高兴地快步走到奖品台前，领到一盒牙膏。大厅里热闹非凡，谁也不会放弃这样的好机会。

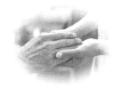

都知道适当地活动、保持乐观对身体都有好处，各有各的爱好。70多岁的老太太很喜欢花，她养的盆花多，冬天房间里的花都放满了；天暖时，她在院子里栽花，经常给花拔草、捉虫；到了秋天给花修拔剪权，收下花种来年再种。本来她的腿不太好，走路拄着拐杖，可是种花时，把拐杖放在一边，有时坐个小板凳栽花，有时板凳也不坐了，慢慢地移动着种花。经常有人劝她注意安全，别摔倒了，并帮她一起种花，说她腿不好、不方便就别种花了，好好休息吧，老太太却说："我种花让大家欣赏花的美丽，还可解闷消愁嘛，再说我活动活动对我的腿有好处，现在腿就比过去好多了。"她的话感动着每一个人，没有不敬佩她的。

以上是某位老人描写的养老院生活，请结合文中内容回答下列问题：

1. 说一说你对养老院的认识。
2. 谈一谈机构养老的未来发展趋势。

模块三　掌握机构养老的沟通技巧

▶ 学习情境

刘奶奶70多岁，刚入住养老院。住院时老人的女儿说老人近两三个月经常忘记东西放在哪里，有时候东西就在自己手上还到处找，而且还爱自言自语。最近一次老人出门买菜竟然找不到家了。后来女儿陪老人看医生，确诊老人患有老年痴呆，虽然是早期，但是由于老人女儿工作太忙，实在没有时间照顾老人。在老人走失第二次之后，老人女儿决定把老人送到养老院，起码这里可以有专门的人看护和照顾老人。但是刘奶奶却不愿意承认自己有病，更不愿意住养老院。刚进养老院时，刘奶奶情绪非常激动，脾气暴躁，对护理人员又喊又骂，不论护理人员做什么，刘奶奶总是不满意，挑出很多毛病。

院内护理人员了解老人的苦闷，也知道老人对自己的病情的无奈以及对院里环境的不适应。所以无论刘奶奶如何发火，护理人员都不气不恼，等老人骂完了，护理人员还是对老人微笑着，然后继续做自己的事，该帮老人整理东西的继续整理，该打饭的继续打。当老人拒绝参加院内活动时，护理人员也不勉强，只是走过来，拉住刘奶奶的手说："奶奶，我想去看看呢，要不您陪我一起？"到了大厅，刘奶奶看着一堆老人那么开心地做着活动，护理人员也慢慢陪着刘奶奶拍拍手、跺跺脚。刘奶奶的抗拒心理慢慢消解，开始跟随节拍动起来。护理人员看到刘奶奶也一起动起来，一直对她竖大拇指。

▶ 情境分析

养老院的老年人与社会上的其他老年人一样，在步入老年期后，有着一般老年人所共有的生理变化和心理变化，他们同样也有着比物质需求更强烈的心理需要。在养老机构这个特殊的环境中，老年人还会具有社会上其他老年人所没有的特殊心理需求。如何满足养老机构老年人的需求，让他们安度晚年，这些都给养老院的工作者提出了更高的要求和挑战，要求工作人员具备敏锐的观察力

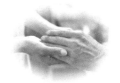

和准确的判断力，能够及时发现老年人的健康问题及各种细微的变化，除此之外还需具有良好的沟通交流能力，可以准确全面地评估老年人的需要。

相关知识

一、养老机构老年人沟通处境分析

与老年人的沟通工作是和任务环境密切相关的，并且受到环境中其他因素的影响。工作人员与老年人所共同奉行的有关沟通的想法和理念以及处理沟通的技术手段都会对沟通工作产生影响。

（一）院舍养老沟通处境

图 6-1 给出了院舍环境下沟通系统中各元素之间的关系。在每一个扩展的集合中各个元素都对其前面的元素产生一定的影响，系统中相邻的元素相互影响最大，相隔越远的元素直接的、及时性的影响越小。

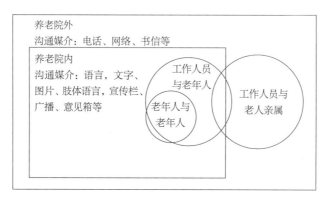

图 6-1　院舍养老沟通处境

通过图 6-1 我们可以看出，在养老院内，沟通工作主要有"老年人与老年人""工作人员与老年人"以及"工作人员与老人亲属"三个部分组成，其中"工作人员与老人亲属"以及"工作人员与老年人"的沟通有重合，且一部分发生在院外，比如工作人员向老人亲属反映老人的问题，或者老人亲属电话咨询老人的情况等。需要说明的是，"老年人与老年人"的沟通原则应该是与"工作人员与老年人"的沟通没有交集的，但是本书主要从服务角度探讨沟通服务，所以主要讨论"老年人与老年人"沟通部分中与"工作人员与老人"沟通之间的交集部分，即工作人员如何促进老年人与老年人之间的沟通，比如调解老人之间的矛盾。

（二）沟通过程及沟通媒介

沟通过程主要有事前准备、分析需要、表达信息、信息反馈以及处理异议等方面的沟通，因为前面的章节已经讨论过，在此不再赘述。但是需要注意的是，不同的沟通模块在沟通过程中有着部分内容或细节上的不同。图 6-1 中三个模块在前期准备中，沟通目标必定是不同的，一个可能是调解老人之间的关系，一个可能是了解老人的需求，一个可能是传达老人的生活状况等。

院舍养老的沟通媒介，在院外主要通过电话、网络、书信等，主要与老人亲属或者主要联系人沟通。

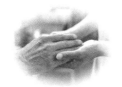

如：院内工作人员可以记录老年人的生活点滴，以图片辅以文字的形式通过网络或书信传达给老年人的亲属，让老人亲属了解到老人在院里的生活情况。

在院内面对面的直接沟通主要通过语言、文字、图片、肢体语言以及特殊语言，如手语等完成。与听力有障碍的老年人进行沟通时可以借助助听器，也可以采用书写的方式，不识字的老年人要借助图片或者画图以及肢体语言进行沟通；与听力、视力有障碍的老年人进行沟通建议多采用触摸的方式。对于聋哑老人，可以采用简单的手语进行沟通。除了直接沟通外，对在院内集体生活的老年人而言，间接沟通也是与机构老年人进行沟通的一种重要方式。一般院内会设宣传栏、广播、意见箱、举办活动等与老年人进行沟通。

如：养老机构的老年人总觉得社会不关心他们，他们是被社会抛弃的，机构也不够重视他们。养老机构可以通过宣传栏、广播等传递外界信息，宣传院内服务，摘抄社会热点新闻或者与老年人密切相关的社会事件；可以设置意见箱收集老年人意见，还可以与外界联合为老年人举办各种活动等方式来传递对老年人的关心。

如图6-1所示，主要的沟通工作发生在院内。

二、与不同沟通对象的沟通实务

（一）与老人亲属的沟通实务

入住机构养老的老年人大多罹患多种慢性疾病，甚至伴有思维、行为、语言、智能、肢体等方面的多种障碍，生活自理程度下降，甚至日常生活照料的能力完全丧失，如吃饭、穿衣、大小便等均不能自我料理。子女因为工作、身体等原因力不从心，常常选择将老年人送到养老机构，希望养老机构能够给予舒适的照顾。养老机构在老年人亲属咨询接待、探视、意外事件、出院等环节中做好沟通，使老人亲属能够正确地评估自家老年人的现状，能够理解老年护理工作，从而配合支持，是一项重要的工作。

1. 咨询接待工作中的沟通实务

每一位老人亲属在正式咨询养老机构工作人员前都会先到机构实地查看，看硬件设施、院区环境、居住房间设施、安全防护设施、医疗保障设施；观察工作人员的精神风貌、服装是否整洁、有无挂牌工作、仪容仪表等；看已居住老人的面容、仪表、饮食；询问已居住的老年人、老人亲属，从侧面来了解养老机构的服务水平。因此，需要工作人员对老人亲属想要了解的内容非常熟悉，注意自己的仪表仪容。

老人亲属前来咨询时，首先要做到热情礼貌地接待。比如，给老人亲属递一杯水，搬一把椅子让老人亲属坐下来休息片刻。接待时和老人亲属面对面，首先让老人亲属将需要入住老年人的基本情况和需要提供哪些基本服务简单介绍一下，使工作人员对老年人的情况有一个基本的了解。然后工作人员针对老人亲属的需求，详尽地介绍院舍的基本情况。其次，主动带老人亲属实地参观。如果老人亲属有需求时，需提供老年人的基本信息。

2. 探视时的沟通实务

老人亲属探视时，工作人员需要做到主动沟通，实事求是。

老人亲属来院时，工作人员要热情接待，向老人亲属如实地介绍老人情况，但在介绍时一定要讲究技巧性，要先将老人点滴的进步告知亲属，如老人吃饭比以前多了几口、睡眠比以前好了一点、白天愿意参加活动了；而不是将老人说得一无是处，如晚上不睡、白天瞌睡、喊叫不止等。

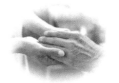

即便有上述情况,我们也要委婉地告诉老人亲属,而不是亲属一到,就列举老人的种种不是,这样做的结果会让亲属很反感。总之,以事实说话,但注意讲话技巧。既保证如实反映了老人的情况,又让亲属了解到养老院的服务情况。在沟通中,切忌夸大事实,没有做到以老人为本,而是从院里利益出发,一味讨好亲属,只讲老人进步之处,不客观介绍老人的衰老现实。

如:某养老院有位老人,女,85岁,已住院5年。老人的女儿不常来看望,基本上一年来一两次。今年老人女儿来探视时,工作人员向其介绍了老人目前的情况,并出具了老人身体情况评估表,工作人员表示,老人目前的情况需要提升一级护理,这就意味着老人的住院费用要增加。面对这种情况,工作人员要做到:

(1)对老人与机构签订的服务协议内容非常清楚明白。

(2)对老人目前的身体状况和需求调查或评估清清楚楚,与新的护理等级相比较,判断是否相符,并且了解新的服务协议内容。

(3)听取老人及其家属的想法,对老人及其家属的想法表示理解,同时对院舍的安排做出解释和沟通。

(4)向老人及其家属解释新的护理等级的费用、内容,并且给老人和家属时间消化、思考和提问。

(5)如果老人与家属不同意,应该耐心给予具体解释,并且告知这样做的结果对老人和家属的危害,同时解释清楚院里的责任和义务,并做好记录;如果老人和家属接受院里的解释和做法,需要向老人和家属进一步解读新的服务内容、费用等其他事项并签订协议。

(6)询问老人和家属是否还有其他问题需要咨询。

3. 处理意外事件时的沟通实务

老人患病时,沟通要做到及时、客观以及尊重。

入住机构中的老人,年龄大,本身抵抗力差,罹患一种或几种慢性疾病,长期服药以维持病情稳定,季节转换时,不能适应季节的变化,常常会生病。机构要及时打电话通知老人亲属,告知老人目前的身体状况以及采取的医疗措施,并要求老人亲属及时来院看望和关心老人,同时安排医生向老人亲属当面交代病情,并把治疗方案告知老人亲属,征求老人亲属对治疗的意见,是继续留在机构治疗,还是转上一级医疗机构诊治。机构应充分尊重老人亲属的意见,做好老人的医疗护理工作。

其他意外事件发生时,沟通要做到积极主动,以事实说话,避免矛盾激化。

老人由于本身器官功能的衰退、步态不稳、视力差,甚至不能配合护理,有可能出现一些意外事件。以老人跌倒和骨折为例,在这种情况下,机构除了和老人亲属联系外,首先要带老人积极就医,按照骨科医生的治疗意见给予老人治疗,由于多为高龄老人,大多采取非手术治疗,卧床护理至关重要。和老人亲属沟通时,先不要谈论是机构的责任还是老人本身的责任,应该引导老人亲属一起把精力关注到老人身上,共同做好老人意外事件发生后的护理、饮食工作,待老人病情稳定后,再和老人亲属谈论事情发生的原因和责任。事实上,如果在老人发生意外事件后采取积极的措施,即便有机构的责任,老人亲属这个时候也能够理解院内护理工作的难处和不易。

如:某养老院的李某,男,80岁,某日凌晨,老人起床后如厕,不慎跌倒在卫生间。养老机构在发现老人跌倒后第一时间通知老人家属,然后及时把老人送往离养老院最近的医院。经检查,老人被诊断为腰椎压缩性骨折。医生建议老人回养老院由专业护理人员为老人提供保守治疗,加强护理。后来,老人慢慢好转,并且能够自主起床和如厕。家属对养老院表示万分的感谢。

在这个沟通过程中,养老院工作人员做到了以下几点:

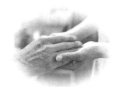

（1）发现问题的第一时间立即请院内医护人员对老人进行检查和处理，同时及时通知家属，向家属介绍老人伤情，并建议家属同意老人转院进一步接受治疗。

（2）在老人转院和治疗过程中，养老院及时了解老人跌倒的原因，并及时与老人家属沟通，而没有选择掩盖事实或者推脱责任。

（3）在与家属一起听从了医院医生建议后，经老人家属同意后，提高老人护理等级，并将高一级的护理流程、内容以及在保守治疗的过程中老人可能出现的问题详细地向老人家属进行了解释，还就老人家属需要做的事情也对其进行了交代。

（4）向老人家属解释养老院在护理老人过程中可能遇到的困难以及需要老人家属理解和提供帮助的地方，希望老人家属能理解和积极配合院内工作。

（5）整个过程中，院方工作人员始终积极耐心地倾听老人家属的意见，对老人家属提出来的意见进行积极反馈，并表示感谢。

4. 老人出院时的沟通实务

老人出院并不意味着沟通工作的终止。

老人由于种种原因被亲属接出院时，需要工作人员主动询问老人亲属带老人离院的原因。如护理工作是否不能满足老人的需求，或者对护理质量、服务态度有不满，或者发现工作人员给老人带来了伤害，或是老人亲属对老人在院的情况没有异议，只是老人亲属自身和老人的要求等。了解了老人出院的原因，针对出院原因进行分析，如有错误应积极纠正和改进。

然后需要对离院的老人进行跟进服务。了解老人从院内过渡到新环境是否存在适应问题，并且了解老人亲属是否需要老人住院期间的档案资料等。如有需要，在不违反院内规定的情况下，要积极配合老人亲属。

总之，在各环节中做好沟通，积极争取老人亲属的理解和支持，对养老服务工作具有重要的意义。当然最好且最有效的沟通是做好老人的护理工作，这是良好沟通的前提，也是良好沟通的目标。

（二）与院内老人的沟通实务

关于与老年人的沟通技巧，本书前面几单元已经阐述过，本模块主要围绕院舍环境，讨论院舍工作人员，主要是护理人员与住院老人的沟通实务。

护理人员通过语言、姿势、表情等与老年人进行沟通，通过沟通达到双方相互理解、支持的目的，使老年人的晚年生活更加有意义。在与机构养老的老年人进行沟通时，护理人员需要做到如下几点：

1. 主动沟通，态度真诚

与院内老年人沟通要做到主动积极。老年人多有倾诉的需要，但是在院舍环境中，老人大多数都是和其他老人生活在一起，当面对工作人员时，老人也会担心护理人员不喜欢听自己的事情，也会敏感、自卑。这个时候就需要工作人员积极主动，比如在院内看到老人就向老人问好，可以称呼老人"爷爷""奶奶""阿姨"等，还可以以职业称呼老人，如"医生""老师"等。随时对老人嘘寒问暖，老人会感到自己受到了关注和关心，会不自觉地想跟工作人员多聊聊，这也是工作人员了解老人的好机会。当然与老人沟通还需要真诚、友善，要礼貌对待老年人的习惯，了解老年人的身体状况，以老年人喜欢的沟通方式进行沟通，让老人感到舒适、真诚、被关注。在沟通时，应认真并耐心地听老人诉说，有时候老人可能对一件事重复说好几遍，这个时候工作人员应该保持耐心，不可以东张西望，表现出心不在焉或者不耐烦。

如：自从住进某养老院的第一天晚上，65岁的周阿姨就开始失眠了。"刚来的好几天晚上，她

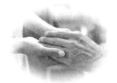

几乎没有合上眼。"护理人员小马回忆，老人非常不适应养老院的生活，跟其他老人交流也不多，经常呆坐在床上，半天不说一句话。"为了不让老人感到孤独，我每天都去陪她聊天，带她出去晒晒太阳。时间久了，老人就与我熟悉了，什么事都跟我说，也愿意让我带着她转一转，了解养老院的环境。"

2. 语言沟通与非语言沟通相结合

老年人由于各种生理机能衰退，尤其是感觉器官功能的衰退，容易出现耳聋、耳背；而脑组织萎缩、脑血管疾病后遗症易造成语言障碍。因此，在养老机构要了解老年人的心理状态和思想情况，非语言沟通日益彰显其重要作用。除了掌握语言沟通技巧外，护理人员需要掌握一些非语言沟通的知识与技巧，以便与老年人有效沟通。

语言沟通的技巧在本书第四单元已经详细介绍过，在此不再重复。总而言之，护理人员需要注意与老年人建立良好的互动关系，注意锻炼自己的说话技巧。说话的技巧直接决定了沟通的效果。如在刚开始谈话时，可以多聊老人感兴趣的话题，可以询问兴趣，寻找共同语言，要注意避开忌讳的话题和自己不熟悉的领域；话题转换过程中要注意连贯性，不可生硬地转移到护理人员自己想要聊的内容上来。询问时尽量用开放式提问，少用疑问句，多用陈述句，避免不断给老人提意见，要时刻关注老人的自我决定权。

在院舍内，与老人沟通的一些非语言技巧有：

（1）配备书写工具。在院内不同的位置配备书写工具，通过留言、意见箱等方式，老人可以随时提合理化的建议和意见，工作人员也可以及时了解老人的心声，改进工作中的不足。要注意的是，这些工具的制作和摆放必须方便老人使用。比如宣传语言要简洁、生动，字体不宜太小，多辅以图片说明等。

（2）注意面部表情。一个微笑可以让老人倍感亲切，同时也能给老人以安慰；工作人员走在院内，看到行动不便的老人时，随意一个问候、一个微笑、一个搀扶、一个关切的眼神，都可以拉近老人与工作人员之间的距离，让老人感受到温暖和尊重，从而也更愿意与工作人员亲近，让工作人员对老人多一分了解。院内护理人员应运用自己的面部表情，与老人的情绪体验相一致，促进与老人的有效沟通。这里需要注意面部表情与内心情感的统一。

（3）与老人保持目光接触。在与老人面对面沟通时，注意与老人保持目光接触，护理人员的热情注视会给老人带来安全感；同时，关注的目光也有助于护理人员从老人的表情中判断老人的心理状态。这里需要注意的是，即使与有视力障碍的老人面对面沟通，也需要与老人保持目光接触，这会让老人感受到被尊重、被重视。

（4）拉近与老人沟通的距离。护理人员在与老人进行交谈时，应注意让老人保持在一个舒适的体位，不能让老人出现紧张或不舒适的感觉。因此，护理人员在对老人进行照顾时，可以选择站或坐在老人旁边，倾听老人说话，辅以亲切、关怀的语气，让老人感到舒服和温暖；同时，保持认真倾听，让老人的情绪得以宣泄，并及时给予老人回应。

（5）多与老人进行拥抱、拉手等身体接触。拥抱是人类原始的本能，是人类精神慰藉的需求。老人在院内的喜怒哀乐，往往都可以通过拥抱来让其宣泄、表达，得到安抚；加上老人在院内远离儿女，行动多有不便，又历经沧桑，他们特别渴望别人用拥抱去抚慰、滋养心灵。但是要注意触摸对象的性别、年龄、文化背景以及触摸的部位等，尽量不要触摸老人的头部，以免造成老人的反感。

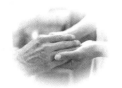

如本模块学习情境中提到的案例。后来，老人的心理负担慢慢消失了，老人握着护理人员的手诉说了自己年轻时生活的种种不如意，到老了却落得一个人在养老院的下场。护理人员用手拭去老人的眼泪，把老人拥入怀中，对老人说："这里也是家，您有两个家了，如果不嫌弃，我们都愿意做您的子女，您有什么要求，尽管说，我们都会帮您。"刘奶奶听着护理人员说的话，看看他们每天做的事情，心里踏实多了，慢慢喜欢上在养老院的生活。在整个案例中，院内护理人员综合使用共情式回应、积极反馈、鼓励等语言技巧和微笑、沉默、倾听、暗示、拥抱、手势等非语言技巧，稳定了老人的情绪，改善了不良的心理状态，增强了老人的自信心，使老人得到了关爱、体贴，使服务人员和老人之间多了一份理解和同情。

三、机构养老服务中常见主题沟通实务

（一）关于矛盾的沟通实务

1. 老人投诉护理人员的沟通实务

如：中午某养老院工作人员小王巡查老人的午休情况，看见一位长者把衣服都脱了，坐在床边。经询问得知，老人哭诉有护理人员答应给洗澡，她回房间准备好了，可是半个小时过去了，还是没有人过来，老人越说越气愤、激动。小王听后给老人道歉并协助给老人洗澡，安抚老人的情绪，经调查得知了事情的真相：此老人中餐后要求护理员给洗澡，由于用餐时间较忙，护理人员对老人说："好，等中班的过来，现在忙不过来，不好意思啊。"由于老人耳背，只听到了"好"字，就回房间开始准备洗澡，于是发生了前边讲述的状况。

以上案例中，老人投诉护理人员没有为她提供洗澡服务。在养老机构中，此类情况也经常发生，只是投诉的内容不一样，面对这种情况，养老机构的管理者需要做到：

（1）保护老人的自尊。养老院护理员不要在老人能看得见的地方与他人窃窃私语。收到投诉后，不要私下谈论投诉事件，避免给老人或者护理人员造成压力。

（2）核实真实情况。很多时候老人对护理员的投诉并非因为护理员的工作不到位，而是老人出现了误解或者把一些不满情绪发泄到护理员身上，比如有的老人心里有事，吃了安眠药还睡不着，就责怪护理员把药给错了。因此对于投诉内容要进行核实，对于含糊不清、存在疑问或矛盾的内容要进行询问核实。要有足够的耐心，做到仔细询问、倾听、适时反馈，避免与老人发生争辩。

（3）创造良好的沟通环境。选择安静、舒适、光线柔和、温度适宜的环境与老人面对面交谈。

（4）注意倾听。说话要简单易懂，保持耐心，鼓励老人畅所欲言。

（5）理解老人。由于受老化的影响，老人的听力减弱、视力模糊、记忆力下降、反应迟钝，加上环境适应问题、长期病痛产生的心理反应等问题，老人会对护理人员存在误解或者向护理人员发泄心中不满。此时当收到投诉时，在调查清楚事实后要先做到理解老人，对老人的心理护理也是养老服务的重要内容之一。

（6）如果不是护理人员的错误，护理人员也需要被理解，此时机构的管理者需要多做护理人员的工作。

再如：某养老院来了一批志愿者。志愿者小张在给杨爷爷量血压时，杨爷爷拜托小张出门的时候带两节电池回来，他房间里的空调遥控器没电了。小张很好奇，询问杨爷爷为什么不跟护理人员反映，护理人员会帮他们去处理物品采购问题。杨爷爷小声告诉小张，护理人员平时都不理他，他怀疑护理人员虚报需要购置的东西，然后自己买了拿回家用。小张听了很诧异，也有点气愤。于是

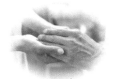

小张在结束当天的志愿服务后,为杨爷爷买了四节电池,心想杨爷爷可以用好一阵子了。第二天到院里的时候,小张拿着电池找到养老院院长,告知护理人员不顾老人需求,浪费院里资源满足自身需要的情况。院长听后,把照顾杨爷爷的护理人员老赵找来,说明缘由后老赵很委屈,拉着小张和院长来到院里摆放老人物品的办公室,拉开其中一个抽屉,里面有很多未拆封的电池,老赵说:"杨爷爷记忆力不好,他老是跟我们说要电池,我们一开始总是会给他,可是不久他就丢了,再跟我们要,后来我们都不会给他了,然后他就会跟其他工作人员要,因为大家都了解了杨爷爷的情况,所以都不买给他,哪想到他现在又向志愿者要了……"

2. 老年人之间矛盾的沟通实务

有智力障碍的陈爷爷主动给少言寡语的张爷爷叠衣服,张爷爷不喜欢别人碰自己的东西,说了陈爷爷几句并推搡了几下。同屋的老人看见了,转身对别的老人说这件事,传着传着,情节就变了样,大家都不肯与张爷爷多说话,觉得张爷爷会欺负人、难相处。

集体生活难免有摩擦,人与人之间的生活习惯、成长环境、家庭背景的不同造成了养老机构老年人之间的差异,误会、矛盾、冲突不可避免。在养老机构中,老年人之间有时会为了很小的事情导致误会发生,争执不下,因此处理老年人之间的矛盾也是一项重要的工作内容,促进老年人之间的有效沟通就是关键。

面对老年人之间的矛盾,应该这样做好沟通工作:

(1)注意观察。注意老人的变化,了解老人是否出现人际交往中的纠纷。

(2)不要着急询问,避免引起老人情绪的激烈变化。一旦知道老人因人际关系而烦恼时,不要直接询问老人。首先要观察老人和其他老人交往的过程,分析老人的问题出在了哪里。

(3)对老人的情况掌握后,再尝试和老人交流。交流开始后,先平息老人情绪,表示理解老人的心情,然后进一步鼓励老人叙说事情和自己的想法。

(4)在老人说出事实和自己的想法后,和老人一起分析问题的根源,共同找出解决办法。

(5)给老人一个思考的时间和空间。

(6)向其他人了解发生的情况和他们对此事的想法。

(7)向老人讲述一些人际交往的知识和技巧,比如引导老人主动关心身边的人,常常保持微笑,不要对他人有过高的期望等,帮助老人改善人际关系。

(8)促成老人对事情进行沟通和澄清,达成谅解。

(9)鼓励和倡导重"情"而不是重"道理"。

此外,莫让心理不相容的老人住在一起。养老院里众多老人生活在一起,难免有矛盾,因此尽量不要安排生活习惯、文化水平差异大的老人住在一起。在本案例中,如果张爷爷实在不愿意与有智力障碍的陈爷爷同住,可以考虑让两位老人分开住。

(二)与有情绪问题老人的沟通实务

老年人由于生理老化、社会角色改变、社会交往减少以及心理功能上的变化等主客观原因,容易产生消极情绪,进而影响老年生活。相对一般老年人,养老院中的老人可能要面对更多的变化,也就更容易产生不良情绪。

如:自从张奶奶的丈夫去世后,她一直独自居住,身患心脏病、高血压、喉咙肿痛、视力下降,日常生活基本能够自理,因子女不放心其一人居住且无时间照顾,经再三劝说后,将其送入养老院。

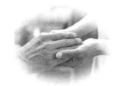

张奶奶内心极不情愿，刚到养老院的几天，整日以泪洗面，认为自己被子女抛弃了。张奶奶很爱干净，但同寝老人患有严重痴呆，经常随地大小便，因此张奶奶常与其陪护发生冲突。张奶奶性格较孤僻，与其他老人和不来，平时独来独往。虽然子女在周末和节假日会时常来看望老人，但张奶奶常处于孤单、寂寞、被抛弃的情绪中无法自拔，寂寞和疏离感让张奶奶难以找到继续活下去的价值，几次流露出自杀的倾向。

因此，当与有不良情绪困扰的老年人沟通时，需要掌握以下技巧：

（1）做到理解和尊重。不要把老人当成弱者来看，也不要对老人的情绪问题视而不见，采取漠视的态度，言辞间不顾及老人的感受。在沟通中，工作人员首先要做到平和、微笑、耐心、倾听，让老人感受到他人对自己的肯定与尊重，有助于老人维持平和、愉快的心境，少生怒火。

（2）理解老人情绪变化的种类和爆发的原因。一般来说，孤独老人的表现为行动迟缓、喜欢离群独处；在生理上表现为食欲不振、睡眠不好、容易疲倦；忧郁老人的表现是无缘无故地忧虑，终日唉声叹气、愁眉不展；焦虑老人的表现是整日惶惶不可终日，心神不安，无法保证正常的饮食和睡眠；愤怒老人的表现是出现短暂的情绪爆发，进入应激状态，同时会引起血管、心脏的亢奋，肌肉紧张，严重时会出现神经系统的紊乱；疑心重的老人比较敏感、以自我为中心，总是持有自我保护的态度。

尤其当老人发怒的时候，要正确对待老人的怒火。首先要忍让，给老人时间和机会发泄心中的怒火，此时沉默、不多言语或者只是说一些表示同感的话，有助于老人平息怒气。注意不要不理不睬，否则老人会因感觉受到忽视而更加愤怒。

（3）及时给予语言安抚。如当老人极度悲伤时，与老人接触要借助语言，但言辞要明了。可以说"这很让人难过""您一定很难过"，以表达认同，让老人觉得他的情绪合情合理。还可以适时提出建议，如"我能为您做些什么"或者"我可以抱您吗"。此时切记不要急于给老人一些建议或劝慰。

（4）鼓励老人以非语言的形式表达其情绪。如鼓励老人叹息，或发出各种声音。工作人员可以用柔和的目光尽量注视老人、握着老人的手、拥抱老人等，可以更多地接触肌肉紧张的部位，让老人产生轻松感。还可以辅以音频、视频等媒介放松老人的心情。

（5）等老人冷静下来以后，和老人一起分析引起老人情绪变化的事实和老人内心深处的想法和需求。必要时，可以联系老人亲属，使其与老人进行沟通，因为很多时候，老人渴望与自己的亲属沟通而不得时，又看到别的老人有机会，这样容易心理失衡，再加上一些不如意的事情，则免不了情绪失控。工作人员可以帮助老人与亲属沟通，协助老人亲属了解老人内心的需要和感受。

（6）尽量让老人听清、看清，避免误解。如果工作人员轻声轻语，有些老人听不清楚，就会起疑心，平添不快，因此要注意说话的声音及语速，设施摆设要一目了然，文字注解要简洁醒目，确保老人看清、听清。

（三）与有特殊需要的老人的沟通实务

大多数老人都拥有较强的适应能力，所以他们都能面对晚年和老化过程所带来的变化以及对情绪的考验。但是在院舍环境中，老人的非正式社会支持网络比较薄弱，来自家人亲朋的支持比较缺乏，容易遇到情绪或心理上的困难，很可能需要专业援助。

现代的养老机构注重引入更多专业人员，以社会工作为代表，将社会工作的理论、方法和技巧运用到养老机构中，了解老人的需要，评估老人的生理、心理、社会环境和处境，设计全面的照顾计划。

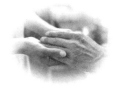

如在面对抑郁老人时，运用认知行为疗法与老人沟通，找出导致老人不安情绪以及不当想法较为恰当；利用缅怀往事疗法与人生回顾治疗，可以让老人走出情绪屏障，更好地维护自尊；在面对失智老人时，可以运用认同疗法的技巧来帮你分析老人说出来的听起来无意义但却是他们试图与工作人员沟通的话等。因为本书篇幅有限，加上这些疗法和沟通过程更多涉及心理学和社会工作的专业知识和技巧，在此不再展开讨论。

与不同处境的老人沟通有许多不同的方法，无论使用哪一种方法，老人一般对于如下的沟通过程反应比较良好：

（1）在沟通过程中，着重与老人建立信任和尊重的关系是所有工作的前提，也非常受老人欢迎。

（2）在沟通过程中，尊重老人，给予老人充分表达和倾诉的机会，扮演好倾听者，让老人积极参与到沟通和治疗工作中，共同制订沟通和服务目标。

（3）在沟通中引导老人改变对现有事物或事实的看法和态度，引导老人修正行为，这样的沟通和后续服务工作比较容易见效。

（4）沟通过程中注意保密，保障接受辅导的老人的隐私。老人会担心自己的信息被泄露，分享个人信息时可能会感到不安，不愿意透漏真实感受和忧虑，此时确保老人的隐私不被泄露，接纳和认同老人的情绪，让老人感到安全很重要。

（5）沟通过程辅以各种活动，效果会更佳。比如帮助老人投身于感兴趣的活动，如钓鱼、画画、书法、摄影、养花、旅游、跳舞、布置家庭环境、社区聚会等；或者根据老人问题精心设计一些老人康乐活动，通过语言交流、肢体活动等满足老年人锻炼身体、放松心情、结交朋友、排遣烦恼、调节情绪的需要，同时还能开阔心胸，让老年人体会到自身的价值和生活的意义，从中得到快乐，以积极的心态应对衰老。

无论哪一种方法或技巧，都需要工作人员树立正确的老年观念和服务理念，支持并给予老人力量，视老人为有崇高价值和坚定意志去应对生命中困难的人；还需要在与老人沟通中全身心地投入，具备奉献与牺牲精神，需要与老人一起，真正融入养老院的生活，在共同生活的环境中影响老人、关爱老人。

▶ 知识链接

1. 语言与护理

在院舍养老中，语言同样是老人之间、服务人员与老人及其亲属之间进行社会交往的工具，语言的运用恰当与否，直接影响养老服务的效果。恰当的语言具有积极作用，有助于身心健康的恢复。运用语言交谈对老人进行心理护理时，需要注意以下方面：

（1）要重视语言在护理老年病人工作中的重要作用。通过与老年病人的诚恳交谈，帮助病人正确认识和对待自己的疾病，使其得到精神上的鼓励。要多运用有利于恢复健康的语言，传递有利于恢复健康的信息。对病人在交谈中表现出来的心理反应，护理人员要有所认识，病人悲痛时要给予安慰和同情，让其合理地宣泄心中的烦恼，得到心理上的满足。

（2）与老人交谈时要落落大方，举止文雅，语言文明。双脚平肩宽而立，双手前握自然下垂，固定站立，使老人觉得你是一位稳重而端庄的护理人员。切不可双手插兜、背靠墙，给人以懒散不恭的印象。说话时，外部表情不要过于丰富，手势勿过多，以免引起老人反感。

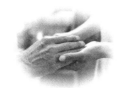

（3）交谈时要表情自然，注视对方面部或眼部。不可有意无意地做出一副心不在焉的样子，使老人感到你不尊重他。

（4）交谈时要注意观察老人的情况。了解老人的心理活动并接受其建议及征询要求等。

（5）交谈内容不要涉及他人。尤其不要在背后议论其他护理人员的是非及其他老人的隐私，否则易引起老人反感。

（6）对于不该告知老人的病情及诊治措施，应注意保密，以免引起老人的不良心理反应。

2. 养老机构老年人的一般心理访谈

老年人都希望自己健康长寿，但衰老是客观存在的。老人一旦进入养老院，周围接触的都是同龄人或者年纪更大的老人，且往往都患有各种疾病，这使得老人一时心里很难接受，尤其是见到同楼甚至同室的老人病故，更会产生悲观情绪。这就要求工作人员要加倍关心老人，经常安排一定的时间陪伴老年人，并与之谈心。

有的老人情感会变得幼稚，常为不顺心的小事生气、哭泣，工作人员要给予更多的理解，耐心照料，满足其要求。

老年人特别希望被人尊敬、重视，喜欢谈论往事，炫耀年轻时的成就，工作人员要表示乐于倾听，适时加以赞扬，这会使老人很高兴，感觉受到了尊重。

老年人一般都有不同程度的健忘、耳聋和视力下降，工作人员要细心、热心、不怕麻烦，例如把老年人的日常用品集中放到容易取到的地方，使老人感到方便。

与老人讲话要语气温和，音量较大，使之能听清。

对老年人的固执、任性及生活方式刻板要给予理解，尽量使老年人自己的生活空间个人化，使老人感觉如在家一般。

对老年人常年养成的习惯，在不影响其他人和院规的情况下，要尽量予以照顾，保留其原有习惯。

对住院的孤寡老年人更需倍加关爱和呵护，处处关心，关注他们的喜怒哀乐，让老人感觉到工作人员时刻都在关心他们，尊敬爱护他们，时时注意他们，这样才能使老人告别孤独，身心健康。

3. 老年人康乐活动

（1）根据活动的适合人群，老年人康乐活动分为：

1）高龄老人康乐活动。针对75周岁以上的年老体迈的老人开展，主要以活动量少的游戏、言语性的交谈、静养、文化创作等形式开展。

2）中、高龄老人康乐活动。针对65～75周岁、活动能力尚可、无肢体功能障碍的老年人。活动量比高龄老人稍大，活动范围更广，除了进行高龄老人活动外，还可以进行爬山等活动。

3）低龄老人康乐活动。针对65周岁以下老人，除一些需要强体力的活动外，一般活动都可参加。

4）病患老人康乐活动。现实中，还有一些由于自身生理特点遭受一些疾病从而导致某些生理机能丧失的老年人群，如脑血管意外导致半身偏瘫的老年人。针对这部分老年人，开展活动时可以结合老人身体状况，尽量通过活动维持其现存的生理机能，并恢复一些失去的功能。如对偏瘫患者，可以利用一个带线的足球道具，让老人手抓住线，然后脚踢系在线上的小球，并左右手交换，使四肢功能在活动中得以维持和恢复。

（2）根据老年人康乐活动的功能，主要分为：

1）学习型活动。老年人有组织地学习和自习，如上老年大学和各类老年辅导班。

2）社会服务型活动。参加社会性的义务劳动，如义务植树、义务执勤、打扫公共卫生及义务教育活动、社会活动等。

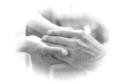

3）参与大众媒介型活动。如阅读书报杂志、看电视电影、听广播等。

4）社会交流型活动。如院内院外与人交往、交谈，与人闲聊等。

5）文艺、体育活动。如看文艺演出、参加体育健身活动、欣赏音乐、跳舞、散步等。

6）娱乐型活动。如下棋、打扑克、玩麻将等。

7）创作型活动。如利用闲暇时间进行发明创造等。

8）消极休息型活动。如独坐静卧、闭目养神等。

▶ 课堂练习

1. 全班同学分为5组进行角色扮演，每组分别有一人扮演孤独的老人、忧郁的老人、焦虑的老人、愤怒的老人、疑心重的老人。把有这些情绪的老人的状态模拟出来，然后和其他成员一起讨论情绪问题给老人造成的困扰，思考如何护理有情绪困扰的老年人。

2. 有一位老人在与另一位老人发生冲突时，两人动起手来。另一位老人推倒了这位老人，导致老人小腿骨折。养老院在通知家属并为老人提供治疗后，老人的家属认为养老机构应为老人的跌倒负责，需要承担相应的医疗康复和护理费用，但养老机构认为他们已经尽到了责任，老人跌倒是老人自身的原因造成的。

思考与讨论：

（1）养老机构与老人家属在沟通的时候易采用了什么样的沟通方式？

（2）为了避免纠纷，沟通的步骤该怎样设计？

▶ 案例分析

纠纷中机构养老的突围之路

目前，我国老龄化形势严峻且不断加剧。与之相较，随着我国家庭规模、结构，甚至理念的深刻变化，单一的居家养老难以适应社会发展，机构养老获得越来越多的认同。而从养老机构的情况来看，缺口明显、运营困难、抗风险能力弱等问题突出。如何推进养老机构进一步发展？从一些涉养老机构纠纷案件中我们或许可以寻找一些答案。

案例一　抑郁老人单独外出意外身故，原因成谜

刘某是家中独子，母亲已经去世。父亲一天天变老，认知能力和行为也有了异常。为了让老人颐养天年，刘某将他送到了福利院。

3月10日，刘某与福利院在早已打印好的入住协议上签字。附件中刘某写明："我不同意老人自主决定外出。"

入院体检结论中载明刘父有抑郁倾向。入住7天后，福利院制作了观察评估表，记载"刘父不主动说话、不与人交谈，家属告知有抑郁倾向"。而在9月初的几次护理交班报告上，也都记录刘父情绪反常。

9月12日上午9时，刘父以购买牙膏为由，在门卫处填写请假外出登记表后离开福利院。没想到，这一去却再也没能回来。当天下午2时许，公安部门从某河道里打捞上来一具尸体，经福利院辨认，系刘父。

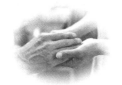

父亲遭遇不测，悲痛之余，刘某与福利院交涉赔偿事宜，却未能达成一致，刘某诉至法院。他认为，入住协议系格式合同，附件具有同等效力。双方在附件中明确约定"老人不能自主外出"，被告怠于履行监管职责导致父亲死亡，应承担赔偿责任。按照各方过错程度，刘某要求福利院承担其父死亡所致损失80%的责任，即73万余元。

被告则认为，即使"老人不能自主外出"的约定有效，被告的违约行为与老人死亡也不存在法律上的因果关系。事实上，老人的死亡无论是意外还是自杀，都无法预见。况且，这一条款本身也限制了老人自由，违反了法律强制性规定，应属无效。因此不同意承担责任。

法官说法

疏于管理非死亡发生决定因素。

对于"老人不能自主外出"条款，承办法官指出，被告作为入住协议格式合同制定者，负有更多的解释和审核义务，该条款以手写形式记入附件，是合同的一部分。

本案中，从刘父抑郁倾向和入院后认知、情感能力及情绪反常等记录看，不允许自主外出有利于保障其生命安全，符合法律精神、人之常情和老人利益。对此刘父亦签字同意，不存在无效情形。

关于刘父自主外出与意外的关系，法官认为，刘父的溺亡究竟是自杀还是意外，已经不得而知。福利院未履行合同约定，擅自允许刘父自主决定外出，客观上为事故发生提供了外在时空条件，但这不是导致其死亡的内在决定性因素。

而被告事发前数日发现刘父情绪反常却未引起警觉，未对其外出采取任何预防措施，故对于"死亡与自主外出无任何因果关系及不可预见"的辩解，法院亦不予采信。

综合被告违约行为与刘父死亡之间因果关系的大小，法院酌定被告福利院承担刘父死亡所致损失的25%，计23万余元。

案例二　如厕突发脑梗摔伤，家属放弃治疗死亡

12月31日12时40分，钱某突然接到敬老院电话："钱先生，你赶紧来，你奶奶昏倒了。"

原来，5分钟前，徐奶奶被同伴发现昏倒在卫生间内。敬老院在给她做了血压测量等基本检查，并服用保心丸后，赶紧通知了钱某。

到达敬老院后，钱某通知了其他家属。等大家都赶到后，14时50分，家属拨打了120急救电话，将徐奶奶送往医院。23分钟后到达医院急救。又过了7分钟，医院开出了病危通知，并告诉家属"徐奶奶为脑梗，病情有可能加重，危及生命"。

第2天上午9时，徐奶奶仍神志不清，呼之不应。医院告知家属病情后，家属表示放弃CT检查等，只要求一般治疗。中午时分，在医院告知风险后，家属要求转入社区卫生中心。

第3天下午5时，徐奶奶不幸死亡。医学证明书上记载"直接死亡原因为脑血管意外"。

老人去世后，敬老院支付了慰问金2 000元。对于老人的死亡，家属认为，按照与敬老院签订的入住协议书，护理等级为专护。根据专护的相关标准，老人上厕所要有专人陪同。敬老院没有专人陪同以致徐奶奶摔倒并诱发疾病，与死亡有直接关系，应承担全部赔偿责任。故起诉要求支付死亡赔偿金、丧葬费、精神损害抚慰金等共计24万元。

敬老院则指出，徐奶奶入住时就患有高血压、冠心病等，晕倒后，他们第一时间通知了钱某，并要求及时送医救治，但钱某表示等其他家属赶到后再送医院。敬老院已尽到通知义务，且徐某死亡的直接原因是脑血管意外，跟自身疾病密切相关，故不同意赔偿。

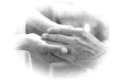

法官说法

敬老院承担与护理瑕疵相应责任。

对于各方责任的认定，承办法官指出，侵害他人造成人身损害的，应当赔偿相关损失；被侵权人有过错的，可以减轻侵权人责任。

对于徐某的死亡，徐某入住敬老院前即患有高血压等疾病，医院诊断其为老年性脑萎缩，患有脑梗，而死亡医学证明书记载，其死亡直接原因为脑血管意外，且徐某死亡时已近86周岁，综合各方因素，法院认定其系自身疾病导致昏倒，而非摔倒导致自身脑血管意外。

同时，法官指出，徐某家属在医院告知病情可能会加重、有危及生命可能时，向医院表示放弃治疗。接到福利院通知后，姗姗来迟，并转至医疗条件相对较差的社区卫生中心，可见家属考虑徐某年纪及疾病情况，已放弃了治疗。

考虑到徐某死亡与其年老体弱、自身疾病及家属放弃治疗的关系，对于原告要求敬老院承担全部侵权赔偿责任的诉讼请求，法院不予支持。

但本案中，根据双方签订的合同，被告对徐某的护理等级为专护；而徐某被发现昏倒在卫生间时无人"专护"，故被告在护理上确实存在一定瑕疵，故酌定被告敬老院支付原告1.8万元。

案例三　护理费用存疑，老人大闹养老院

某老年公寓在今年发生了一例因沟通不到位或错位导致老人及家属的不满意，而使老人纠缠不休，连续多次故意在公寓晨会交班时，对养老院进行批评与评论，甚至恶语相加，造成极为不好的负面影响。

据了解，事情经过是这样的：一李姓老人夫妇入住公寓某一护理区域后，由于感到多有不便，向公寓方提出调整护理区域。入住时由于熟人介绍和关照的原因，公寓方及时做出了调整方案，经老人自己现场查看其将要入住护理区域环境和房间床位布局，并满足了老人提出的整改意见，取得其认可后，次日即主动搬迁入住；入住后在每天的查房与巡视中，老人也未提出疑问和其他要求。但在次月的费用结算时，公寓按照调整后的标准收取费用，老人不同意，提出费用必须按原标准执行，并说："搬家时，我问过费用是不是一样的，你们说是一样的。"为此出现了开头的一幕（实际差异为：床位费误差200元/人·月，空调费误差40元/人·月，合计2人共误差480元/月）。后通过介绍人和委托人认可，老人子女同意并按调整后标准缴清所有费用。老人知道后依然不依不饶，坚决不同意缴纳费用，并与委托人和子女反目。迫于人情，老人子女虽有不满的表露，又不便即时而发，唯恐影响和刺激老人，但其内心充满着极大的不悦。万般无奈下，子女将误差的钱款另交公寓方，由老年公寓退还给老人后，才告一段落，事态平息。

仔细分析其事情的缘由，探究其工作的过程与细节，姑且不论老人的做法有无不妥，公寓方确实存在着做事草率、简单，沟通不及时、不到位，工作安排有疏忽、有缺陷等问题。从整个程序上可以发现存在如下欠缺或问题：其一，在调整护理区域及床位时，未清楚告知或答复老人调整后的各项变动情况，特别是费用的增减问题。其二，想当然地认为老人知道费用是随着护理区域和床位的变动而变化的，对老人当时提出的疑问采取随口一答，事后也未认真对待和过问。其三，老人在公寓内的居住区域发生变化后未及时通知委托人或者家属子女，未做好沟通工作并记录在案。其四，老人变更护理区域后，各护理区的主管负责人和护理组长没有参与其中，或者说，未办理任何交接手续或情况介绍与说明，物品和老人日常生活用品等也未登记入册。其五，未按规定办理《入住协议书》的变更确认等。

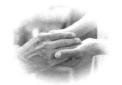

社会观察

纠纷"关键词":多重因素叠加。

涉纠纷老年人皆有疾病、行动障碍或智力不足等潜在风险,而养老机构则较多存在安全隐患、护理不当或用药过程记录不全,尽到与护理级别相对应义务的较少。

"弱势"双方的博弈。

养老机构在一定程度上属于公益性质,盈利能力较弱,社会资本关注度低,目前进入该行业的民营资本往往规模小、资金实力弱、经营稳定性差,属于相对"弱势"资本。从纠纷情况看,它们出于经营和成本的考虑,往往存在护工培训不到位、入住条件不合格、经费来源无保障等问题。

而老年人经济承受能力相对有限,不可能承受高昂的住院费用。同时由于认知、行动能力下降等客观因素,属于伤病高发"弱势"人群。部分子女也存在错误认识,认为把父母安置在养老机构中就可以一劳永逸,不用再履行探视和经济上的赡养义务。一旦发生意外,将全部照料义务甚至监护责任归于养老机构,赔偿期望值高,且容易情绪激动。这在一定程度上也增加了纠纷调处的难度。

处理老年人、养老机构这两个相对弱势群体间的纠纷,挑战首先在于理念上。一方面我们要鼓励行业发展,维护社会资本进入养老领域的积极性,不能予以过重责任;另一方面要保护老年人合法权益,维护行业规范性。两者之间要不断进行个案权衡。

挑战还在于涉养老机构纠纷法律关系的复杂性。该类纠纷中,往往服务合同责任、养老机构安全保障义务下的侵权责任、第三人侵权责任和子女的监护责任相互交叉,各种责任对于损害结果的作用系数认定难度大;加之双方当事人,尤其老年人举证能力弱、辨识能力弱,需要法官在利益衡量和自由心证的基础上做出裁判,处理难度大。

法官说法

让养老院走出"养老怨"。

公立养老机构缺口巨大,面临入住需求压力;民营养老机构多数处境艰难,心中常有委屈;老年人一方则总会觉得护理不到位,带有怨气。解决这些问题需要系统发力。

在纠纷预防上,关键在于加强监督管理,严格落实入住人员分类管理、合理看护的规定。组织定期护理知识培训和检查,明确将摄像头等作为必需设备,增强养老机构的法律意识和风险意识,从源头上防范伤害事故的发生。

对于纠纷的处理,有法官建议可以通过组织司法所、民政部门、村(居)委会、行业协会、当事人等各方召开联席会议,搭建平台,共同调处个案纠纷,梳理并提出养老机构护理过程中的不足,向管理者反馈行业现状,实现养老机构纠纷个案化解与举一反三的结合。

而对于责任承担,有法官提出,可以通过风险社会化的方式解决。通过建立专门基金、强制购买商业保险并予以财政扶持等方式,分担养老机构伤害事故责任风险。

要从根本上解决养老机构入住难、经营难的问题,除了进一步加大用地、财政、税收等扶持力度外,还可以推广就近方便的社区养老、以房养老等,丰富养老形式。

请问:

1. 你是怎么看待养老机构的"弱势"的?

2. 在处理纠纷过程中，可以如何改进养老机构的沟通机制？
3. 请思考沟通在机构养老管理工作中的地位。

单元小结

　　人口老龄化已经成为全球性问题，其中的核心问题就是养老问题。机构养老是我国现阶段三大主要养老模式之一，它在组织结构、服务形式和内容等方面与其他养老方式既有区别又有联系，它与家庭养老、社区养老建设相配合，在养老服务供给中发挥着不可替代的作用。

　　随着老年福利事业的发展，虽然养老方式有很多，但养老机构的老年人已经是现代社会老年人口的重要组成部分。但养老院的老年人与社会上的老年人一样经历衰老，有着一般老年人所共有的生理和心理变化，也有着很强烈的心理需要。但是在养老院的特殊环境中，老年人还有社会老年人所没有的特殊需要和心理体验，需要我们加以了解和学习，以不断完善养老服务。

　　本单元的另一个重要主题是学习养老机构处境中的沟通知识与技巧。院舍内老人的种种需要都需要通过沟通来了解，为老人提供的服务也都离不开沟通，因此应为老人提供专业的综合性服务。加强与养老机构老人的沟通，可以更深入地了解老人的心理与行为，更好地为其提供优质服务，降低养老风险，减少养老纠纷。

　　要做好沟通工作，首先需要分析老人在机构的处境，分析机构内的不同的沟通关系和媒介。然后再分析针对不同对象的沟通实务，如如何与老人亲属就服务咨询、访视、意外事件、出院等事宜进行沟通，避免纠纷的发生与恶化；再如学习如何与老人进行沟通，这一部分前面几单元已经详细论述过；除此之外，还需要了解养老院内的一些特殊情况下的沟通，如处理老人对护理人员的投诉、处理老人之间的人际关系、与受情绪问题困扰的老年人沟通以及其他特殊问题情况下的沟通。需要指出的是，在院舍环境中，老人的社会支持网络比较薄弱，更容易遇到情绪或心理上的困难，此时引进专业援助非常必要，以社会工作的介入为例，可以用专业方法辅导具有抑郁、失智等问题的老人，虽然社会工作或心理学的专业知识在本单元没有展开论述，但是一些在沟通中的通用技巧还是获得了老人们的认可。

　　所有的知识和技巧都是基于尊重和爱护老人的，以使他们在院舍里的生命和生活质量得以提高，安享晚年。

实践强化

实训一　角色扮演和情境模拟

一、实训目的

通过实训，让学生复习与老人亲属沟通的实务技巧，并在角色扮演中实践这些技巧。

二、实训组织

将学生分为三组，学生自愿报名扮演不同情境下的老人、老人亲属和院内工作人员。

三、实训要求

情境一：老人和老人亲属前来咨询老人入院事宜，老人亲属表示担心老人适应不了院舍环境，也对于自己因工作繁忙而要送老人入院表示自责；而老人既心疼自己的子女，又对入院后的生活忐忑不安。

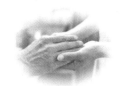

要求：请根据情境中描述的信息进行角色扮演，要求组内学生自主选择角色，一人扮演老人，一人扮演老人子女，两人扮演工作人员，其他同学观察他们在扮演过程中沟通技巧的使用，在扮演结束后进行点评。

情境二：某养老院内老人突然高烧，院内医护人员对老人进行了救治，但是因天气变化反复，老人高烧一直不退，最近出现了肺部感染的迹象。院内工作人员及时与老人家属联系，沟通老人转院事宜。

要求：请根据情境中描述的信息进行角色扮演，要求组内学生自主选择角色，一人扮演老人，一人扮演老人家属，一人扮演工作人员，其他同学观察他们在扮演过程中沟通技巧的使用，在扮演结束后进行点评。

情境三：院舍内一名老人准备由家属带出院外生活，院内工作人员在与老人和家属沟通出院事宜。

要求：请根据情境中描述的信息进行角色扮演，要求组内学生自主选择角色，一人扮演老人，一人扮演老人家属，两人扮演工作人员，其他同学观察他们在扮演过程中沟通技巧的使用，在扮演结束后进行点评。

实训二　沟通实践

一、实训目的

通过实训，让学生切身感受养老院的处境，通过与不同对象的访谈，锻炼学生的沟通技巧。

二、实训组织

将学生分为三组，由学校安排或者由学生自主联系访谈单位。

三、实训要求

请同学们进行分组，然后利用课余或寒暑假时间，到养老院去参观、学习和了解院舍老人的生活、院舍的老年服务以及其中的沟通工作。

要求：

（1）访谈院舍护理人员，了解他们眼中的老年人，记录他们与老年人沟通的故事。

（2）与院舍老人交谈，了解他们的心理及其需要。

（3）访谈院舍管理人员，了解沟通工作在院舍管理中的重要性。

作业：每组根据自己选定的主题，形成一份总结，以纸质版形式提交。

参考文献

[1] 斯坦顿. 沟通圣经：听说读写全方位沟通技巧 [M]. 罗慕谦，译. 北京：北京联合出版公司，2015.
[2] 索布查克. 销售人员电话沟通技巧 [M]. 2 版. 刘艳霞，译. 北京：电子工业出版社，2014.
[3] 贾启艾. 人际沟通：案例版 [M]. 4 版. 南京：东南大学出版社，2019.
[4] 吴雨潼. 人际沟通实务教程 [M]. 4 版. 大连：大连理工大学出版社，2022.
[5] 倪红刚，彭琼，贾德利. 老年人沟通技巧 [M]. 北京：北京师范大学出版社，2015.
[6] 梅陈玉婵，齐铱，徐永德. 老年社会工作 [M]. 上海：格致出版社，2009.
[7] 孙颖心，齐芳. 老年人心理护理 [M]. 北京：中国劳动社会保障出版社，2014.
[8] LONDON. 怎样与老年痴呆症患者沟通 [M]. 张荣华，黎坚，等译. 北京：中国轻工业出版社，2011.